Collection

Sciences humaines en médecine

ABCDaire des sciences humaines en médecine

Nouvelle édition

Ouvrage coordonné par

Philippe Bagros

Anne-Laurence Le Faou
Maël Lemoine
Hugues Rousset
Bertrand de Toffol
Marie Cauli
Anne-Marie Begué-Simon
Benoît Pain

ellipses

Dans la même collection

dirigée par Ph. Bagros et B. de Toffol

- *ABCDaire des sciences humaines en médecine*, Ph. Bagros (coord.), 272 pages
- *L'Économie de la santé en questions*. 2e édition, A.-L. Le Faou, 256 pages
- *Fondements philosophiques de l'éthique médicale* [prix Maurice-Rapin], S. Rameix, 160 pages
- *Histoire de la médecine. Introduction à l'épistémologie*, A. Cénac et C. Chastel, 240 pages
- *Images, philosophie et médecine*, B.-M. Dupont et C. Pieters, 112 pages
- *Initiation à une nouvelle histoire de la médecine*, J.-P. Goubert, 128 pages
- *Introduction aux sciences humaines en médecine*. 2e édition, Ph. Bagros et B. de Toffol, 272 pages
- *Littérature et médecine*, Ph. Bagros, G. Danou et A. Olivier, 160 pages
- *Le Médecin à l'écran*, Cl. Broussouloux, 112 pages
- *Médecine et pharmacie. Les clés pour réussir*, G. Freyer, 224 pages
- *Mythologie et médecine*, J. Vons, 176 pages
- *Repères et situation éthique en médecine*, E. Burfin, P. Choutet et F. Gold, 240 pages
- *Réussir l'épreuve de sciences humaines et sociales en PCEM 1*, A.-L. Le Faou et K. Malek, 144 pages
- *Réussir l'épreuve de techniques d'expression au concours de PCEM 1*, G. Gommault et A.-G. Monot, 112 pages
- *Les Systèmes de santé en questions*, A.-L. Le Faou, 224 pages
- *Individus et espèces*, F. Bargy et S. Beaudoin, 112 pages

À Ellipses également

- *Sciences humaines en médecine : questions d'aujourd'hui*, Marie Cauli

ISBN 978-2-7298-5061-6
©Ellipses Édition Marketing S.A., 2009
32, rue Bargue 75740 Paris cedex 15

www.editions-ellipses.fr

Sommaire

Avant-propos

L'organisation des études médicales comporte depuis une quinzaine d'années un enseignement de Sciences humaines et sociales, dont l'évaluation intervient de façon importante dans le concours de première année. Cette première année constitue un tronc commun pour les étudiants en médecine, kinésithérapie, art dentaire, et sages-femmes.

La raison d'être de cet enseignement est d'insister auprès des étudiants, dès le début des études, sur le fait que la médecine n'est pas faite que pour des individualités bio-cliniques : il s'agit de personnes confrontées aux questions de la santé dans un tissu de relation de soi à soi, de soi à l'autre, et de soi aux autres… ou parfois dans l'insuffisance de relation. Les étudiants manifestent massivement leur vocation à s'intéresser de cette manière à leurs futurs patients. Mais un enseignement purement biomédical risquerait de leur faire oublier cette bonne disposition, et de les entraîner dans une dérive scientiste.

Nous pensons que cet enseignement, dont le programme est très ouvert, constitue pour ceux qui en ont accepté la responsabilité, un espace de liberté dans des études jugées antérieurement trop biomédicales, dominées par le risque de répandre involontairement une idéologie positiviste. Un danger, à leurs yeux, serait, en voulant contrebalancer cette idéologie, d'en propager une autre, quelle qu'elle soit ; et cette crainte paraît saine. Il s'agit de concilier les textes réglementaires, les exigences d'un concours et l'intérêt de la matière pour l'étudiant que vous êtes.

Dans cet esprit, interviennent avec les médecins, des anthropologues, philosophes, économistes, historiens, psychologues… Tout ceci réalisant de façon harmonieuse un regard croisé sur l'homme et sur l'homme malade. La participation de nombreux auteurs qui enseignent dans différentes facultés, laissés libres quant au fond, fait que cet ouvrage, dans sa diversité, constitue un reflet de la manière dont s'effectue cet enseignement.

Cette diversité souhaitable fait qu'aucun livre isolément ne peut suffire. Nous avons pensé qu'un dictionnaire pourrait être utile aux étudiants ; non pas un dictionnaire au sens académique du terme, mais plutôt un abécédaire, choisissant quelques « mots » pour mieux les définir, les commenter, et les illustrer. Dictionnaire donc au sens du dictionnaire philosophique de Voltaire, repris par André Comte-Sponville, ou encore plus récemment et dans d'autres domaines, au sens des « Dictionnaires amoureux » d'un pays, d'une philosophie, d'une religion… ici de l'homme dans le souci de sa santé.

Dans la forme en revanche, une homogénéité a été exigée, chaque mot occupant deux pages dont une page d'*exemples* démontrant qu'il se rattache à des situations véritablement rencontrées dans la pratique des métiers de la santé. Le lecteur part ainsi du concret. Mais, c'est aussi pour les enseignants la possibilité d'exercer les étudiants à utiliser les concepts pour analyser ces exemples, au lieu de se borner à les apprendre. Cette aptitude peut être évaluée au concours. Dans l'autre page, la *définition* simple et adaptée au domaine de la santé est proposée sans prétention à l'universalité : elle s'adresse à des jeunes impliqués dans le domaine de la santé.

Les *explications* du concept, sur la page de droite, sont données de façon résolument engagée : il existe d'excellents manuels et dictionnaires, des cours où l'on peut trouver une réponse plus complète. Le but est ici d'intéresser, de donner envie de réfléchir. Un enseignant peut se servir d'une des entrées de l'ABCDaire comme d'une manière de poser un problème, qui peut donner lieu à un développement critique.

Chaque entrée comporte une *citation*. C'est une autre manière de faire travailler les étudiants et de les évaluer : expliciter une citation. Un autre avantage des citations est qu'elles sont souvent assez frappantes pour être retenues. Souvent les auteurs les ont choisies provocatrices ou amusantes.

Plus de 140 entrées sont complétées par un index, qui n'a pas été constitué par détection informatique du mot, mais par choix du ou des deux meilleurs renvois, de façon à guider le lecteur vers le contexte le plus pertinent.

Ainsi, si cet ouvrage est dans une certaine mesure un dictionnaire, il n'a rien d'austère : il est fait pour une lecture promenade, guidée par des liens qui dirigent d'un article vers d'autres, et s'adresse ainsi à ceux qui lisent par plaisir et curiosité : il n'est pas qu'un livre de travail pour étudiants de PCEM1.

La rapidité avec laquelle les nombreux auteurs ont apporté leur contribution, puisque la première édition de ce livre a été publiée à peine plus d'un an après avoir été conçu, montre bien qu'il existe actuellement un attrait pour ce type d'ouvrages.

La réédition actuelle comporte environ 20 % d'articles modifiés, supprimés, ou ajoutés. La participation de trois coordinateurs supplémentaires porte à 6 le nombre des facultés de médecine qui ont une part active dans sa diffusion.

Les coordinateurs

- Philippe Bagros
- Anne-Laurence Le Faou
- Maël Lemoine
- Hugues Rousset
- Bertrand de Toffol
- Marie Cauli
- Anne-Marie Begué-Simon
- Benoît Pain

Les auteurs

- Jacques Ariès, maître de conférences en Anesthésie-Réanimation, faculté de Médecine de Poitiers.
- Pascal Astagneau, praticien hospitalier, Santé publique, faculté de Médecine Pitié-Salpêtrière, université Paris-VI.
- Catherine Attale, chef de clinique assistante, service de Psychiatrie de liaison du professeur Consoli, université Paris-V.
- Pascal Auquier, professeur d'Épidémiologie, Économie de la santé et Prévention, faculté de Médecine de Marseille.
- Philippe Bagros, professeur honoraire, ex-coordinateur du département de Sciences humaines, faculté de Médecine de Tours.
- Anne-Marie Begué-Simon, docteur en Médecine, maître de conférences en Socio-Anthropologie, faculté de Médecine de Rennes, expert auprès des tribunaux.
- Claude Bensaïah, sociologue, avocat, chargé de cours à la faculté de Médecine de Tours.
- Françoise Blanchet-Benqué, biologiste, maître de conférences en Physiologie, département de Sciences humaines, faculté de Médecine Xavier-Bichat, université Paris-VII.
- Caroline Brémaud, étudiante en médecine au CHU de Tours.
- Marie Cauli-Francke, anthropologue, professeur des universités, chargée de cours à la Faculté de Médecine de Lille. Université de Lille-II.
- Pascal Cathébras, professeur de Médecine interne, faculté de Médecine de Saint-Étienne.
- Alain Cercle, professeur de psychologie de la sante, Université de Rennes-II.
- Chantal Chabaux, maître de conférences des Universités, praticien hospitalier, CHU Lariboisière-Saint-Louis, université Paris-VII.
- Hugues Chabot, maître de conférences en Histoire des sciences, université Claude-Bernard Lyon-i.
- Patrick Chérin, professeur de Médecine interne, CHU Salpêtrière, université Paris-VI.
- Patrick Choutet, professeur de Pathologie infectieuse, département de Médecine générale, faculté de Médecine de Tours.
- Alain Coulomb, anaes, Paris, directeur général.
- Catherine Draperi, philosophe, faculté de Médecine d'Amiens.
- Frédéric Dubas, professeur de Neurologie, département de Sciences humaines, faculté de Médecine d'Angers.
- Maurice Ferreri, professeur de Psychiatrie, faculté de Médecine Saint-Antoine, université Paris-VI.
- Sandrine Foullu, praticien hospitalier au CH Saint Jean de Dieu, Lyon-VIII.
- Nicolas Franck, praticien hospitalier, universitaire en Psychiatrie, UER Laënnec, Institut des Sciences cognitives, université Claude-Bernard Lyon-I.
- Gilles Freyer, professeur de Cancérologie, coordinateur en Sciences humaines à l'UFR de Lyon-Sud, université Claude-Bernard Lyon-I.
- Paul Fustier, professeur émérite de Psychologie clinique, université Lumière Lyon-II.

- Philippe Gaillard, professeur de Psychiatrie, département de Sciences humaines, faculté de Médecine de Tours.
- Hubert Garrigue Directeur général du CHU de Tours.
- Laurent Gerbaud, professeur d'Épidémiologie, Économie de la santé et Prévention, faculté de Médecine de Clermont-Ferrand.
- Catherine Girre, professeur de Médecine légale et de Droit de la santé, faculté de Médecine Lariboisière/Saint-Louis, université Paris-VII.
- Jérôme Goffette, philosophe, service commun de Sciences humaines, université Claude-Bernard Lyon-IV.
- Francis Gold, professeur de Pédiatrie, faculté de médecine Saint-Antoine, université Paris-VI.
- Alain Grand, professeur d'Épidémiologie, Économie de la santé et Prévention, docteur en Sociologie, faculté de Médecine, université Toulouse-III.
- Marie-Annick Le Gueut, professeur de médecine légale et droit de la santé, Rennes.
- Anne-Laurence Le Faou, maître de conférences des Universités en Épidémiologie, Économie de la santé et Prévention, praticien hospitalier, faculté de Médecine, université Paris-V.
- Maël Lemoine, philosophe, département de Sciences humaines, faculté de Médecine de Tours.
- Philippe Letellier, professeur de Médecine interne, faculté de Médecine de Caen.
- Dominique Maillard, maître de conférences en Physiologie, département de Pédagogie, faculté de Médecine Xavier-Bichat Paris-VII.
- Pascal Maire, pharmacien, service commun de Sciences humaines et sociales, université Claude-Bernard Lyon-I.
- Michel Marie-Cardine, professeur de Psychiatrie, médecin honoraire des Hôpitaux, psychiatre consultant, CHS du Vinatier-Bron.
- Mireille Martin, maître de conférences en Physiologie, UER Laënnec, université Lyon-I.
- Yves Matillon, professeur d'épidémiologie et de santé publique, UER Laennec, université Claude-Bernard Lyon-I.
- Karl Mondon, médecin, Neurologue, CHU de Tours, faculté de Médecine de Tours, département de Sciences humaines.
- Brigitte Nessler, professeur agrégée de Philosophie, Classes préparatoires commerciales, Lyon.
- Christophe Niewiadomski, maître de conférences en Sciences de l'éducation, université de Lille.
- Jacques Orvain, médecin, anaes, Paris, directeur de l'évaluation.
- Benoît Pain, ATER philosophie de la médecine, UFR Médecine et Pharmacie, université de Poitiers
- Olivier Rodat, professeur de Médecine légale, département de Sciences humaines, faculté de Médecine de Nantes.
- Hugues Rousset, professeur de Médecine interne, UER Laënnec, université Lyon-I.
- Emmanuel Rusch, maître de conférences des Universités en Épidémiologie, Économie de la santé et Prévention, Laboratoire Santé publique, faculté de Médecine de Tours.
- Renée Sérange-Fonterme, Économiste de la Santé, faculté de Médecine de Lyon, université Claude-Bernard Lyon-I.

- Pierre Steiner, doctorant enseignant-chercheur en Philosophie, université de Technologie de Compiègne.
- Michel Thomas, professeur de Médecine interne, université Paris-XIII.
- Bertrand de Toffol, professeur de Neurologie, département de Sciences humaines, faculté de Médecine de Tours.
- Sandrine Touzet, médecin en Santé publique et Épidémiologie, service du professeur Cyrille Colin, UER Laënnec, université Claude-Bernard Lyon-I.
- Jacques Védrinne, professeur émérite, Médecine légale, Droit de la santé, UER Laënnec, université Claude-Bernard Lyon-I.

Philippe Bagros

Accompagnement

→ Liens : *Empathie, Herméneutique, Guérison, Récits de vie, Soins palliatifs, Vérité, Norme intime.*

Exemples concrets

1 L'accouchement se prolonge ; « est ce normal docteur ? » En l'absence de signes de souffrance fœtale il répond : « Je ne sais pas. La normale c'est vous ». La dilatation reprend dès l'arrivée de la sage-femme aimée.

Le médecin était investi d'un supposé savoir, or il n'y a pas ici de normes précises. La femme souffre un peu de cette réponse qui l'investit de la responsabilité de son corps. Sa vérité était l'attente de la sage-femme sur qui elle avait fait un transfert. L'accoucheur aurait pu tenter d'accélérer le travail par des médicaments. Au lieu de cela il a accompagné.

2 La trithérapie a bien marché. Il croyait mourir et s'est désintéressé de sa vie. Il va falloir revivre, et sans doute autrement.

Cette situation est bien connue des associations de sidéens. Guérir est ici un travail difficile qu'il faut accompagner, et diriger.

3 Un adolescent commence à prendre conscience de son homosexualité. Il n'a personne à qui en parler. Sous prétexte d'une fatigue il va voir son médecin de famille.

Il ne faut ni la sympathie, ni la compassion mal comprise (souffrir avec l'autre) Ce serait oublier l'altérité. C'est de l'empathie qui est nécessaire : Comprendre que l'autre a une souffrance enracinée dans son histoire ; être présent sans juger ; reformuler ce qu'il commence à découvrir pour montrer qu'on est attentif. C'est cela l'accompagnement. Un rôle de témoin. Le contraire du paternalisme (donner des conseils d'adulte), pourtant utiles parfois, et réclamés, mais dans d'autres circonstances.

4 Un étudiant fait un stage en soins palliatifs. Il est très ému par un vieux monsieur auquel il pense souvent, en fantasmant une aide fusionnelle. En entrant dans la chambre il fait un visage de compassion attristée. La dame qui sert le repas l'attire dehors et lui dit : « Regarde comment je fais : Je suis gaie, j'ouvre sa fenêtre. Tiens regarde cet homme qui est venu le voir ; cela avait l'air d'être une visite très attendue. » Le lendemain l'étudiant dit : « Jai vu sortir de votre chambre un homme qui paraissait heureux d'avoir passé un moment avec vous. » Et le vieux monsieur parle avec passion de cette visite.

Accompagner c'est toujours accompagner la vie. La vie d'un autre, là ou il est.

Définition

Accompagner, c'est être le témoin solidaire du cheminement d'un autre.

Ce concept s'est développé surtout autour de la fin de vie : Quand toutes les ressources thérapeutiques sont épuisées, il reste à être présent, témoin d'un cheminement vers la mort. Ce chemin est très étranger à un être bien portant.

Mais tout l'exercice médical est éclairé par le concept d'accompagnement car il tempère la recherche d'objectivité et de maîtrise qui sont par ailleurs nécessaires à l'action. Ainsi on accompagne une chimiothérapie, un accouchement, une guérison. (ex. 1 et 2)

Pour comprendre l'accompagnement il faut faire siennes quelques idées d'acquisition difficile :

L'altérité : l'autre est radicalement différent de nous, bien que semblable. Jamais on ne peut le comprendre totalement, d'autant que lui-même ne le peut pas. Accepter l'altérité c'est renoncer définitivement, en devenant médecin, à dire « moi à votre place ». (ex. 2) Or nous avons tous un besoin fusionnel profond, (toi et moi nous ne formons qu'un). Cf. citation.

La différence entre la **réalité** médicale et la **vérité** du sujet. La réalité est objectivement constatable. La vérité émane des profondeurs de l'être dont elle est vécue comme l'exact reflet. Si le sujet ne ressent pas cette adéquation, il souffre du sentiment d'absence de vérité. Mais il n'a pas de grande clarté, ni de maîtrise, surtout au moment ou il se sent malade. Accompagner c'est respecter cette recherche, favoriser par sa présence la naissance de la vérité du patient. C'est pour une part de l'herméneutique.

Le médecin est **supposé savoir** ce qui peut soulager, donc supposé « savoir » même sur la vérité du patient. Il sait que ce n'est que partiellement possible, et il en souffre, tandis que le patient souffre de ne pas accéder clairement à sa vérité. Cette double souffrance acceptée permet le travail du cheminement. Elle est présente dans l'empathie.

La norme : les normes médicales et sociales ne peuvent s'imposer totalement au patient. Celui-ci a sa norme personnelle, consciente, mais aussi une norme intime, sœur de sa vérité. Le médecin accompagne l'élaboration de nouvelles normes propres au patient, qui sont celles de sa vie après la guérison.

Le concept d'accompagnement nourrit une part fondamentale de l'exercice médical, trop négligée au profit de l'objectivité. Pour y accéder il faut passer par la compréhension d'autres concepts, peu apparents dans ce qui est ordinairement exprimé en médecine.

Citation

Amare amabam et nondum amabam
(« J'aimais aimer, mais je n'aimais pas encore »)

Saint Augustin

Maurice Ferreri

Affect

→ Liens : *Inconscient, Psychanalyse*

Exemples concrets

1 Mme H a été frôlée par une voiture. En l'espace d'un instant, elle a vu la voiture foncer sur elle et « s'est vue morte ». Envahie par cette image, elle reste allongée sur le sol pendant quelques minutes, « paralysée, inerte, comme morte ».

Il n'y a que des ecchymoses, mais la stupeur persistera quelques minutes. L'affect douloureux, mortifère, persistera marqué par un sentiment d'insécurité vitale, pendant plusieurs semaines. Cet état permanent est émaillé d'affects aigus d'angoisse, lors de tout rappel de l'événement (crissement de pneu). C'est un état de stress* post-traumatique.

2 Mlle T, 29 ans, célibataire, est vendeuse dans un magasin de tissus de luxe depuis 8 ans. Son patron aime à dire que son personnel fait partie de sa famille ; elle est « une de ses filles ». Le lendemain d'une promotion attendue, elle se réveille avec un bras paralysé, paralysie paradoxalement vécue avec sérénité.

Selon l'interprétation psychanalytique, on peut penser que la relation « affective » avec son patron rappelait sa relation avec son père. Elle avait par là même une dimension pulsionnelle, conflictuelle, entre désir et interdit : la représentation de la pulsion était refoulée dans l'inconscient. Le refoulement a été levé par la promotion qui réactive cette proximité relationnelle. Le retour du refoulé sous forme de symptôme, la paralysie de conversion du bras gauche (hystérique*) est un compromis entre désir et interdit. Il endigue l'angoisse qui disparaît au profit de « la belle indifférence ». Le symptôme invalidant a peut-être un autre sens plus immédiat, dans la mesure où il l'empêche de travailler. Il exprimerait alors le souhait inconscient de la patiente de s'éloigner de cette proximité affective jugée inacceptable.

3 Mme A depuis plusieurs jours est fatiguée, dort mal, se réveille tôt, a perdu l'appétit. Tout lui pèse, la vie a perdu son intérêt. Elle s'estime incapable dans son métier.

Mme A souffre de dépression*, elle n'exprime que des affects négatifs.

4 M. V parle vite et fort, effectue des jeux de mots incessants, plaisante avec une familiarité inhabituelle. Travaillant dans une banque, il veut réformer la bourse ; tout paraît possible.

M. V est dans la toute-puissance de la pensée, qui reste improductive. Ses affects positifs caractérisent l'humeur expansive d'un accès maniaque.

Définition

– n. f. du latin ***affecto***, disposition psychique et physique.

Épreuve émotionnelle allant de l'agréable (plaisir) au désagréable (déplaisir), qui accompagne l'activité psychique, pouvant s'exprimer sous forme de tonalité générale ou de décharge massive, tant psychologique que physique, perçue comme une sensation corporelle.

Affect et psycho traumatique

Lors d'un traumatisme majeur tel qu'une catastrophe naturelle, le témoin peut être envahi par l'image de sa mort (ex. 1). Cet affect dramatique peut induire un état de stress* post-traumatique, caractérisé par un vécu permanent d'insécurité angoissante et une réactivation des affects mortifères, lors de la réminiscence de la situation traumatique initiale.

Affect, pulsion et situation conflictuelle

Freud a précisé la relation entre affect, pulsion et angoisse.

La **pulsion** est caractérisée par sa source, un stimulus corporel ; son contenu, la représentation ; son expression énergétique, l'affect ; et enfin par son but.

L'**affect** correspond à la quantité d'énergie qui fait tendre la pulsion vers la réalisation de son but.

Chez le nouveau-né, la pulsion de faim entraîne une tension et son but est d'abaisser cette tension par la recherche de nourriture. Elle induit la recherche du sein maternel. Lorsque le petit enfant a une pulsion qui s'exprime par des sentiments tendres envers sa mère, il entre en rivalité avec son père qui représente la loi et interdit « ce désir incestueux ». C'est une situation œdipienne. Il y a alors un conflit entre l'interdit (représenté par le surmoi élaboré à partir des interdits parentaux) et le désir (représenté par l'inconscient et son univers pulsionnel obéissant au principe de plaisir).

L'**angoisse** provoquée par un conflit inacceptable pour le sujet, fait refouler la représentation de la pulsion dans l'inconscient et participe à sa formation.

Le **refoulement** est donc un mécanisme de défense contre l'angoisse, il est à l'origine de l'inconscient. Dans une perspective thérapeutique, l'abréaction consiste à obtenir une décharge émotionnelle dans laquelle la représentation est de nouveau liée à l'affect correspondant.

Affect et pathologie affective

Dans la dépression*, la tristesse pathologique, le désintérêt, la perte de plaisir, la dévalorisation de soi et le pessimisme du monde correspondent à des affects négatifs.

Dans la manie, l'exaltation de l'humeur, l'activité ludique, l'euphorie, la toute-puissance correspondent à des affects positifs.

Citation

Si l'émotion est une ivresse, la passion est une maladie.

Kant, *Anthropologie du point de vue pragmatique* (1800),
traduction M. Foucault

Michel Marie-Cardine

Altérité

→ Liens : *Communication, Empathie*

Exemples concrets

1 Ce jeune malade me parle de Luc, de Catherine, de Paul, cite des noms que je ne connais pas. Je finis par comprendre qu'il désigne ainsi des membres de sa famille ou de son entourage, des lieux de son village ou de son enfance et qu'il m'en parle, comme si je les connaissais et comme si j'en étais familier.

Il a perdu le sens de l'altérité. Il souffre d'une maladie mentale, qu'on appelle une psychose, et qui se caractérise par la perte du sens de la réalité, dont le sens de l'altérité est l'un des éléments.

2 Ce bébé crie pour avoir son biberon, dont il enfourne la tétine avidement dans sa bouche, sans sembler se préoccuper de la présence de sa mère.

Il n'a pas encore acquis le sens de l'altérité qui fait partie, du reste, comme il vient d'être dit, du sens de la réalité*.

3 Ce nourrisson de 6 mois est dans les bras de sa mère. Il aperçoit son image dans un miroir et se met à exploser de joie. Il se tourne alternativement vers sa mère qu'il dévisage, puis vers le reflet de son image.

Ce bébé est en train d'acquérir à la fois le sens de son altérité et celui de son identité, par l'intermédiaire d'une modification de ses perceptions visuelles, qui entraînent une modification de son fonctionnement psychique. C'est une étape importante du développement psycho-affectif de l'enfant, que le psychologue français Henri Wallon (1879-1962) a désignée comme le stade dit du miroir. Le psychanalyste J. Lacan a intégré cette expérience dans sa théorie du fonctionnement psychique.

4 Le Dr X a fait le diagnostic d'un cancer chez son malade M. D. Mais comment va-t-il le lui annoncer et comment va-t-il lui en faire accepter le traitement ?

Il ne pourra y réussir que s'il prend en compte l'altérité de ce malade, son vécu particulier, le retentissement psychologique que va avoir chez lui l'annonce de cette maladie, les conséquences qui vont en découler dans son existence, etc.

En fait, il doit établir avec lui un rapport fait d'un mélange d'altérité (objectiver l'autre, le mettre à distance pour le traiter comme un objet différent de soi) et d'identification (du latin *idem*, le même et *fiere*, devenir ; donc, devenir le même [que l'autre], se faire semblable à lui, se rapprocher de lui, se mettre à sa place).

Définition

Le terme d'altérité désigne l'état, la qualité ou le caractère de ce qui est distinct, de ce qui n'est pas soi (c'est-à-dire le sujet ou l'objet pris en considération en lui-même).

La notion d'altérité s'oppose à celles d'identité*, de semblable, de similitude, d'analogie. L'identité (du mot latin idem, qui veut dire, le même) désigne le fait d'être ou de rester le même ou soi-même, donc d'être identique à soi-même, qu'il s'agisse d'une personne ou d'un objet.

Le semblable (comme nom ou comme adjectif) désigne les êtres ou les objets qui se ressemblent, c'est-à-dire qui ont des traits communs ou identiques entre eux. Les mots de similitude ou d'analogie ont des sens voisins.

Le terme d'altérité est employé dans différentes disciplines : essentiellement d'abord en philosophie, en littérature, mais aussi en psychologie (bien qu'il ne figure pas dans la plupart des dictionnaires concernant cette matière) — et notamment en psychologie médicale —, en psychiatrie. Actuellement, il s'emploie beaucoup en anthropologie (discipline qui étudie l'Homme d'une manière générale, aussi bien dans ses aspects anatomiques que biologiques, ethniques, culturels, sociaux, ainsi que les civilisations). Il s'emploie aussi en théologie (étude des doctrines religieuses — Dieu, considéré comme un être radicalement autre que l'Homme, mais en relation intime avec lui, et à qui il est destiné à ressembler, du moins dans la théologie catholique romaine).

Citations

> *La vraie littérature n'est pas le lieu de revendication d'identité mais plutôt le lieu de contact face à l'altérité : je ne lis pas pour me reconnaître mais pour rencontrer l'autre.*
>
> Jean-Jacques Lecercle et Ronald Shusterman, *L'Emprise des signes*

> *Autrui, c'est d'abord l'autre, le différent. Mais l'altérité ne suffit pas à caractériser autrui. Car, s'il est autre que moi, il est en même temps mon semblable. Il est alter ego, c'est-à-dire un autre moi et un autre que moi. Autrui est donc à la fois le même et l'autre. Prendre en compte la dimension d'autrui dans la réflexion philosophique signifie, dès lors, s'interroger sur cette double structure du même et de l'autre, du sujet et de l'objet, essentiellement réversible…*
>
> E. Clément *et al.*, *Pratique de la Philosophie de A à Z*

Âme

→ Liens : *Corps, Dualisme, Homme*

Exemples concrets

1 Frédéric II de Hohenstaufen, membre important de la famille impériale allemande et allié de Philippe Auguste à la bataille de Bouvines, s'éteignit en 1250 à Palerme en Sicile où il fut enterré. D'esprit curieux, il fit peser par ses médecins des mourants avant leur décès et après celui-ci, afin de chercher à mesurer le poids de leur âme.

L'âme est considérée comme séparable du corps, d'où la recherche d'une donnée physique la concernant, et non seulement spirituelle.

2 La découverte de l'auscultation par le Dr René-Théophile Laënnec (1781-1826) se fit en 1816, lors de la traversée de la cour du Louvre en réfection, où des enfants se transmettaient des messages acoustiques aux deux extrémités d'une longue poutre. De retour à l'hôpital Necker, petit monastère du XVIIe siècle transformé par Mme Necker, en 1778, en infirmerie de l'immense paroisse de St-Sulpice, il fait fabriquer des cylindres de papier à ses élèves. Ensuite, ces cylindres sont fabriqués en divers bois tournés, que l'on appelle stéthoscopes (en grec, *je vois dans la poitrine*) car Laënnec avait une oreille de musicien et connaissait de nombreux instruments. Il se met à écouter les poitrines des 1 000 malades annuels, enregistre, compare, synthétise puis vérifie lors des 400 autopsies systématiques des malades qui meurent dans l'année. Il rédige nuit et jour en se donnant corps et âme à son œuvre, les 928 pages de *L'Auscultation médiate*, au prix d'une poussée de phtisie débutante (tuberculose), non encore diagnostiquée. Son ouvrage paraîtra en 1819 et révolutionnera la médecine.

3 Dans *Les Malheurs de Sophie*, la comtesse de Ségur plante le décor d'une situation positive : Sophie et sa mère rejoignent le père de Sophie en Amérique. Ce dernier vient d'hériter d'une fortune colossale. Mais..., le navire fait naufrage, la mère de Sophie se noie et son père désespéré épouse une femme tyrannique qui le fait mourir de chagrin. Sophie, prise en charge par sa marâtre, poursuivra son chemin, avec une déchirure à l'âme que l'on suivra dans les ouvrages suivants : *Les Petites Filles modèles* puis *Les Vacances*. Elle surmontera, grâce à l'amour, ce sentiment d'abandon.

Définition

Principe spirituel de l'homme, conçu dans les religions dualistes comme séparable du corps, immortel et jugé par Dieu.

Le mourant a rendu l'âme. Ce mot implique une opposition avec l'idée du **corps** (ex. 1).

L'idée princeps réside dans le fait que la vie* est liée à quelque chose qui lui est extrinsèque. Derrière l'âme, les hommes ont recherché l'existence d'un principe vital.

Saint Augustin dans *De trinitate*, s'interroge sur l'opposition entre l'homo exterior et l'*homo interior*. L'*homo exterior* est caractérisé par ses facultés sensitives tandis que l'âme, siège de la spiritualité, est le propre de l'*homo interior*. Il y aurait une dualité à l'intérieur de chacun de nous. Il s'agit donc d'assurer la domination de l'âme sur les facultés sensibles. C'est cette approche qui a été laïcisée dans la *Métaphysique* de Kant. Elle a conduit à une dévalorisation du corps qui a subsisté jusqu'à l'avènement des neurosciences au XXe siècle. Les causes de l'épilepsie ont été attribuées à un trouble de l'âme quand il s'agit d'une pathologie neurologique.

L'âme est pour Descartes dans ses *Méditations* ce qui différencie l'homme de l'animal. C'est la part indestructible de l'homme contrairement au corps qui périt avec la mort.

Pour les mystiques rhénans (comme Maître Eckhart) ou flamands, l'âme est aussi le lieu de communication avec le divin. L'âme ne peut s'unir à Dieu qu'à travers l'amour et la connaissance. Certaines tendances mystiques confinent à la folie comme l'illustrent les « fols en Christ », cette secte mystique russe dont le moine Raspoutine fut le représentant le plus connu.

L'âme est un des deux principes qui compose l'homme et correspond à l'ensemble de sa sensibilité et de sa pensée.

Dans l'exemple 2, Laënnec s'est battu de toute son âme pour achever son ouvrage dans des temps records. En 1819, il écrivait : « Pour achever mon ouvrage, je savais que je risquais *ma vie* mais le livre que je vais publier sera, je l'espère, assez utile pour plus tard, *valoir mieux que la vie d'un homme.* »

L'âme correspond au psychisme, à l'état d'esprit (ex. 3).

Citation

L'âme est d'une nature qui n'a aucun rapport à l'étendue ni aux dimensions ou autres propriétés de la matière dont le corps est composé.

Descartes, *Passions de l'âme*, I, art. 30

Hugues Rousset

Anatomo-clinique

→ Liens : *Maladie, Nosologie, Sémiologie*

Exemples concrets

1 Mme G a consulté pour une impression de pesanteur épigastrique (« ça me pèse là » ; et elle met sa main sur son estomac). Le premier réflexe du médecin en regard d'un examen clinique normal a été de penser à des troubles bénins, fonctionnels (sans lésion anatomique et donc anorganique) qui sont très banals. Cependant quelques semaines plus tard il la revoit : elle a maigri, et à l'examen de l'abdomen, il palpe un gros foie irrégulier, typique d'un cancer du foie. Les données anatomiques sont bien en rapport (exact) avec les données de la palpation abdominale. Actuellement l'imagerie médicale et l'endoscopie permettent d'accéder à des lésions qu'on ne pouvait voir auparavant qu'à l'autopsie. Mais la démarche est la même : la correspondance entre l'appréciation clinique et les données anatomiques responsables des symptômes que présente le patient caractérise la *pensée anatomo-clinique*.

2 C'est à **Laënnec** que l'on doit l'invention du **stéthoscope** qui permet l'auscultation médiate (par l'intermédiaire de...) du cœur et des poumons. Cet appareil permet d'entendre des modifications des bruits du cœur et de la respiration que Laënnec a confrontées avec les lésions anatomiques trouvées à l'autopsie. Reliant ainsi les lésions avec les signes observés (bruits, souffles), le génie de Laënnec a permis le diagnostic « à l'oreille », sur le sujet vivant de maladies dont on ne connaissait jusque-là les lésions que par l'autopsie.

Ceci a conduit à un livre essentiel dans l'histoire de la médecine le *Traité de l'Auscultation médiate* (1819).

Le message essentiel de la pensée anatomo-clinique est que lorsqu'un malade explicite une plainte, il y a toujours, de façon parfois minime et difficile à mettre en évidence une anomalie de l'organisme qui peut expliquer les symptômes.

3 *Le regard médical* remarquablement étudié par le philosophe Michel Foucault dans son ouvrage *La Naissance de la Clinique* est quand même assez réducteur : il y a souffrance même s'il n'y a pas toujours quelque chose à voir, à palper ou à sentir, à mesurer ou à doser, devant les plaintes aiguës fonctionnelles en médecine générale, ou même lorsque les plaintes se prolongent et deviennent des symptômes chroniques. C'est la difficulté du métier de médecin...

Définition

Paradigme* de la pensée médicale occidentale, caractérisé par le fait que les symptômes des maladies sont en rapport direct avec des lésions anatomiques identifiables cliniquement par l'examen, et par extension par des examens complémentaires morphologiques ou biologiques. C'est la base du diagnostic.

On entend par le terme de **clinique** l'ensemble des données recueillies par l'interrogatoire : anamnèse et l'examen clinique (inspection, palpation, percussion, auscultation...). Le médecin clinicien à la fin de sa consultation doit élaborer des hypothèses pour expliquer le ou les symptôme(s) dont souffre le malade et ces hypothèses doivent le plus souvent dans son esprit prendre la forme d'une lésion anatomique ou d'un dérèglement humoral. C'est pour les vérifier que le médecin décide des examens complémentaires, morphologiques ou biologiques.

Cette pensée anatomo-clinique apparaît tellement évidente au médecin occidental, qu'il a de la difficulté à imaginer historiquement, qu'elle est finalement assez récente, bien qu'inaugurée par Hippocrate. Cependant il était difficile de penser de façon « anatomo-clinique » avant la découverte de la circulation du sang par William Harvey et avant les travaux de R. Th. Laënnec. Rappelons qu'à l'époque même de Laënnec, ses conceptions restaient contestées par des médecins célèbres, comme Broussais. De même, encore actuellement, dans le monde, il existe d'autres conceptions de la médecine : médecines primitives (dominées par la pensée magique et une conception ontologique de la maladie), ou d'autres médecines plus sophistiquées (médecine chinoise basée sur la circulation de l'énergie...), mais indépendantes de toute pensée anatomo-clinique.

Il n'y a pas de médecine possible en dehors d'une connaissance précise de l'anatomie, de l'anatomie pathologique, de la physiologie, de la sémiologie clinique, et de la pathologie. C'est ce qui conditionne actuellement l'exercice de la médecine basé sur la pensée anatomo-clinique. Il n'en reste pas moins que la souffrance du patient marquée par l'expression de ses plaintes ne se résout pas complètement dans la constatation des anomalies mesurables (ouverture sur la médecine psychologique et psychosomatique).

Citations

Recherche tout ce qui peut se voir, se toucher, s'entendre, ce qu'on peut percevoir en regardant, en touchant, en flairant, en goûtant, en appliquant l'intelligence ; enfin tout ce qui peut se connaître par tous les moyens de la connaissance.

Hippocrate

Tota medicina in observationibus.

Laënnec

Learn to see, learn to hear, learn to feel, learn to smell, an know that by practice alone you can be expert.

William Osler

Anne-Marie Begué-Simon

Anthropologie

→ **Liens** : *Science sociale, Culture, Représentation, Psychanalyse*

Exemples concrets

1 Un vietnamien se plaignant de chaleur excessive ne veut pas signifier nécessairement qu'il a de la fièvre. Cela peut être causé par un déséquilibre comme la constipation, une urine foncée etc. Un des traitements consiste à créer de petites contusions en frottant avec une pièce de monnaie.

Un professionnel de santé pourrait soupçonner à tort des sévices.

2 Les Haïtiens attribuent les maladies les plus tenaces à l'intervention d'esprits vaudous, sous l'influence d'un conjoint jaloux, un voisin envieux. Elles sont prises en charge par la famille et un prêtre vaudou.

Alors que notre culture biomédicale se caractérise par :
– le principe de rationalité,
– les mesures objectives et les données physico-chimiques,
– une dichotomie corps/esprit,
– la maladie en tant qu'entité,
– un traitement visant un individu.

La plupart des médecines traditionnelles différentes d'une culture à l'autre, sont holistiques : elles réintègrent un problème de santé dans l'ensemble organique, psychologique spirituel et social du patient. Les causes naturelles sont courantes mais il existe aussi des causes surnaturelles.

L'ethnocentrisme consiste à tout voir selon sa propre culture.

3 les immigrants d'Asie du Sud-Est accordent une importance particulière à l'équilibre social et affectif de la famille au sens large et de la communauté.

Dans notre culture les soins de santé et les services sociaux sont axés sur la famille nucléaire, et surtout l'individu. Les droits individuels sont fondamentaux. L'objectif de la thérapie est de réintégrer le patient dans la société en tant qu'individu autonome (Bibeau, 1992).

Dans d'autres cultures c'est la famille sous une forme ou une autre, qui est l'unité de base et non l'individu. Nous retrouvons cette conception dans certaines ethnies africaines. Une approche de santé axée sur la dynamique familiale plutôt que sur les besoins individuels serait à encourager (Eustache, 1990).

4 L'accès aux ressources de santé est difficile pour les immigrants : méconnaissance des services disponibles, difficultés administratives, économiques, linguistiques, facteurs liés aux perceptions et à la culture. La peur d'être incompris, la peur de rencontrer des attitudes discriminatoires peuvent aggraver leur situation.

Les migrants peuvent percevoir les interventions sociales ou médicales comme des outils d'acculturation et de domination.

Définition

L'anthropologie est un mode de réflexion philosophique sur les êtres humains et la culture.

(voir l'article Culture)

Anthropologie culturelle, anthropologie sociale et ethnologie ont des sens très voisins. Elles désignent l'étude des faits socio-culturels, qu'elle soit générale, comparative ou particulière. L'ethnographie est l'étude des faits socio-culturels à l'intérieur d'un groupe particulier.

Éléments de réflexion

La notion de race (anthropologie physique, morphologies) a laissé place à la diversité des cultures.

Les éléments culturels d'une société (ethnographie) forment un ensemble cohérent dont les éléments sont interdépendants et fonctionnels. Ils répondent aux besoins de ses membres.

Selon l'anthropologie psychanalytique, chaque société transmettrait un type de personnalité spécifique à travers un trauma ou une situation infantile particulière à sa culture. Les systèmes de défense contre l'angoisse seraient l'étoffe même dont la culture est faite.

Une clinique transculturelle doit tenir compte du fait que psychisme et culture sont en complémentarité, bien qu'ils soient entièrement distincts (Ethnopsychanalyse complémentariste).

L'anthropologie permet d'étendre le spectre des facteurs explicatifs de l'incidence et de la prévalence de la maladie aux caractéristiques de l'environnement physique de la communauté, à l'organisation sociale, à l'organisation des services préventifs et curatifs, à l'environnement social, économique ou politique, aux conceptions de la santé.

Les représentations de la santé, des maladies et de leurs causes sont variables suivant les groupes ethniques. Il en découle une grande variation des pratiques liées à la prévention, à la promotion et au maintien de la santé, des soins domestiques, des comportements visant à remédier à un problème de santé et des modes d'utilisation des services.

Citation

« Il n'y a pas de société où la maladie n'ait une dimension sociale et de ce point de vue la maladie qui est aussi la plus intime et la plus individuelle des réalités fournit un exemple concret de liaison intellectuelle entre perception individuelle et symbolique sociale ; quant à la perception de la maladie et de sa guérison elle ne peut se satisfaire ni d'un recours arbitraire à l'imagination, ni d'une simple cohérence intellectuelle ou d'un effet de représentation. Il y a donc lieu d'espérer que l'étude des systèmes d'interprétation de la maladie puisse éclairer le débat sur la rationalité des croyances dites primitives et sur l'interprétation qui peut être donnée de celles dites intellectualistes. »

Marc AUGE

Art

→ Liens : *Empathie, Herméneutique, Guérison, Maladie*

Exemples concrets

1 Deux étudiants discutent de leurs premières expériences médicales. L'un dit souffrir de voir les maladies des livres si déformées chez les patients. La pureté des raisonnements est malmenée par les contingences... Il est peu fait pour la pratique, mais la médecine offre une grande diversité de formes d'exercice professionnel, et il en est de purement scientifiques.

2 Un étudiant fait sa première aide opératoire. Il tient les écarteurs et ne voit dans le corps ouvert rien de l'anatomie apprise. Une tumeur s'est enveloppée d'adhérences à des organes déformés... Du sang vient il ne sait d'où... Le chirurgien trouve cependant les plans de clivage qui permettent d'enlever la tumeur. Il crée un nouvel ordre.

L'objet construit comme par un artisan est ici le corps guéri. Il n'y a nulle imprécision. Mais tout est individuel.

3 Un mélomane raconte : « quand j'écoute une musique que j'aime, en quelques instants c'est comme si je passais la tête au-dessus des nuages. J'atteins ce que dans les moments ordinaires je ne connais pas, et qui est comme ma vérité. Quand je suis sorti de réanimation après ma septicémie, j'ai éprouvé le même sentiment de grande harmonie : je connaissais la vie autrement qu'avant d'avoir cru mourir.

Il y a eu création par le patient, et nouvelle connaissance.

4 Un enfant souffrant de douleurs abdominales se laisse difficilement interroger. Le pédiatre dit « fais-moi un dessin ». C'est un petit Cœur noir avec des dents, qui agresse un enfant au niveau du ventre. On peut alors en parler : ce petit cœur c'est une grosse colère qui culpabilise. Tout peut s'arranger en permettant l'expression verbale et non plus physique.

Ce médecin fait de l'herméneutique et de la maïeutique

5 Un éducateur tente d'apprivoiser un enfant malade mental qui s'enferme toujours en lui-même et se montre agressif. Ils sont tous deux accroupis à quelque distance. L'enfant ne dit rien ; tape le sol avec une chaussure. L'éducateur répond de la même manière. Un rythme apparaît. Puis les gestes se répondent. L'enfant se lève et fait une gesticulation brutale. L'éducateur y répondant corporellement cela devient une sorte de rapp. « danse-moi ton mal ».

L'enfant rentre ici dans une forme de langage qui permet l'échange ; et il crée ; ce qui est en soi thérapeutique. Cela peut être une sorte d'art-thérapie.

Définition

Création humaine d'une voie émotionnelle et subjective de la connaissance. (ex. 3)

Éléments de réflexion

La pratique médicale s'adresse à des cas particuliers, avec toutes les contingences (contexte, subjectivité.) que cela comporte. Elle utilise comme un outil un savoir tiré de la science médicale. Celle-ci, au contraire, se dégage du contingent pour atteindre le général. Ainsi s'opposent et se conjuguent art et science. (ex. 1)

- **Le médecin artisan.** Comme il y a un art de la poterie, il y a un art du soin, c'est-à-dire une création humaine dans un but d'utilité, tributaire des contingences, mais utilisant un savoir. Le médecin articule le général au particulier pour créer un diagnostic, un pronostic et une attitude thérapeutique. Toute création contient quelque chose de son auteur. (ex. 2)

- **Médecine, herméneutique et maïeutique.**

– Le patient raconte au médecin, avec son corps et ses mots une souffrance mystérieuse. L'*herméneutique* est l'art d'interpréter les récits. Elle est à la base du recueil séméiologique.

– Le patient se raconte à lui-même la cassure provoquée par la crise dans sa construction identitaire (cf. récits de vie). La vie étant changement permanent, il doit inventer de nouvelles normes. La *maïeutique* est une méthode par laquelle Socrate, fils de sage-femme, disait accoucher les esprits des pensées qu'elles contiennent sans le savoir. (ex. 4)

Ainsi le patient crée en même temps que le médecin : sa souffrance devient maladie quand elle est nommée et expliquée ; la crise devient guérison quand le changement redouté devient renouveau.

- **Où est en médecine l'équivalent de l'émotion artistique ?**

L'émotion est au cœur de tout art. Elle signifie mouvement (comme mouvoir) suscité par une perception sensorielle ou interne, donc énergie créatrice. Celui qui « reçoit » l'œuvre d'art a besoin de l'émotion artistique pour atteindre l'état qui lui permet cette création. Ainsi le lecteur passionné recrée à sa manière le roman qui échappe donc à son auteur dès qu'il est lu. En médecine l'émotion n'est que trop présente, mais elle est paralysante tant que le médecin par son empathie n'a pas libéré le travail créateur du patient (ex. 4)

Le mot *art* vient d'une racine indo-européenne qui contient l'idée d'ajustement ; ici ajustement à une nécessité intérieur de l'âme (cf. citation), qui crée le sentiment d'harmonie, de norme intime, équivalent médical de la beauté.

Un médecin côtoie chaque jour une part d'incompréhensible ou d'ineffable. Un rôle de l'art est d'atteindre l'ineffable.

Citation

D'après le peintre Kandinski, est beau ce qui répond à une nécessité intérieure de l'âme.

Alain Grand

Autonomie

→ Liens : *Dépendance, Handicap, Social*

Exemples concrets

1 Le Dr X annonce à M. Y, 19 ans très amaigri depuis quelques mois et qui boit et urine très fréquemment, qu'il présente un diabète qui va nécessiter un traitement par injections d'insuline et une surveillance régulière. Le Dr X propose à M. Y des séances d'éducation à sa maladie, ainsi qu'une éducation thérapeutique pour qu'il apprenne à mesurer sa glycémie et à adapter en conséquence les doses d'insuline.

Le but du Dr X est de rendre M. Y autonome vis-à-vis de sa maladie. Cette démarche correspond à la notion d'*empowerment,* développée par les Anglo-Saxons. Elle consiste en la responsabilisation de l'individu dans la gestion de sa santé. Le concept d'*empowerment* a cependant des limites : la disparité des moyens économiques, sociaux, éducationnels, culturels dont peut disposer un individu pour gérer sa santé.

2 Mme Z, 89 ans, veuve, vit seule à son domicile. Elle refuse catégoriquement la vie réglée en « collectivité ». Elle peut réaliser tous les actes de la vie quotidienne sans aide, à son rythme. Malgré l'insistance de ses enfants, qui craignent pour sa sécurité, elle entend poursuivre son existence dans les mêmes conditions.

L'autonomie peut ainsi s'affirmer contre l'avis de l'entourage. Mme Z préfère prendre certains risques plutôt que de renoncer à son autonomie.

3 M. X, 45 ans, attaché commercial et vivant seul est dialysé depuis un an. Il se déplace en voiture dans toute sa région pour son travail. De ce fait, ses trois séances hebdomadaires de dialyse sont difficiles à organiser. Son médecin lui a expliqué l'intérêt d'une greffe et précisé les effets secondaires du traitement qui réduit le rejet. Il lui demande de réfléchir à cette possibilité thérapeutique grâce à l'ensemble des informations dont il dispose.

Cet exemple illustre les limites à l'autonomie liées à la nature de la maladie. Par les contraintes qu'elle suscite, elle réduit en effet la marge de manœuvre de M. X. La relation engagée avec le médecin respecte sa liberté de décision : « la rencontre d'une confiance et d'une conscience ». C'est M. X, en dernier ressort, qui choisira entre les deux possibilités proposées.

Définition

Indépendance, possibilité de gérer sa santé et plus généralement sa vie en pleine conscience et toute liberté.

Éléments de réflexion

Être autonome, c'est décider de la direction de sa vie en pleine conscience, notamment de ce qui vous rattache à la société. Selon Alain Ehrenberg : « un individu aujourd'hui, c'est de l'autonomie assistée de multiples manières ». Il dénonce ainsi ce mythe de l'autonomie, vue comme une indépendance totale de l'individu libre de tout lien, de tout conditionnement et qui ne tient que de lui-même le pouvoir de mener sa vie.

Ce mythe* fondateur de la modernité s'inscrit donc dans un déni de l'interdépendance des êtres humains en société. Comme tout mythe, il est illusoire et cache le plus souvent des attaches, voire des aliénations, d'autant plus fortes qu'invisibles (conditionnement par la publicité, impérialisme d'un certain ordre moral, du « politiquement correct »). Ainsi, l'homme moderne — plus que par le passé — est au cœur de multiples réseaux d'interdépendance. Sa prétendue émancipation correspond en fait à une démultiplication de ses attaches.

On pourrait également montrer la surresponsabilisation individuelle sur laquelle débouche un tel mythe. L'individu*, dès lors qu'il est considéré comme totalement autonome, devient responsable de tout ce qui lui arrive et de tout ce qu'il détermine : « dans une société de responsabilité de soi, chacun doit impérativement se trouver un projet et agir pour lui-même » (Alain Ehrenberg, 1991). Cela peut conduire à l'extrême, au déni de toute responsabilité collective (sociale ou sociétale) dans le devenir individuel et justifier ainsi toutes les inégalités.

Citation

> *Enfin la forte tendance actuelle de nos contemporains à établir des liens communautaires, au prix, le cas échéant, d'une aliénation de leur liberté (par exemple, l'engouement pour les sectes) témoigne d'une certaine forme de désarroi vis-à-vis de cet idéal d'autonomie : « faire constamment la preuve de sa propre existence est à la fois le moteur et la fragilité de l'individu pur ».*
>
> Alain Ehrenberg, *Le Culte de la performance*

Benoît Pain

Bonheur

➔ Liens : *Autonomie, Bienfaisance, Guérison, Herméneutique*

Exemples concrets

1 « Ma maladie avait été comme la voûte basse et sombre d'un passage sous lequel j'avais pour ainsi dire rampé afin de sortir du vieil univers [...] Ma vie a été arrachée et jetée au rebut comme un vêtement qui ne va plus [...] En vérité, j'étais littéralement physiquement un autre homme [...] après avoir laissé dans une tombe précoce le lourd fardeau de son état mortel [...]. » (Hawthorne N., *Valjoie*, Paris, Gallimard, p. 102)

La guérison, comme issue de la maladie comporte un double mouvement psychique : sortir de la situation et aller plus avant. Le bonheur ici est une situation où le malade va devoir sortir de son expérience subjective de malade. Une fois qu'il est déclaré guéri, encore faut-il que le malade sorte intérieurement de sa maladie.

2 Charles, 16 ans, a un cancer et refuse avec sa famille l'amputation que les soignants proposent comme seul traitement ; les relations deviennent de plus en plus tendues.

Le soignant peut devenir l'intrus, l'étranger, voire le persécuteur, bref l'anti-bonheur.

On peut affirmer ici que l'annonce est d'abord l'écoute du patient : pour chaque situation, on se reposera les questions : quoi ? pourquoi ? comment ? à qui ? et quand ? quand annoncer ? Le médecin et tous les membres de l'équipe doivent constamment avoir à l'esprit la question de savoir s'il n'y a pas quelque chose à annoncer. C'est en se demandant « qui est cette personne et où en est-elle dans la connaissance de sa pathologie ? » qu'ils pourront alors entrevoir un élément de réponse au bonheur du patient.

3 Constance, 6 mois, présente une dermatose importante. Le soignant doit lui badigeonner le corps de crème. Quand vous la déshabillez, elle se met à pleurer et hurle.

Même si un enfant n'a pas la parole, il y est très réceptif. Commenter ses gestes professionnels permet au soignant de se recentrer sur sa tâche tout en ayant une attitude rassurante pour l'enfant. L'intérêt et l'efficacité de parler, d'expliquer, participe ici au bonheur de l'enfant.

4 Le médecin décide d'isoler Héloïse, adolescente anorexique, de sa famille, le temps du traitement.

La séparation de la famille est ici une prescription ; elle doit être ressentie par la famille comme une alliance entre soignants et patiente. Comprendre ce qui se passe entre les protagonistes est la première étape pour sortir des impasses et respecter ainsi les désirs de chacun.

Définition

Bonheur – composé grec fait sur *daimon*, puissance divine, dieu, destin – est bonne chance ou fortune.

Si le bonheur échoie à l'homme, dès lors quelque chose doit dépendre de nous. D'où vient alors le bonheur ? du dehors ou du dedans de nous ?

Éléments de réflexion

Le concept de bonheur renvoie aux notions de satisfaction, de bien-être, de félicité ; il désigne alors un bien humain qui n'est concevable qu'en fonction de ressources proprement humaines et n'a de sens qu'à l'échelle de la vie humaine. Le terme « bonheur » peut donc qualifier soit un état de plaisir et de contentement momentanés, soit un état de pleine satisfaction et de joie durable, même si chacun peut avoir une conception différente de son propre bien.

Si tous les hommes recherchent d'être heureux, les formes qu'ils donnent à leur quête sont souvent diverses et contradictoires. C'est pourquoi la question se pose-t-elle du rapport entre bonheur et moralité, félicité et souverain bien. Peut-on alors prétendre qu'il n'existe qu'une seule conception du bien ? Une vie heureuse est-elle réellement bonne ? Inversement, une vie bonne est-elle nécessairement heureuse ?

À la suite de Kant, le médecin peut être tenté de faire sienne la fracture entre *volonté* et *désirs*, ce qui soulève de nombreux problèmes. En effet, bien que l'idée d'une volonté libre de se soumettre à la loi universelle paraisse séduisante, elle reste abstraite, les motivations qui poussent un malade à agir pouvant très difficilement être détachées des circonstances empiriques dans lesquelles une action est accomplie, sauf à accepter comme un dogme l'idée que ce malade est un agent rationnel qui possède une volonté capable d'échapper aux réseaux complexes des affects, des désirs, et, plus généralement, du monde.

Si vivre sous l'emprise de nos penchants nous empêche de poursuivre nos buts et de réaliser nos désirs les plus profonds en tant qu'agents moraux, vivre constamment sous l'emprise du devoir nous empêche peut-être aussi d'atteindre notre bonheur. Le bonheur, toujours relatif car humain, n'est pas quelque chose de facile à obtenir. Pour arriver à l'atteindre, ne faudrait-il pas commencer par dire qu'il se trouve justement à la croisée entre obligations et désirs ? Pouvoir réaliser un projet de vie particulier, n'est-ce pas à la fois suivre ses désirs et se soumettre à des contraintes ?

Citation

> *« Ordonner à chacun de chercher à se rendre heureux serait une tâche insensée, car on ne commande jamais à quelqu'un ce que de lui-même il veut inévitablement. »*
>
> KANT, *Critique de la raison pratique*, § 3, scol. 2

Anne-Laurence Le Faou

Capitalisme

→ Liens : *Économie, Pauvreté, Social*

Exemples concrets

1 Le Dr X, chirurgien proche de la retraite et propriétaire depuis 30 ans d'une clinique commerciale de 50 lits, souhaite vendre son établissement de santé, qui est l'œuvre de toute sa vie. Il s'adresse à un groupe qui détient une chaîne de cliniques privées pour conclure un marché, car aucun de ses jeunes collègues ne veut s'aventurer dans la vie de gestionnaire d'un capital qui est la sienne.

Dans une société capitaliste, un certain nombre d'individus détient un capital. Dans l'exemple, il s'agit d'un capital en nature (le terrain sur lequel est située la clinique, le bâtiment) et des moyens de production (le matériel médical : tables d'opération, appareils d'anesthésie...). Les propriétaires de cliniques ont longtemps été des médecins. À présent, les exigences de gestion sont telles que les cliniques sont rachetées par des groupes financiers ou ferment.

2 Deux groupes d'étudiants en médecine discutent avec vivacité de l'avenir du système de santé en France. Les uns considèrent que le financement collectif par la sécurité sociale permet de lutter contre les inégalités. La santé* est pour eux un bien public dont l'État doit assurer la prise en charge. Le second groupe est partisan d'une privatisation de l'Assurance-maladie de façon à contrôler les dépenses sociales en instaurant des mécanismes de marché dans le cadre d'une économie capitaliste : concurrence entre les hôpitaux et entre les caisses de sécurité sociale, responsabilisation financière des individus et des professionnels de santé.

La dialectique État/marché est omniprésente dans le domaine de la santé. Tous les pays oscillent entre un recours plus ou moins important à l'État et une protection de la santé privatisée.

3 Au cours des dernières années, de nombreux laboratoires pharmaceutiques ont fusionné avec leurs concurrents (Pfizer avec Pharmacia-Upjohn, Sandoz avec Ciba-Geigy, etc.).

L'objectif de telles opérations correspond, pour les actionnaires d'une entreprise, à la perspective d'une augmentation de leurs dividendes (vente d'un éventail plus large de médicaments dans l'exemple). Les fusions ou acquisitions ont un objectif : mobiliser plus de capitaux pour développer des médicaments plus vite que les concurrents et donc, gagner des parts de marché.

Définition

Le capitalisme est défini comme un régime économique et social dans lequel les capitaux, source de revenus, n'appartiennent pas forcément à ceux qui les mettent en œuvre par leur travail. Le but du capitaliste est de s'enrichir par la mise en valeur de son capital dans un projet entrepreneurial.

Éléments de réflexion

Au XVIIIe siècle, les physiocrates, menés par Quesnay (1694-1774), économiste et médecin affirmaient que seule l'agriculture permettait à une nation de s'enrichir. Le développement agricole fut favorisé tout en encourageant le libre-échange. L'application en fut la libre circulation des grains (Turgot). Mais c'est Adam Smith, philosophe et économiste écossais (1723-1790) qui publia ses *Recherches sur la nature et les causes des richesses des nations* (1776), premier ouvrage sur le capitalisme. Le capitalisme est basé sur l'équilibre assuré par les prix entre une demande formulée par le consommateur et une offre mise sur le marché proposée par le producteur. Le libre-échange et la concurrence sont les fondements de la politique économique. L'État n'intervient pas dans le marché et la somme des intérêts individuels garantit l'intérêt général. Cette thèse sera reprise par l'économiste autrichien Friedrich von Hayek (1889-1992). À l'inverse, la théorie marxiste (Karl Marx, 1818-1883) vise à expliquer la misère ouvrière qui accompagne l'industrialisation au XIXe siècle par les contradictions des mécanismes de production capitaliste : exploitation de la force de travail de l'ouvrier ; salaire insuffisant pour permettre au capitaliste de réaliser des profits (plus-value). Le maintien du taux de profit conduirait à une accumulation plus rapide de capital fixe par achat de nouvelles machines (les moyens de production) par rapport au capital variable (les ouvriers, soit la force de travail). Ceci déclencherait des crises de surproduction et la récurrence du chômage chez les « prolétaires ». L'évolution de la société capitaliste en société socialiste par l'appropriation collective des moyens de production par le prolétariat est l'objectif assigné par Marx au mouvement ouvrier.

Après la crise de 1929, les économistes keynésiens (John Maynard Keynes, 1883-1946) considéreront que le capitalisme ne peut à lui seul générer la prospérité et préconiseront l'intervention de l'État dans la politique économique.

Citation

Comme le dit un jour un homme d'esprit, le cannibalisme fit place au capitalisme lorsque l'homme se rendit compte qu'il était plus rentable d'exploiter son prochain que de le manger.

Lytle W. Robinson

Sandrine Touzet

Causalité

→ Liens : *Croyance, Évidence, Preuve, Statistiques*

Exemples concrets

1 M. X a appris qu'il avait un diabète. Il aimerait bien que son médecin lui explique la cause de cette maladie. Il pense, lui, que sa maladie est liée à son stress professionnel.

Lorsqu'un diagnostic de maladie est fait chez une personne, celle-ci cherche souvent à connaître l'explication de sa maladie en identifiant sa cause.

2 La maladie d'Alzheimer est une maladie dégénérative du système nerveux touchant les personnes âgées. Les résultats de différentes études suggèrent que l'étiologie de la maladie d'Alzheimer est hétérogène, avec des facteurs de risque d'origine environnementale et génétique.

Les causes, ou étiologies, des maladies sont rarement uniques. Il existe souvent plusieurs causes pour une même maladie.

3 Une adolescente fume. Sur ses paquets de cigarettes, il est spécifié « Fumer provoque le cancer ». Elle se demande s'il y a réellement une relation entre la consommation de tabac et le cancer. Son grand-père fume et est en excellente santé.

Le tabac est un facteur de risque de cancer, c'est ce qui est signalé sur les paquets de cigarettes. Au niveau d'un individu, la notion de facteur de risque* n'a pas de connotation causale. Un facteur de risque est par définition une caractéristique individuelle qui permet de distinguer parmi la population générale, des populations présentant des niveaux de risque distincts. En épidémiologie, la causalité se situe au niveau de la population.

4 L'utilisation des contraceptifs oraux a été autorisée en 1960 aux États-Unis (en 1967, en France). Au cours des années qui suivirent, plusieurs cas de thrombose veineuse chez des femmes utilisatrices de contraceptifs ont été rapportés dans les journaux médicaux. Suite à ces publications, des études épidémiologiques ont été mises en place.

Les études épidémiologiques ont pour objectif de mettre en évidence une relation de cause à effet entre un facteur et une maladie. Elles sont mises en place après qu'une hypothèse a été formulée.

5 Une étude a montré que la fréquence du sida était plus élevée chez les personnes de « race » noire. Pourtant, l'origine « raciale » n'est pas un facteur de risque de sida.

En fait, les personnes de « race » noire employaient certains modes d'utilisation de drogues, qui sont un facteur de risque de sida. Un facteur de confusion, ici le mode d'utilisation de drogues, a fait croire à un lien entre l'origine « raciale » et le sida.

Définition

Dans le champ scientifique, la causalité est le lien construit entre une cause (ou un ensemble de causes) et une conséquence.

Éléments de réflexion

Rechercher un lien de causalité entre une maladie et un ou plusieurs facteurs revient à explorer la relation qui les lie.

Cependant, il est parfois difficile d'établir un lien de causalité entre un facteur et une maladie pour différentes raisons telles que :

- Les croyances peuvent être en contradiction avec l'hypothèse testée. Par exemple, pour que la communauté scientifique accepte l'hypothèse d'un lien de causalité entre le tabac et le cancer du poumon et en soit convaincue, plusieurs études ont été nécessaires.
- La fréquence d'exposition au facteur peut être faible ou très antérieure à la survenue de la maladie, comme pour les facteurs à l'origine de certaines maladies professionnelles. Ainsi, il n'était pas facile de montrer le lien entre l'exposition à certains produits chimiques et le cancer de la vessie.
- La relation entre un facteur et une maladie peut être masquée par un autre facteur, appelé facteur de confusion.

En épidémiologie, un facteur est supposé être la cause potentielle d'un événement (survenue d'une maladie par exemple) si l'augmentation de sa fréquence ou de son intensité entraîne une augmentation de la probabilité de survenue de l'événement. Mais pour démontrer la relation causale, l'existence de cette association statistique ne suffit pas. D'autres arguments sont nécessaires, notamment la plausibilité physiopathologique, la force de l'association statistique, la cohérence des résultats entre plusieurs études, l'antériorité de la présence du facteur sur l'événement, l'existence d'une relation « dose-effet » (une exposition plus importante au facteur doit entraîner un *risque* plus important).

La connaissance d'un lien de causalité entre un facteur et une maladie permet de déterminer des groupes de population à risque, et de prendre des mesures préventives, si cela est possible.

Citations

Ce n'est pas d'aujourd'hui qu'il n'y a point d'effet sans cause, et que souvent la plus petite cause produit les plus grands effets.

Voltaire, *Dictionnaire philosophique*

Ce n'est pas parce qu'il y a une rose sur le rosier que l'oiseau s'y pose : c'est parce qu'il y a des pucerons.

Jules Renard, *Journal*

Marie Cauli

Civilisation

→ Liens : *Culture, Humanisation, Droit, Justice*

Exemples concrets

1 À la recherche des civilisations perdues : Il y a mille sept cents ans, les Nascas ont bâti la plus grande cité précolombienne et dessiné sur le sol de gigantesques dessins visibles depuis le ciel. Au sud du Pérou, sur une bande côtière entre les Andes et le Pacifique se trouvent ces vestiges vieux de 1 700 ans. Aucune trace d'activité quotidienne mais des motifs représentants des serpents, des félins, des divinités marines mais plus fascinants encore sont les géoglyphes géométriques, longs parfois de plusieurs kilomètres sujets à de nombreuses hypothèses jamais levées.

À ce jour, le mystère reste entier.

La civilisation occidentale ou monde occidental sont deux termes qui évoquent les aires géographiques sous influences gréco-latines et baignées de la culture judéo-chrétienne. Les usages contemporains évoquent les sociétés de l'Europe élargie et celles dérivées de la culture européenne telles que le Canada et les États-Unis, l'Australie et la Nouvelle-Zélande, les pays d'Amérique du Sud voire parfois l'Afrique du Sud. Ces zones géographiques se croisent avec la religion catholique et protestante et ont intégré par ailleurs les pays de religion orthodoxe.

2 Le « choc des civilisations » : Dès 1964, un universitaire britannique Bernard Lewis, lance la formule qui va le rendre célèbre 30 ans plus tard ; « La crise du proche Orient ne surgit pas d'une querelle entre états mais « d'un choc de civilisations [...], Installé aux États-Unis, cet universitaire spécialiste de la Turquie est aussi un acteur politique et ne cache pas ses opinions politiques ; proche des néoconservateurs de l'administration Bush, il en épouse les principales orientations. Révélé au grand public après le 11 septembre, il relance sa thèse en opposant deux entités clairement définies « islam » et « occident » qui conduirait au rejet et à la haine de la civilisation occidentale pour les valeurs et les principes qu'elle professe.

C'est en 1993 que la formule sera reprise par l'américain Samuel Huntington dans un ouvrage intitulé « le choc des civilisations ». Rejeté verbalement en France, le concept a été toutefois utilisé par certains hommes politiques.

Définition

Ensemble des caractères propres liés aux modes de pensée, de religion, de savoir-faire et de savoir être qui fondent l'unité d'une ou de plusieurs sociétés mais aussi communauté universelle condensant l'humanité des hommes à travers leurs qualités morales de respect et de dignité mutuels.

Éléments de réflexion

Au XVIIIe siècle, culture et civilisation appartiennent au même champ sémantique et reflètent l'idéologie des Lumières. Ils évoquent les idées de progrès, d'évolution, d'éducation, de raison qui sont au cœur de la pensée de l'époque, la culture évoquant davantage les progrès individuels, la civilisation les progrès collectifs. Par ailleurs, comme son homologue, le mot civilisation est complexe et polysémique. Il est employé au singulier et au pluriel. De son sens d'origine, il désigne la civilité des mœurs et le processus qui lutte contre l'ignorance et l'irrationalité. La civilisation est donc définie comme le processus d'amélioration de la société entière en commençant par l'état mais en s'étendant à tous les peuples, les plus avancés ayant vocation à aider les plus retardés. À l'ère de la décolonisation, cette conception universaliste occidentale a été abandonnée au profit du dialogue avec les cultures. On l'utilise encore au singulier pour désigner l'héritage de l'histoire dans la construction des sociétés modernes et le modèle de civilité qui a été transmis. Il y a civilisation là où la vertu des hommes a pu s'exprimer dans la cité. De ce fait, tout ce qui va à l'encontre de la personne humaine contredit le principe de la civilisation universelle. La civilisation représente l'humanité composée d'êtres raisonnables qui doivent se respecter parce qu'ils ont une égale dignité et sont capables de porter une loi morale. Dans le terme civilisation, se conserve un humanisme, une façon d'espérer, de vouloir que les hommes soient fraternels les uns à l'égard des autres compatible avec les droits de l'homme et de la femme et donc une opposition à la barbarie.

Citation

« Il existe infiniment plus d'hommes qui acceptent la civilisation en hypocrites que d'hommes vraiment et réellement civilisés. »

Sigmund Freud (extrait de *Essais de psychanalyse*)

Nicolas Franck

Cognition

→ Liens : *Comportement, Psychologie, Psychothérapies*

Exemples concrets

1 Une personne âgée se met à oublier les faits récents : elle ne sait plus qui elle a vu la veille et ce qu'elle a mangé à midi. Son médecin identifie des troubles cognitifs et prescrit un bilan destiné à évaluer ses fonctions supérieures.

Une première acception du terme cognitif désigne des facultés telles que la mémoire ou l'attention.

2 Une jeune fille ayant une agoraphobie (peur des lieux publics pouvant aller jusqu'à entraîner le confinement à domicile) voudrait bénéficier d'une thérapie cognitivo-comportementale. Le psychiatre lui explique qu'il va agir à la fois sur son comportement et sur ses cognitions.

Dans le vocabulaire cognitivo-comportementaliste, le mot cognition est utilisé pour nommer des contenus de pensée. Dans un cas comme celui-ci, il s'agit généralement d'idées comme « je vais faire un malaise » ou « je vais perdre le contrôle de moi ». Ces pensées sous-tendraient les émotions négatives et favoriseraient le comportement d'évitement des situations redoutées.

3 Le cerveau humain est constitué d'environ 100 milliards de neurones. La pensée humaine s'exprime grâce au langage, qui combine des symboles autorisant une production infiniment variée, et plus généralement, par des actions. Quels sont les liens entre le cerveau et la pensée ? Comment le cerveau la produit-il ? L'étude des processus de pensée élémentaires ou processus cognitifs est une manière d'aborder cette question.

La cognition est dans cette acception l'équivalent du programme informatique, alors que le cerveau représente les composants physiques de l'ordinateur et la pensée le produit du fonctionnement de l'ordinateur s'affichant sur l'écran. Cette métaphore informatique a néanmoins ses limites car l'ordinateur ne fonctionne pas exactement comme le cerveau : ce dernier se caractérise par ses multiples connexions et par l'exécution simultanée de nombreuses tâches, alors que le processeur de l'ordinateur fonctionne de manière séquentielle. L'étude de la cognition humaine, qui représente un des principaux objectifs des sciences cognitives, nécessite des outils et des méthodes spécifiques. À côté de cela, la cognition artificielle ou intelligence artificielle tente de modéliser et de reproduire, grâce à l'ordinateur, les tâches effectuées par l'esprit humain.

Définition

Le terme « cognition » désigne aussi bien la faculté de penser que les mécanismes permettant sa mise en œuvre.

Éléments de réflexion

On peut décomposer l'activité intellectuelle selon de grandes fonctions telles que la mémoire, l'attention, la capacité de jugement, l'organisation de l'action, etc. Ces facultés peuvent être sélectivement ou globalement atteintes (ex. 1), par exemple dans le cas de lésions cérébrales focales ou dans les démences.

Les psychothérapies s'intéressent à la manière dont s'organisent les motivations du sujet, à ses idées, ainsi qu'à leurs relations avec ses émotions. Le terme psychothérapie recouvre différentes techniques. Néanmoins, alors que certaines tentent d'appréhender l'ensemble du fonctionnement psychique (psychanalyse*, psychothérapie d'inspiration analytique), d'autres se consacrent au traitement de symptômes particuliers (ex. 2).

La pensée sous-tend tout comportement. Le terme cognition désigne la pensée elle-même ou les mécanismes qui la sous-tendent. Elle est l'objet de l'étude des sciences cognitives qui concernent aussi bien la compréhension de la cognition naturelle que l'élaboration d'une cognition artificielle (ex. 3). Les objectifs sont à terme d'améliorer la compréhension de l'esprit humain normal et pathologique et de réaliser des systèmes artificiels intelligents aptes à remplacer l'homme dans la réalisation de tâches pénibles ou dangereuses.

Les sciences cognitives regroupent des spécialistes de plusieurs disciplines (psychologie cognitive, neuropsychologie, psychiatrie, physiologie, linguistique, philosophie, informatique, intelligence artificielle) réalisant l'abord multidisciplinaire des processus de pensée. Le concept de représentation* mentale a probablement joué un rôle fédérateur pour ces sciences qui tentent actuellement d'inscrire les processus cognitifs dans le fonctionnement cérébral, grâce aux apports des techniques de neuro-imagerie fonctionnelle. Des méthodes telles que la tomographie par émission de positons ou l'imagerie par résonance magnétique fonctionnelle permettent en effet actuellement d'appréhender les zones cérébrales impliquées dans des tâches mentales spécifiques. Leur apport devrait s'avérer décisif pour la compréhension du fonctionnement du cerveau.

Citation

L'homme est visiblement fait pour penser ; c'est toute sa dignité et tout son métier ; et tout son devoir est de penser comme il faut.*

Blaise Pascal, *Pensées*

Philippe Bagros

Communication

→ Liens : *Altérité, Langage, Vérité au malade*

Exemples concrets

1 On annonce l'existence d'un cancer qu'il faut opérer. Après de longues explications, le patient donne son consentement écrit. Le lendemain, il dit à sa famille qu'on ne lui a rien expliqué. La famille se plaint. Le médecin dit : « il semblait avoir compris ! »

Le choc émotionnel de l'annonce d'une maladie grave peut provoquer un déni par lequel le patient se protège contre l'intolérable. La part consciente de la communication (parler assez fort, avec des mots précis…) était probablement bonne. Mais ce n'est pas un fax de cerveau à cerveau équivalent : le médecin était gêné ; le patient n'a plus rien entendu dès qu'on a dit « cancer »… Était-ce le bon moment ? Le bon lieu ? Les bons mots ?

2 Un médecin montre un geste : la désinfection d'une plaie par une solution antiseptique rouge. Il dit de continuer les jours suivants. Cela se passe dans une culture très éloignée. Le flacon va servir aussi pour les douleurs articulaires d'une autre personne.

L'information a été reçue partiellement : le geste a été compris, par imitation. Ceci ne nécessite pas de code.

Mais l'interprétation du soin (le « pourquoi ») s'est faite dans une autre culture* qui ignore l'idée de désinfection. Colorier en rouge évoque autre chose que le médecin ignore, mais qu'un ethnologue aurait su. On aurait pu être mis en garde par un médiateur (personne qui vient faciliter la communication entre des personnes qui ont du mal à se comprendre).

Ces obstacles culturels à la communication existent aussi en France.

3 Une élève infirmière s'est attachée à un patient en fin de vie. Elle éprouve le sentiment de communiquer intensément avec lui.

C'est l'illusion fusionnelle. Accompagner un mourant, ce n'est pas vivre la même chose que lui.

4 Un vieux monsieur inquiète sa famille. Est-il malade ? On le pousse à manger plus, à bouger plus ; on l'ennuie à lui répéter d'aller voir le médecin. Finalement il y va avec sa fille, mais ne parle pas. « Mais dis-lui donc au docteur ! » Le médecin fait une ordonnance anodine. Ensuite, à la maison, il prend ses gouttes et on ne l'ennuie plus.

À défaut de communication, il y a eu interaction : il avait vu le médecin, tout le monde était rassuré.

Définition

La communication est l'acte de faire coïncider entre des personnes des significations connues de l'une et l'autre, de manière à produire une modification de leur champ d'action.

On ne communique jamais aussi bien qu'on le croit ni comme on l'a décidé.

Pourquoi ? (ex. 1 et 2). Le message voulu par le médecin (émetteur) est une explication au malade (récepteur). Il passe par un vecteur (ici la voix) avec un code appris (les mots, trop de mots médicaux ?). C'est brouillé par le « bruit » (comme un bruit de fond : trop de paroles inutiles ?). Il y a de la déperdition.

Mais surtout, on ne maîtrise pas les effets produits (peur, mise en jeu d'un imaginaire). Certains mots (cancer…) pèsent plus lourd que la syntaxe (si on dit : « *Ce n'est pas* un cancer », il y a émotion). Le contexte d'émission influe sur l'interprétation du message (ex. 2). Il passe des signaux associés souvent involontaires (mimique, ton, attitude), qui peuvent être perçus plus que les paroles.

La transmission d'une valeur, une émotion, une idée ne comporte pas de message, mais provoque des effets concrets chez le récepteur : par la parole, ce qui était abstrait « prend chair ». Un soignant peut faire renaître le désir de vivre.

Un discours est constitué de l'ensemble des vecteurs qui propagent une idée et agissent sur les comportements (le discours médical propage une certaine idée de la santé).

Les hommes ont dès la naissance une extraordinaire propension à la communication. Sa privation, c'est l'exclusion. Elle déshumanise les vieillards asilaires si les soignants, devenus leur seul entourage, n'y prennent pas garde. On peut être exclu faute des vecteurs qui soutiennent la parole, en traduisant l'authenticité du soignant (parler en regardant l'autre, avec une mimique non discordante) ou encore, parce qu'on reçoit des messages sans être compris en retour.

Le désir de comprendre l'autre et d'être compris conduit à l'extrême au désir fusionnel, si on oublie que l'autre est irrémédiablement différent (altérité*) (ex. 3).

La forme la plus élémentaire de communication est l'interaction (ex. 4). On agit l'un sur l'autre. Dire bonjour, céder le passage, c'est au moins communiquer qu'on a vu l'autre.

Citation

Celui qui parle une langue que personne ne comprend ne parle pas. Parler signifie parler à quelqu'un.

H.-G. Gadamer, *L'Art de comprendre*, essais II

Nicolas Franck

Comportement

→ Liens : *Cognition, Folie, Psychothérapies*

Exemples concrets

1 Un jeune homme de 26 ans se présente dans un grand magasin quelques minutes après l'heure de la fermeture. Il insiste pour entrer car il n'en a que pour un instant. Le vigile ne lui concédant pas l'entrée, il se met en colère et le frappe violemment. Plusieurs personnes doivent alors intervenir pour le maîtriser. La police est appelée et intervient rapidement car la personne en question est déjà connue de ses services. Il s'agit en effet de sa 3e rixe en 2 mois.

Cette personne présente des troubles du comportement : une intolérance à la frustration (elle ne supporte pas qu'on la contrarie) et une impulsivité (elle agit de manière immédiate, sans tenir compte des conséquences possibles). Ces caractéristiques s'observent chez des sujets présentant une personnalité antisociale.

2 Un homme de 43 ans s'est organisé depuis l'adolescence une existence complètement solitaire : il vit seul et ne sort que pour se rendre à son travail de manutentionnaire, où il garde une grande distance avec des collègues auxquels il n'adresse la parole que pour les saluer. Il ne sort jamais, sauf pour se rendre chez les commerçants ou chez le vétérinaire pour ses chats. Il n'a pas d'ami et ne rencontre personne, en dehors des membres de sa famille lorsqu'ils le sollicitent.

Ce comportement éminemment solitaire est typique d'une personnalité schizoïde.

3 Une femme de 48 ans se montre intarissable lorsqu'on la rencontre. Elle s'habille de façon excentrique (elle arbore en particulier des tenues d'adolescentes totalement inadaptées à son âge), se maquille de façon outrancière et cherche à plaire à son interlocuteur. Elle confie très rapidement des détails intimes de son existence et fait régulièrement état des relations très proches qu'elle entretient avec un chanteur célèbre. En réalité, elle connaît effectivement cette personne, mais de manière superficielle. Elle a d'ailleurs peu d'amis car elle se montre souvent directive et tellement prolixe que l'autre y trouve peu son compte. Enfin, elle imagine régulièrement que les hommes éprouvent du désir à son égard, se contentant parfois d'indices très superficiels pour parvenir à de telles conclusions.

Cette personne est très démonstrative, adoptant une attitude de séduction à l'égard d'autrui. Elle cherche apparemment à attirer l'attention sur elle par ses tenues et par ses propos. Enfin, elle s'imagine des relations intimes avec des personnes qu'elle connaît en fait peu. On voit donc qu'elle agit en fonction de ce qu'elle imagine d'autrui, sans tenir compte de ce qu'autrui veut ou est vraiment. De plus, des comportements généralement interprétés comme étant neutres prennent pour elle une connotation érotique. Un tel tableau fait porter le diagnostic de personnalité histrionique.

Définition

Le comportement est l'expression motrice de la pensée.

Éléments de réflexion

L'étude de la pathologie mentale met en évidence divers dysfonctionnements affectant la pensée et le comportement. Par exemple, chez certaines personnes souffrant de troubles de la personnalité, la transformation de la pensée en action s'exerce sans les filtres habituels (ex. 1) : la pensée ne joue plus son rôle de préparation à l'action, avec une évaluation des conséquences. Le sujet a envie de faire quelque chose et il le fait. Or ces actions peuvent être dangereuses ou répréhensibles. En ne tenant pas compte des conséquences de ses actes, le sujet ne tient pas non plus compte d'autrui, ce qui compromet son insertion sociale. C'est également le cas chez des sujets ayant un comportement excessivement solitaire ou étrange. Ceux-ci se montrent ainsi, soit incapables d'établir des contacts avec autrui (ex. 2), soit ils le font sur un mode inadapté qui peut aboutir à leur rejet (ex. 3).

Ces exemples montrent les relations qui s'établissent indirectement entre cognition*, comportement et vie en société. Une grande partie de l'activité mentale est consacrée à la communication et aux interactions sociales. Celles-ci la modèlent, mais il est probable que l'esprit humain prédispose l'individu à interagir avec autrui. Certaines parties du cerveau sont ainsi spécialisées dans la reconnaissance de l'identité, de l'expression ou de la direction du regard d'autrui. Ces compétences aident le sujet à comprendre ce que veut autrui et elles s'ajoutent au langage pour réaliser le support des interactions sociales. Leur dysfonctionnement, qu'il soit primaire ou secondaire, pourrait participer aux difficultés sociales évoquées dans les exemples mentionnés plus haut.

Au total, les anomalies cognitives sous-tendant des difficultés comportementales peuvent donc être soit élémentaires (anomalie d'un processus perceptif spécialisé), soit de plus haut niveau (anomalie dans la planification de l'action, dans la prise en compte des intentions d'autrui ou dans la capacité à différer une action).

Citations

L'homme est né pour l'action, comme le feu tend en haut et la pierre en bas. N'être point occupé et n'exister pas est la même chose pour l'homme.

Voltaire, *Lettres Philosophiques*

Agir est autre chose que parler, même avec éloquence, et que penser, même avec ingéniosité.

Marcel Proust, *Albertine disparue*

Bertrand de Toffol

Concept

→ Liens : *Paradigme*

Exemples concrets

1 La discussion à propos d'une décision d'interruption des soins (arrêt de la machine qui délivre la ventilation artificielle) chez un nouveau-né poly-malformé implique toute l'équipe soignante. Les deux notions d'interruption des soins et d'éthique sont confrontées, pour tenter de mieux préciser leur articulation. Il apparaît que les différents intervenants ont des difficultés à s'accorder sur la définition de l'éthique, qui pose problème.

La machine est une chose, l'interruption des soins un acte, l'éthique est un concept, l'idée générale et abstraite qui regroupe l'ensemble des jugements d'appréciation sur les actes considérés comme bons ou mauvais. Ce qui pose problème ici, ce n'est pas le concept, mais son extension, c'est-à-dire la classe des jugements particuliers dont il représente l'abstraction.

2 Un homme dans la force de l'âge et ne s'étant jamais plaint de rien est écrasé par une voiture en traversant la rue. Une autopsie est réalisée. Elle objective un cancer du rein métastasé. Selon toute vraisemblance, des symptômes seraient apparus à plus ou moins brève échéance. Cet homme était-il malade ?

Le concept de maladie paraît simple au quotidien parce qu'il s'applique à une définition implicite qui est schématiquement de nature lésionnelle : puisqu'il y a un cancer objectif, cet homme avait une maladie. Il s'agit d'un **concept *a posteriori***, qui repose sur l'expérience et qui constitue un véritable paradigme de l'activité médicale moderne. Mais le concept de malade est différent parce qu'il peut aussi s'agir d'un **concept *a priori*** (non tiré de l'expérience) : le patient qui n'a aucun symptôme et qui n'a aucune raison de consulter quelque médecin que ce soit n'est pas malade. Qu'il apprenne qu'il a un cancer (par exemple fortuitement, à l'occasion d'un examen systématique), et il le devient. Le concept, en tant qu'idée générale, pose la question de ce dont il est véritablement question dans le processus de généralisation abstraite, dont il est le résultat.

3 Tables, chaises, commodes, armoires... : autant d'objets mobiles de formes rigides reposant sur le sol et concourant à l'aménagement d'une habitation...

Le concept de meuble regroupe une classe d'objets spécifiques bien définis et illustre simplement la notion de généralisation caractéristique du concept.

Définition

Concept : abstraction généralisante.

Le concept d'une classe d'objets ou de choses (ex. 3) correspond à la définition d'un ensemble de caractéristiques propres, qui n'appartiennent qu'à cette classe d'objets ou de choses, et qui permettent de les distinguer de tous les autres. L'exemple 3 illustre simplement cette faculté de généralisation. L'*extension du concept* de meuble correspond à un ensemble d'objets appartenant à la classe.

La faculté de généralisation abstraite définissant le concept s'applique également aux productions mentales. Depuis Kant, il est classique de distinguer les concepts *a priori* (exemple : concept d'unité) et les concepts *a posteriori* (définissant des classes d'objets données ou construites, exemple : concept de mammifère).

La médecine est une activité historiquement déterminée par des concepts, qui sont souvent source de confusion. Les modalités de généralisation appliquées aux faits pathologiques dépendent en effet étroitement, en l'absence de mécanismes physiopathologiques clairement identifiés, de facteurs hétérogènes souvent culturellement dépendants. Par exemple, le concept d'état crépusculaire, très utilisé en psychiatrie au début du XXe siècle, regroupe des faits très différents selon les pays et son emploi a créé une grande incompréhension entre les psychiatres européens, chacun utilisant le concept à sa manière. Les difficultés sont de deux ordres. La première, la plus facile à repérer, concerne l'extension du concept et répond à la question : quels sont les éléments qui sont impliqués dans le processus de généralisation (ex. 1) ? La seconde correspond à la distinction établie entre concepts *a priori* et *a posteriori* (ex. 2) : seuls les seconds sont susceptibles d'une définition rigoureuse.

Pour lutter contre l'imprécision des concepts en médecine, l'usage actuel consiste à préférer les classifications descriptives par critères toutes les fois où manquent des conceptions physiopathologiques robustes. Il en résulte un accord possible sur des faits cliniques convenablement définis regroupés en syndromes. Les classifications psychiatriques internationales (Diagnostic and Statistical Manual of Mental Disorders [DSM-IV, pour la version IV]) utilisent actuellement une telle approche.

Citation

Le concept consiste en un schème opératoire de notre entendement, quelque chose comme le rythme d'un vers, dont on ne peut retrouver les mots.

A. Lalande

Bernard Junod, Philippe Foucras
et Anne-Marie Bégué-Simon

Conflits d'intérêts

Exemples concrets

1 Vous êtes le médecin et l'ami du meilleur joueur d'un club de tennis dont vous êtes le trésorier. Il vient vous demander un certificat médical pour son employeur afin de participer à un tournoi de tennis. Vous savez qu'il a toutes les chances de remporter ce tournoi, et de renforcer ainsi l'image et les finances du club. Comment gérez-vous ce conflit d'intérêts (médecine, amitié, responsabilité associative) ?

(cas réel proposé en formation d'éthique à des médecins généralistes)

2 En 2004, l'anti-inflammatoire Vioxx° (rofecoxib) a été retiré du marché mondial après qu'un rapport eut montré qu'il avait été à l'origine de plus de 30 000 décès cardiovasculaires aux USA. L'absence d'efficacité et les risques supplémentaires du Vioxx° par rapport aux autres anti-inflammatoires étaient connus dès sa mise sur le marché en 2000. Les documents internes de la firme révélés lors des nombreux procès ont montré comment des médecins, leaders d'opinion rémunérés par la firme, ont diffusé des informations falsifiées par la firme pour accroître les ventes. En 2002 en France, lors d'une conférence parrainée par Merck, un professeur de rhumatologie avait déclaré : « Les coxibs (dont faisait partie le Vioxx°) représentent une véritable innovation thérapeutique en rhumatologie. Quant aux effets réno-vasculaires, ils ne paraissent pas différents de ceux des AINS classiques. »

3 Publié en 2002 aux USA, l'essai ALLHAT, financé par l'argent public, a démontré avec un fort niveau de preuves la supériorité de médicaments anciens et moins chers, les diurétiques thiazidiques, sur d'autres plus récents et plus chers, pour prévenir les complications cardiovasculaires de l'HTA. Outre une meilleure efficacité des soins, une étude de 2004 a estimé à 1,2 milliard de dollars par an les économies qui auraient pu être réalisées aux USA, si les résultats de l'essai ALLHAT étaient appliqués. Les pressions de l'industrie pharmaceutique sur les professionnels de santé ont été telles que l'impact d'ALLHAT sur les prescriptions d'antihypertenseurs a été quasi nul. La vente de médicaments plus chers dont l'efficacité est moins bien démontrée a continué de s'accroître. En France, une enquête a fait le même constat. L'absence d'impact de cet essai est la conséquence directe d'une gestion insuffisante de leurs conflits d'intérêts par les professionnels de santé et par les autorités sanitaires. (1)

Définition

Selon la définition proposée en 1993 dans le New England Journal of Medicine, un conflit d'intérêts existe lorsque le jugement d'un professionnel de santé sur un sujet d'intérêt principal (démarche diagnostique, utilisation d'une thérapeutique, rédaction, recherche, enseignement, etc.) est influencé et altéré par un intérêt secondaire (gain financier, cadeaux ou avantages, rivalités de personnes, carrière, conviction philosophique ou religieuse, croyance, engagement intellectuel, etc.) (2)

Éléments de réflexion

En médecine, les conflits d'intérêts mal maîtrisés constituent un facteur de risque sanitaire et éthique (voir exemples). Une bonne gestion de ses conflits d'intérêts par un professionnel de santé contribue à des soins de qualité au meilleur coût.

Depuis 2007 en France la loi oblige tout professionnel de santé qui s'exprime publiquement (articles, émissions, conférences, congrès, cours, etc.) sur un produit de santé à déclarer ses liens avec des entreprises commercialisant ou fabriquant de tels produits (article L4113-13 du code de la santé publique).

De nombreux travaux de recherche sur les conflits d'intérêts en santé ont mis, par exemple, en évidence que :

Les médecins et les étudiants qui ont des liens avec les firmes pharmaceutiques sous-estiment l'influence de ces liens sur leurs décisions. (3) Un conflit d'intérêts n'a pas besoin d'être conscient pour exister. Au contraire, plus l'influence d'un intérêt secondaire est niée, plus son impact est important sur le professionnel.

Les conflits d'intérêts des experts et des auteurs influencent les conclusions de leurs articles et des recommandations auxquelles ils participent. (4)

Les résultats des études financées par les firmes sont plus souvent favorables à leurs produits que ceux des études non financées par ces firmes. (5)

Les liens entre les médecins et les firmes influencent les volumes et le coût des prescriptions, les prescriptions hors indication.

Participer à des formations sponsorisées et accepter le financement des déplacements et de l'hébergement pour des congrès de formation augmente le taux de prescription des produits des sponsors.

Citation

« Aurions-nous l'idée de demander à notre médecin, quand il nous prescrit un médicament, s'il est payé par la firme pharmaceutique pour le prescrire ? Bien sûr que non. C'est notre enfant. Ou notre épouse. C'est notre Cœur, notre rein, notre prostate. Et Dieu merci, la plupart des médecins ont refusé la carotte. Mais d'autres l'ont acceptée, et par conséquent, leur opinion médicale n'est plus adaptée à leurs patients mais à leurs sponsors. »

John Le Carré (6)

Philippe Bagros

Connaissance/Savoir

→ Liens : *Paradigme, Réalité, Science*

Exemples concrets

1 Les passants relèvent un accidenté. Les pompiers les en empêchent : s'il y a une fracture de la colonne, on risque de blesser la moelle en asseyant le blessé et de provoquer ainsi une paralysie.

L'ignorance est insupportable.

2 Pantagruel, petit diable bien antérieur à Rabelais, jetait du sel dans les gosiers pour donner soif de vin.

Le sel était précieux, le vin réjouit les cœurs, et Rabelais a fait de cette soif une métaphore du désir de connaître (cf. citation).

3 Tous les étudiants en médecine devraient commencer en étant des accidentés. Un petit accident suffit.

C'est une expérience à ne pas oublier ! Une connaissance tirée de l'expérience.

4 Un étudiant a fait sa première visite au laboratoire d'anatomie. Sur les coupes, il a vu les détails les plus cachés. Au microscope, il sait qu'il en verra bien plus. Il connaîtra aussi le code génétique et les replis des molécules complexes. Il fait ce rêve : les bâtiments sont un immense corps/hangar où se trouverait la totalité des connaissances. Par endroits, elles sont bien rangées, dans des étagères. Ailleurs elles sont en vrac, dans l'obscurité. Des gens cherchent. Ils s'éclairent avec des moyens toujours nouveaux et arrivent à voir ce qui est minuscule.

Dans cet espace clos, ils espèrent finir par tout trouver, tout étiqueter, posséder toute cette connaissance. À la fin des études, on saura tout. Mais la réalité est toujours créée, à partir de signaux, par nos moyens d'observation et par ce que notre esprit est capable de concevoir. Il n'y a pas de limites.

5 Françoise S, 70 ans, n'a jamais quitté ses parents, et vit encore avec sa mère, centenaire. Toujours gaie, élégante, elle doit rendre compte de toutes ses activités à la centenaire bienveillante. Mais au fil de consultations répétées, pour de petits sujets, elle ne parle à son médecin que de sa mère. Elle surprend en devenant dépressive ; doute de l'amour de sa mère. Le couple mère/fille devient aigre. On entend dire ce qui pendant toute une vie n'avait jamais été dit : la maîtrise qui avait empêché Françoise de vivre. Ce qu'il était bilatéralement interdit de savoir, pour éviter la souffrance d'une adolescence. Elle se sépare de sa mère, et sa dernière consultation au médecin est pour dire : « je me suis assise au soleil à une terrasse avec un café et un croissant. Je ne l'avais jamais fait ». Observations communiquées par le Dr J.-C. Étienne.

Définition

Connaître, comme savoir, c'est être en mesure de porter à la conscience un objet de pensée que l'on a acquis. Mais au transitif, connaître c'est être investi (connaître la douleur), ou investir (connaître l'autre).

Éléments de réflexion

La connaissance donne du pouvoir

Elle permet l'action. L'ignorance rend l'action impossible ou dangereuse (ex. 1)

Vérifiée par les examens universitaires, elle permet l'accès au diplôme. Produite par la recherche, elle est validée, conservée, et distribuée par l'enseignement.

Avoir fait des études a longtemps distingué la classe bourgeoise des classes populaires. Le prestige social lié à la connaissance a profité aux médecins. La démocratisation des études, et la valorisation du savoir-faire technique ont terni ce prestige.

L'illusion de la possession

À considérer la connaissance comme un bien que l'on possède, on risque de croire que ce qui est acquis est acquis (ex. 3). En fait, elle est sans cesse remise en cause par de nouveaux systèmes de pensée, ou outils d'observation.

Pour pouvoir prouver, posséder dans la lucidité, la médecine privilégie ce qui se met en images et se mesure, négligeant la part d'ombre pourtant indissociable de l'Homme. Peut-on atteindre ainsi la sagesse que devrait procurer la connaissance ?

La connaissance est aussi un vécu

Connaître est une soif qui fait vivre (ex. 2 et citation). Le besoin de comprendre ce qui l'entoure et de se comprendre soi-même est une caractéristique fondamentale de l'Homme.

Au sens transitif, savoir (qui vient du latin *sapere*, signifiant savourer), c'est une manière intime de s'approprier quelque chose. Avoir connu la souffrance liée à la maladie ou l'accident est une expérience qui ne se communique pas intellectuellement et par laquelle il serait bon que tout médecin soit passé. Ce savoir par l'expérience (ex. 3) se situe en partie hors de la lucidité.

L'acquisition de la connaissance fait participer l'inconscient

Elle n'est pas mécanique comme un fax de cerveau à cerveau : il y a une création active et originale, plus ou moins heureuse, par la personne qui la reçoit. C'est encore plus vrai de l'expérience.

On ne peut connaître que ce qu'on est préparé à connaître. Ainsi les paradigmes nouveaux rencontrent de grandes résistances dans les milieux scientifiques parce qu'ils surprennent. À l'échelon individuel, la crainte inconsciente de souffrir en sachant peut créer des interdits de savoir (ex. 5).

Pourtant, connaître sans fin, c'est vivre. Pouvoir étudier est un privilège.

Citation

Beuvez toujours, ne mourrez jamais.

Rabelais

Bertrand de Toffol

Conscience

→ Liens : *Devoir, Identité, Perception*

Exemples concrets

1 « La terre est bleue comme une orange. » Je lis et relis le début de ce poème, mais j'ai très mal aux dents et la douleur me fait tout voir en rouge.

Ma conscience détermine des états mentaux qualitatifs, personnels, subjectifs qui échappent à toute objectivation. Dans l'exemple ci-dessus, je souffre : la conscience, c'est ma conscience. Personne d'autre que moi ne peut ressentir ce rouge-là.

2 « Je pense, donc je suis. »

La pensée sur la pensée conduit à une certitude, celle d'exister. Mais je peux aussi penser au fait que je pense : la conscience est réflexive, elle est conscience d'elle-même.

3 Un malade est couché dans un lit, les yeux ouverts, l'air perplexe. Il répond aux questions qui lui sont posées : où êtes-vous ? Quelle est la date d'aujourd'hui ? Le patient ne sait pas où il est, il donne une date erronée, il semble avoir peur de quelque chose de menaçant qu'il est pourtant le seul à voir.

Cet exemple correspond à la description d'une confusion mentale, terme de sémiologie médicale qui se rapporte à toute altération de la conscience. La conscience se comprend comme une organisation complexe qui peut se déstructurer de manière variable et qui régit l'orientation temporo-spatiale, la définition de l'espace interne, l'intégration des fonctions cognitives.

4 Je lis la biographie d'un grand écrivain, à l'iconographie très riche. Les photos sont disponibles depuis l'enfance jusqu'à la mort et sont disposées dans l'ordre chronologique, sur un épais papier glacé.

À tous les âges de sa vie, cet homme était lui-même : il y a identité du soi dans le temps. Tout change dans le corps : des cellules remplacent d'autres cellules, les organes vieillissent. Les expériences se renouvellent sans cesse, les idées ou les convictions peuvent se modifier : mais la personne reste toujours, pour elle-même, une seule et même personne.

5 Dans un musée, plusieurs personnes contemplent ensemble le même tableau de maître. Tous peuvent s'entendre sur certains détails : il y a bien trois personnages, on aperçoit une montagne à l'arrière-plan, un ruisseau partage le tableau en deux moitiés verticales.

Une réalité commune est partagée par tous les observateurs, indépendamment de leur subjectivité propre. Un ensemble de perceptions objectives (mesurables) se manifeste à la conscience de chacun. La conscience n'est pas un écran, mais une ouverture vers le monde extérieur.

Définition

La conscience est le champ du présent représenté.

Éléments de réflexion

Le sujet conscient de quelque chose (idées, mal de dents, souvenirs, perceptions…) remplit de cette chose le moment actuel de son temps. Il y a définition d'un champ. Les limites de cet espace de temps sont fixées par la valeur que le sujet attribue aux choses. La conscience apparaît comme le socle de la relation du sujet au monde. Elle est *présence* au monde (ouverture et orientation), *représentation** du monde (organisation de l'espace vécu qui distingue l'intérieur et l'extérieur, les sujets et les objets), elle crée *le présent* en étant l'organisatrice du temps subjectif.

Dans une perspective non plus statique mais dynamique, la conscience est réflexive : le sujet est conscient d'être conscient, le moi est un être dont l'existence est dialoguée, qui se construit au cours du temps en créant un espace personnel de valeurs.

La conscience est privée et subjective, elle détermine des sentiments personnels qualitatifs ressentis par un « je ». Elle est changeante dans ses états mais continue dans son existence (ex. 1). Descartes a illustré en une formule simple la notion fondamentale de réflexivité (ex. 2). La conscience est difficile à caractériser (ce n'est ni une chose, ni une propriété, ni une fonction, ni une faculté) mais l'étude de sa perturbation montre son rôle dans la définition de la présence et de l'ouverture au monde extérieur (ex. 3).

L'identité du soi dans le temps (ex. 4) associée à la notion de réflexivité sont considérées comme les éléments fondamentaux dont doit pouvoir rendre compte toute théorie neurobiologique de la conscience.

L'exercice de la conscience permet également l'approche rationnelle et objective de la nature à partir de l'observation mesurable (ex. 5).

Citations

La conscience éclaire donc de sa lueur, à tout moment, cette partie immédiate du passé qui, penchée sur l'avenir, travaille à la réaliser et à se l'adjoindre.

Bergson, *Matière et Mémoire*

Je ressentis devant elle ce désir de vivre qui renaît en nous chaque fois que nous prenons de nouveau conscience de la beauté et du bonheur.

Proust, *À la recherche du temps perdu*

Jérôme Goffette

Corps

→ Liens : *Âme, Dignité, Homme, Identité, Maladie, Objet, Représentations*

Exemples concrets

1 Le chirurgien opère le corps, un corps rendu insensible par les anesthésiques.

La médecine entretient avec le corps un rapport étroit. Le médecin recherche des indices corporels (symptômes somatiques ; *soma* = corps en grec) pour parvenir à un diagnostic. De même, le traitement a souvent pour but d'affecter le corps afin de réduire la maladie. Dans la chirurgie sous anesthésique, l'importance du corps est encore plus évidente, puisque la conscience et la sensibilité sont suspendues.

2 M. R, étudiant en médecine, fait son stage infirmier. Au début, faire la toilette d'un patient impotent l'a un peu troublé. Il ne s'y est pas encore complètement habitué.

La situation médicale comprend souvent des représentations du corps bien différentes des situations ordinaires. Le corps peut être mis à nu ; il est souvent allongé ; il est parfois exploré de l'intérieur (endoscopie) ou photographié dans son épaisseur. De ce fait, cette relation parfois au plus intime du patient trouble les représentations convenues de la culture ordinaire. En fait, le corps n'est pas un simple objet comme les autres ; il porte et suscite une affectivité évidente (répulsion, attraction) et il est le sujet de conventions sociales précises. La situation médicale induit d'autres représentations du corps, assez particulières.

3 M. B., amputé de la jambe gauche, a voulu se lever comme s'il avait encore cette jambe. Il n'a évité la chute qu'*in extremis*.

Les personnes amputées d'un membre ressentent souvent la persistance de cette partie de leur corps. C'est ce qu'on appelle le membre fantôme. Il ne s'agit pas seulement d'une étourderie, de l'oubli de l'amputation. Elles gardent une sorte de présence véritable, dans leur vécu, de ce membre. Il y a cependant un avantage : la présence du membre fantôme leur permet plus facilement de se servir d'une prothèse que les patients n'ayant plus ou presque plus ce genre de sensation.

4 Mlle U ne mange presque plus car elle se trouve trop grosse. En vérité, sa maigreur est inquiétante.

L'anorexie est difficile à comprendre par son étrangeté : il semble que le patient se représente son corps bien différemment de son état objectif. Ce trouble psychiatrique, parfois grave, interroge sur la relation au corps et sur l'image du corps mannequin qu'entretiennent nos sociétés.

Définition

Le corps, c'est l'être humain dans son aspect matériel ou organique.

La définition ne paraît pas susciter la réflexion. Pourtant, comme les exemples l'indiquent, le rapport au corps se révèle complexe.

Le médecin, à propos du corps, a à l'esprit une vision anatomique : représentation « écorchée » montrant les muscles, ou vision du squelette. Cette représentation objective, comme toute figuration scientifique, est en fait *construite* : elle a retranché toute la familiarité, la chaleur et l'affectivité associées d'ordinaire au corps. D'ailleurs, pendant longtemps la dissection de cadavres a choqué autant pour cela que pour des raisons religieuses. Il y aurait donc différentes façons de voir et de vivre le corps.

On peut distinguer le corps senti, le corps propre et le corps affectif et représenté.

Le **corps senti** est l'ensemble des perceptions du corps.

Le **corps propre** correspond à la façon dont nous habitons notre corps. À cet égard, on s'aperçoit avec le membre fantôme (ex. 3) que le corps propre diffère du corps senti : bien qu'on ne voie plus ce membre, on continue à prolonger en lui notre agir. À l'inverse, lorsqu'on chausse ses lunettes, on s'incorpore un élément étranger qui devient partie intégrante du corps propre.

Le **corps affectif et représenté** (ex. 2) correspond à la fois à toute l'affectivité projetée sur le corps (douleur, jouissance, sensualité), et à des représentations (image psychologique de soi, représentation anatomique, etc.). L'anorexie (ex. 4) semble affecter ces représentations et l'affectivité liée au corps.

Pour la médecine, avec l'angoisse du patient, l'altération du corps par la maladie et les interventions médicales, il est évident que la relation médicale est le lieu de multiples bouleversements du corps. Le corps n'est jamais un simple objet ; il est l'homme incarné. La psychiatrie, avec les troubles du comportement*, fait d'ailleurs apparaître cette « inquiétante étrangeté » que peut prendre le corps : un corps d'apparence normale, mais vécu et habité différemment. En fait, toute affection (somatique ou psychique) introduit cette « inquiétante étrangeté » corporelle : lorsque le corps semble faire défaut et défaillir parce qu'il est malade, il n'est pas étonnant que le patient ressente de l'angoisse et subisse une certaine perturbation de ses repères avec lui-même, avec son corps.

Citation

Une âme saine dans un corps sain.

Juvénal, *Satires*, X, 356

Anne-Marie Begué-Simon

Crimes contre l'humanité

→ **Liens :** *Droit, Citoyen, Pauvreté*

Exemples concrets

1 Le 9 décembre 1946, Telford TAYLOR prononçait le discours d'ouverture du procès des médecins à Nuremberg.
Il s'adresse ainsi aux incrédules : « pour ces victimes, il est surtout important que ces événements incroyables soient clairement démontrés et prouvés publiquement, afin que nul jamais ne puisse douter que ce sont des faits et non des affabulations. »
Il expose les quatre chefs d'accusation :
1. le complot en vue de commettre les délits représentés par 2e et 3e chefs d'accusation.
2. Les crimes de guerre sur des civils et des militaires. Il s'agissait de meurtres, brutalités, cruautés, tortures, atrocités et autres actes inhumains en violation des conventions de Genève, des règlements de La Haye.
3. Le troisième chef d'accusation concerne les crimes contre l'humanité.
4. appartenance à la SS après le 1/09/1939.

À travers ce procès sont jugées les expérimentations médicales criminelles menées par des médecins (inoculation de virus ou d'agents bactériens, tests d'endurance au froid, stérilisations, prélèvements d'organes à des fins d'études anatomiques)

2 Les peuples en lutte contre les forces nazies et fascistes rassemblés par leur attachement aux principes des droits de l'homme ont voulu les établir solennellement dans la Charte de San Francisco créant l'ONU, le 26 juin 1946.

Deux ans et demi plus tard, la Déclaration universelle des droits de l'homme était adoptée. Elle a été suivie de nombreuses conventions internationales et pactes contraignants pour les États les ayant ratifiés, notamment la convention internationale contre la torture et autres peines ou traitements inhumains ou dégradants le 10/12/1984.

3 Les crimes contre l'humanité se sont poursuivis dans des régimes totalitaires (URSS Grèce, Argentine, Espagne, Chili) et dans des conflits interethniques (ex Yougoslavie, Rwanda et divers pays d'Afrique) Il y avait des spécificités mais des processus sociopolitiques.

Ils ont été jugés par des tribunaux ad hoc. La Cour pénale internationale a été instituée par le Traité de Rome en 2002, entrée en vigueur en avril 2003, chacun de ces conflits ayant sa spécificité mais suivant des processus sociopolitiques semblables.

4 Le clonage de l'individu :

La déclaration universelle sur le génome humain impose de ne pas réduire les individus à leurs caractéristiques génétiques et de respecter le caractère unique de chacun et leur **diversité.**

Définition

Suivant l'accord de Londres du 8 août 1945 définissant le statut du Tribunal Militaire International,

« c'est-à-dire l'assassinat, l'extermination, la réduction en esclavage, la déportation, et tout autre acte inhumain commis contre toutes populations civiles, avant ou pendant la guerre, ou bien les persécutions pour des motifs politiques, raciaux ou religieux, lorsque ces actes ou persécutions, qu'ils aient constitués ou non une violation du droit interne du pays où ils ont été perpétrés, ont été commis à la suite de tout crime rentrant dans la compétence du Tribunal, ou en liaison avec ce crime. »

Le crime contre l'humanité est inscrit au code pénal (article 211). Le génocide, « crime sans nom » est une variante du crime contre l'humanité.

Éléments de réflexion

Le crime contre l'humanité, mise en œuvre d'un processus de déshumanisation extrême, comporte deux aspects :

Contre l'espèce humaine, en faisant disparaître une partie d'entre elle, des types, des spécificités, des cultures effacées par les génocides, car appartenant à des groupes désignés comme devant ne plus appartenir au monde

Contre l'être, c'est-à-dire l'essence même de l'homme, réduit à l'état de chose, de chose exploitable jusqu'à sa mort.

Les médecins nazis ayant pratiqué des stérilisations de petites filles et de femmes tziganes l'ont fait en répondant à des ordres supérieurs et au nom d'une idée. Poursuivi, le responsable du camp poursuivi a répondu sans culpabilité « bien sûr, je l'ai fait aussi sur des hommes, mais comprenez, c'étaient des Tziganes ».

J. Sémelin souligne « que les régimes nazi et rwandais ont construit leur identité contre un « Autre » ostracisé et diabolisé. Dans une situation de crise menaçant leur existence, leur penchant profond est de vouloir survivre non plus en marginalisant l'Autre mais en allant jusqu'à le détruire. »

Tant de cruautés deviennent possibles quand l'homme dénie à l'autre l'appartenance à la même espèce que lui et lorsque le pouvoir et les institutions lui permettent de l'exclure.

Citation

> [...] *le régime nazi déclara que le peuple allemand désirait expulser les Juifs non seulement d'Allemagne mais de la terre entière. C'est alors qu'apparut un nouveau crime, le crime contre l'humanité, dans le sens de « crime contre le statut d'être humain » contre l'essence même de l'humanité. L'expulsion et le génocide crimes internationaux doivent rester distincts le premier est un crime contre les nations sœurs, le second constitue une attaque contre la diversité humaine.*
>
> Hannah ARENDT, *Rapport sur la banalité du mal*, 1963

Hugues Rousset

Crise

→ **Liens :** *Récits de vie, Guérison*

Exemples concrets

1 Monsieur X est député, en pleine santé apparente. Il s'apprête à participer à un débat public. Brutalement, il est victime de douleurs effroyables du flanc droit. Il s'agit d'une crise de coliques néphrétiques qui va se résoudre avec le traitement et l'élimination du calcul.

La douleur suraiguë, à début brutal, évoluant en quelques heures vers la sédation est en rapport avec la mise en tension des voies urinaires (uretère) par la migration d'un calcul rénal. Par le même mécanisme on observe des crises de colique hépatique, ou des crises douloureuses par obstruction intestinale.

Il s'agit d'un symptôme fonctionnel qui doit faire rechercher la « cause » et qui doit secondairement être traité.

2 Marcel P... s'est endormi difficilement ce soir puisque sa mère a tardé à poser sur son front le baiser tant attendu. Il est réveillé par un état de suffocation respiratoire (crise de dyspnée aiguë) qui s'accompagne de sifflements dans la poitrine, de sueurs et d'angoisse. Il s'agit d'une crise d'asthme que le jeune homme, habitué à des épisodes identiques dramatiques antécédents et liés à un spasme aigu avec œdème des petites bronches, connaît bien. L'inhalation d'un broncho-dilatateur va faire disparaître assez rapidement la crise et il se réveillera le lendemain sans essoufflement.

La maladie asthmatique est caractérisée par une susceptibilité bronchique anormale, survenant souvent sur un terrain familial, et avec des facteurs déclenchant souvent intriqués (allergique, infectieux ou psychosomatique) Elle entraîne des « crises » aiguës, répétitives, mais avec une régression totale des symptômes, au moins au début, entre les crises.

3 Monsieur J... Pierre est magasinier, avec un travail répétitif, alors qu'il avait des dispositions pour faire des études supérieures. Son métier l'ennuie et sa vie familiale qui n'est pas heureuse non plus ont conduit à un divorce récent. Tout se cristallise, pour son 45e anniversaire, coïncidant avec le départ de ses enfants. Toutes les déceptions et les frustrations de sa vie antérieure et de sa vie actuelle, réalisant un véritable état de « crise annoncée » et qui cette fois s'exprime de façon franche : « crise du milieu de la vie ».

Ainsi, la crise peut apparaître comme l'exagération paroxystique d'un état antérieur et qui doit en principe conduire à un changement (ici changement de vie...).

Définition

Survenue brutale ou exagération paroxystique de manifestations cliniques qui durent quelques heures ou quelques jours avant de disparaître totalement ou conduire à un retour à l'état antérieur.

Éléments de réflexion

La notion de crise permet d'insister sur le caractère « aigu » avec un début et une fin tranchés dans le temps, de phénomènes pathologiques. Il peut s'agir le plus souvent de l'accident évolutif d'une maladie qui se caractérise soit par des exagérations paroxystiques, soit uniquement par des « crises » répétées.

La notion de crise est en principe liée à la notion de « répétition » des phénomènes paroxystiques et elle témoigne soit d'une lésion qui s'exprime de façon intermittente (calcul rénal par exemple), soit d'un « terrain » qui s'exprime par des crises répétées lors de facteurs déclenchant le plus souvent externes. C'est le cas par exemple des crises d'urticaire, des crises d'asthme, des crises d'épilepsie, des crises de goutte... Tout ceci est à opposer à la maladie chronique qui évolue progressivement, sous forme le plus souvent d'une aggravation progressive. La maladie chronique est un handicap quotidien auquel il faut faire face avec un retentissement psychologique souvent important. Les maladies qui se révèlent sous forme de crises successives, rapidement oubliées, expliquent que souvent les patients sont réticents à un traitement régulier pour éviter les crises... ou pour faire les investigations nécessaires à un diagnostic étiologique plus précis (recherche de la cause).

La crise peut être l'exagération paroxystique d'un état antérieur qui peut faire craindre le pire (état « critique ») ou annonçant la guérison d'une maladie, comme autrefois la crise, avec exagération des symptômes, en l'absence de traitement, pouvait annoncer la guérison de la pneumonie lobaire aiguë.

Le terme « d'ictus » signifie début aigu, comme un « coup » porté, mais n'est pas synonyme de crise. On parle ainsi d'un ictus amnésique, d'un ictus laryngé (syncope brutale avec hypoxie cérébrale due à un épisode de dyspnée laryngée aiguë), mais dans tous ces cas, il n'y a pas de « récidive ». Dans le cas d'un ictus apoplectique (hémorragie cérébrale brutale liée à l'hypertension avec paralysie), l'évolution est malheureusement marquée par des séquelles importantes ou par un décès et il n'y a pas non plus de crise.

Citation

« Il n'y a pas de crise qui ne porte en elle-même sa propre fin ».

Théodore Rist

Dominique Maillard

Croyance

→ Liens : *Connaissance, Placebo, Religion*

Exemples concrets

1 L'essai de médicaments chez l'homme (phase 3) compare les effets pharmacologiques de deux substances chimiques, l'une contenant un principe actif et l'autre une substance neutre. Ces deux substances induisent un effet pharmacologique de même nature.

La croyance en l'effet de la substance neutre est l'effet placebo. Il n'est pas lié au principe actif de cette substance. La croyance dans l'effet est donc plus puissante que l'effet lui-même ! Tout médicament agit par son principe actif qui le distingue de la substance placebo.

2 Un jeune transplanté cardiaque de 25 ans, hospitalisé pour rejet, est dans un état de grande agitation. Le psychiatre de garde découvre alors au cours de l'entretien que ce jeune homme vient de connaître l'identité du donneur : il s'agissait d'une jeune femme de 30 ans.

La croyance de cet homme est liée au fait qu'il associe le cœur à la représentation* symbolique du pouvoir masculin (force physique, virilité) et non à sa fonction physiologique.
Il a donc peur de perdre son identité* masculine ; il croit de plus en la transmission des caractères du donneur tels que la pensée, les émotions… Y a-t-il une relation entre sa croyance et le phénomène de rejet ?

3 Dans la rue, une jeune femme, pétrifiée, hurle au secours. Une souris vient de longer le mur de l'immeuble.

Le passage de la souris déclenche une peur liée à un danger imaginaire en relation avec des pensées irrationnelles, personnelles ou collectives. Ces croyances provoquent une réaction comportementale, cri ou fuite. Les thérapies cognitives aident la personne à identifier la peur et à remplacer les pensées irrationnelles (danger imaginaire), par une pensée alternative rationnelle, générant un comportement adapté à la situation.

4 Un médecin prescrit un traitement antihistaminique pour un eczéma. Mais le patient consulte aussi un guérisseur dont il a entendu dire grand bien. Ce dernier profère des prières sur la partie malade. L'eczéma guérit en quelques jours. Le patient dit à tous que les prières ont été efficaces. Le médecin ne dit pas le contraire.

Ce patient croyait plus aux prières qu'aux antihistaminiques. Le médecin pense que c'est psychosomatique* et que peut-être de cette manière, le guérisseur a effectivement déclenché la guérison. Il sait aussi qu'il y a une proportion non négligeable d'eczémas qui guérissent sans qu'on n'ait rien fait. Le médecin n'a pas tenu des propos dirigés contre l'obscurantisme, cela n'aurait rien provoqué de bon puisque la croyance est irrationnelle.

Définition

La croyance est le fait de tenir pour réelle l'existence de quelqu'un ou de quelque chose. La croyance, c'est aussi une conviction ou opinion, une foi ou doctrine. La croyance est un moteur extrêmement puissant modifiant le comportement du sujet qui croit.

Le concept* de croire se distingue de celui de savoir. La croyance énonce des propositions qui sont tenues pour vraies. Le discernement critique entre croire et savoir est le point tournant de toute analyse philosophique du concept de croire. Elle nécessite une adhésion par opposition à la connaissance, qui est de l'ordre de la démonstration et de la rationalité.

La croyance (fait de croire) est le crédit, la confiance accordée à quelques opinions. La croyance (action de croire) désigne une attitude mentale d'acceptation ou d'assentiment et génère un sentiment de conviction intime. Le mot croyance, utilisé au pluriel (croyances culturelles, religieuses), s'applique au groupe social et à l'individu.

Dans les sciences cognitives, la croyance est une pensée associée à une représentation de l'information ou à une cognition* (image mentale ou langage). La subjectivité et l'histoire de chaque individu lui font interpréter de façon « automatique » les situations de la vie courante. À un niveau plus profond, ces croyances deviennent des postulats de base, guides de règles que s'est donné le sujet. Ces postulats sont profondément enracinés dans le psychisme et réactivés de temps en temps par certains événements de vie. Ces croyances rigides et irréalistes génèrent des émotions (joie, tristesse, peur, colère, honte, pudeur...), qui elles-mêmes induisent, si elles sont négatives, des comportements dysfonctionnels, des réactions somatiques, mais aussi des pensées et des images mentales.

Croyances religieuses ou autres, elles ne posent pas seulement un problème de degré (du doute à la certitude), mais aussi un problème de valeur qui tient à leur rapport ambigu à la vérité.

Tenir pour vrai, n'est-ce pas prendre pour vrai ce qui peut être, paraît vrai mais n'est pas vrai ?

La croyance imite la connaissance sans s'apercevoir qu'elle se trompe de direction. C'est pour cela qu'il faut être agnostique, c'est-à-dire ne pas croire à la croyance. Cependant les bienfaits thérapeutiques de la religion vis-à-vis de la santé semblent être démontrés. Quelles que soient les croyances religieuses, ces dernières mobilisent également les capacités de l'organisme à se guérir lui-même.

La confiance dans le savoir du médecin est une condition de constitution de la croyance du malade envers la prescription du médecin et donc en l'effet thérapeutique.

Conférer le statut de vérité à des choses dont nous n'avons pas la connaissance transforme néanmoins le doute en certitude et permet d'assurer la pérennité pour l'espèce.

Citation

La croyance (dans son acception la plus simple) est une confiance dans l'attente dont la réalisation est un devoir, mais dont nous ne pouvons apercevoir la possibilité d'accomplissement.

Kant

Marie Cauli

Culture

→ Liens : *Civilisation, Mythes, Langage, Symbolique, Rites, Sens*

Exemples concrets

1 La culture d'entreprise est une notion construite dans les années 1970 aux États-Unis alors qu'il s'agissait de faire face à une concurrence japonaise de plus en plus performante. Il fallait mobiliser le personnel en mettant l'accent sur le facteur humain et faire adhérer les salariés aux valeurs et à l'organisation de l'entreprise. À tous les échelons de la hiérarchie, chacun devait s'identifier à l'entreprise, adopter son type de management et défendre son image à l'extérieur.

Sous couvert de culture, c'est donc une conception managériale qui s'est imposée destinée à légitimer l'organisation du travail dans chaque entreprise dans le but d'accroître la compétitivité de l'entreprise.

2 L'homme cultivé peut être défini comme un homme initié aux œuvres de l'esprit, celui qui a fait « ses humanités ».

Pour être cultivé, il fallait avoir un bagage littéraire et philosophique, une éducation artistique, connaître une ou plusieurs langues, maîtriser un savoir scientifique, disposer de repères historiques et religieux, manifester une ouverture aux autres cultures.

3 Nature/culture : « *Ce n'est pas une légère entreprise de démêler ce qu'il y a d'originaire et d'artificiel dans la nature actuelle de l'homme et de bien connaître un état qui n'existe plus, qui n'a peut-être point existé, qui probablement n'existera jamais et dont il est pourtant nécessaire d'avoir des notions justes pour bien juger de notre état présent.* » Rousseau (Discours sur l'origine de l'inégalité de l'homme).

Le terme « culture » est souvent associé, par opposition, au terme nature, il sépare ce qui est humain de ce qui ne l'est pas. La radicalité de cette opposition est aujourd'hui réinterrogée par les anthropologues qui analysent les possibles enchevêtrements entre ces deux mondes.

L'école de Chicago : Dès les années 1920, les Anglo-Saxons ont été sensibilisés à la problématique « interculturelle » liés à la circulation des hommes dans le monde moderne et la rencontre entre les cultures. Leurs préoccupations intrinsèquement associées aux migrations de populations tournent autour de situations et comportements spécifiques de communautés culturelles spécifiques aux États-Unis. Ils sont connus pour leurs analyses novatrices autour des phénomènes de bandes mais aussi pour avoir comparé des modèles éducatifs selon l'origine culturelle et l'appartenance sociale.

Définition

Dans son usage courant, ce terme évoque une somme de connaissances résultat d'un apprentissage ou d'une éducation, mais aussi plus largement l'ensemble des valeurs et des façons de vivre des membres d'une société.

Éléments de réflexion

Le terme culture ne peut être défini qu'en fonction de son utilisation à travers l'histoire. Il s'agit tout d'abord de l'action de cultiver, c'est-à-dire travailler la terre pour récolter ses fruits, puis dans un sens figuré de l'instruction, des connaissances. Ainsi lorsque l'on emploie l'adjectif « cultivé », on fait allusion à l'homme instruit qui dispose d'une culture raffinée, connaît la littérature et les arts et manie avec aisance les composantes de notre civilisation. Cette culture était traditionnellement l'apanage des classes privilégiées, l'homme cultivé étant avant tout celui qui a pu disposer par son appartenance sociale du « capital culturel » qu'évoque Pierre Bourdieu, sociologue aujourd'hui disparu. Le mot culture est désormais supplanté par son sens anthropologique. Il désigne l'ensemble des valeurs, comportements, façons de vivre et de penser. La culture résulte de la vie en société et représente l'ensemble des habitudes acquises en tant que membre d'une société dans divers domaines : croyances, connaissances, art, morale, lois coutumes mais aussi comportements matériels (modes architecturaux) et manières de faire (mode de cuisson des aliments).

Cette définition part du principe que l'homme où qu'il soit utilise des procédés grâce auxquels il peut assurer sa survie et celle de son espèce : se nourrir, se vêtir, etc. : la culture est donc universelle. Cependant quiconque a rencontré ne fût-ce qu'une région différente sait que les réponses données sont différentes : on ne mange pas de la même façon en France qu'en Chine. La culture est donc propre à un groupe. Par ailleurs cette culture se transmet de génération en génération, elle est à la fois stable et toujours en mutation parce que le contexte change.

Enfin la culture pénètre toute notre vie sans que nous en ayons conscience. Elle commence à la naissance et se poursuit toute la vie, pour marcher, parler, se reposer, etc. La conférence mondiale de Mexico en 1982 résume ainsi toutes les facettes de ce terme :

« La culture, c'est l'ensemble des traits distinctifs, spirituels et matériels, intellectuels et affectifs, qui caractérisent une société ou un groupe social. »

Citation

« La culture ne s'hérite pas, elle se conquiert. »

André Malraux, oraisons funèbres, *Hommage à la Grèce*

Bertrand de Toffol

Décision

→ Liens : *Éthique, Incertitude*

Exemples concrets

1 L'état clinique de cet homme est très préoccupant. Il est actuellement dans le coma, il est atteint d'un cancer généralisé, et sa situation respiratoire défaillante indique en urgence une ventilation assistée, c'est-à-dire la mise sous machine.

Dans cet exemple, ne rien faire, ne pas brancher la machine, laisser la situation en l'état, c'est en réalité décider de la mort à brève échéance.

2 Ce garçonnet a mal à la gorge. L'examen clinique montre un écoulement nasal, une bronchite, des douleurs musculaires, une angine modérée, ce qui laisse penser que l'atteinte est virale et ne nécessite pas de traitement antibiotique. Mais les parents sont inquiets et mécontents de cette attitude. Un deuxième avis est immédiatement demandé, et des antibiotiques finalement prescrits.

Le résultat final, toujours concret, est le fruit d'une cascade d'événements : la décision initiale de ne pas prescrire d'antibiotiques est fondée sur des critères objectifs et raisonnables témoignant d'une saine pratique. Mais le petit patient n'est pas seul en cause et forme un ensemble « d'impact décisionnel » qui inclut ses parents inquiets. Le deuxième médecin a probablement dû en tenir compte, même en partageant la conviction diagnostique du premier.

3 La maladie est formellement connue et le diagnostic peut être porté de manière non équivoque. Le traitement existe, et son efficacité a été démontrée par des travaux scientifiques irréprochables. Le médecin décide de prescrire le traitement à 4 de ses patients atteints de la maladie. Le premier meurt, d'une complication exceptionnelle du traitement, imprévisible. Un patient guérit. Les deux autres ne s'améliorent pas.

La décision porte toujours sur une personne globale, un être singulier, qui réagit de manière idiosyncrasique : une complication qui concerne 1 patient sur 10 000 (exceptionnelle) atteint 100 % du patient touché : la décision est directement à l'origine de l'issue fatale. La démonstration scientifique de l'efficacité repose sur l'étude comparative de groupes, et l'efficacité chez un sujet donné est impossible à prévoir *a priori*, bien que la probabilité d'efficacité soit connue.

Définition

Décision : choix qui inscrit l'action dans une réalité irréversible : choisir, c'est refuser tout le reste.

La décision peut être de ne rien faire d'actif (ex. 1). Elle influence cependant de manière décisive le cours évolutif parce qu'elle l'oriente d'une manière prévisible. La tentative de justification d'une décision médicale permet de mesurer sa complexité. La décision concerne toujours et avant tout une personne (ex. 2 et 3) et comprend de ce fait une dimension éthique fondamentale. Elle s'inscrit à la croisée de différents champs hétérogènes et se prend toujours en situation d'incertitude. Cette incertitude a une triple origine : elle est liée à la variabilité spontanée du vivant, dont l'avenir est incertain par nature, à la nature scientifique probabiliste du savoir médical, et au caractère inhomogène des cadres de références propres au médecin et au patient.

La variabilité du vivant rend compte de la fluctuation biologique du caractère étudié d'un individu à l'autre : par exemple, après une séro-conversion, l'apparition d'un sida en l'absence de traitement varie de un à 20 ans selon les individus.

L'incertitude scientifique a une caractéristique fondamentale : elle est mesurable à l'aide d'outils statistiques et permet de ce fait le développement d'une science de la décision. Elle ne permet cependant jamais de prédire l'impact d'une décision au niveau d'un individu* particulier (ex. 3).

L'incertitude liée au cadre de référence est très difficile à cerner et reste non mesurable. La demande de soins qui émane d'une personne doit être interprétée par le décideur, et cette interprétation est source d'erreurs : il est toujours difficile de soigner un individu appartenant à une culture* différente, ou ne parlant pas la même langue, pour donner des exemples extrêmes. La décision s'applique dans un contexte structurellement relationnel, essentiellement dynamique, la relation de soins (ex. 2). Toute décision réduit le degré de liberté de ce système, en écartant les options alternatives. Le développement de l'analyse de la justification de la décision montre à quel point elle reste encore marquée par l'empirisme, par « l'expérience » et difficile à modifier sur la base d'éléments rationnels.

Citation

La nature est probabiliste, l'information incomplète, les résultats essentiels, les ressources limitées, les décisions inévitables.

H. Frazier

Marie-Annick Le Gueut

Déontologie médicale

→ **Liens :** *Devoir, Homme, Droit*

Exemples concrets

1 Une jeune femme de 18 ans consulte son médecin traitant pour un retard de règles. Elle ne souhaite pas garder cet enfant parce que le père l'a quittée et qu'elle n'a pas d'emploi. Elle demande une interruption justifiée par l'état de détresse dans lequel elle se trouve. Elle peut y prétendre puisque l'aménorrhée est de huit semaines. Le médecin lui fait savoir qu'il n'accédera pas à sa demande car ses convictions religieuses s'y opposent.

Le médecin peut parfaitement soutenir cette position puisque la loi et la déontologie lui reconnaissent une clause de conscience ; en revanche il doit orienter cette jeune femme vers un confrère susceptible de répondre rapidement à sa demande. Si l'opinion du médecin est respectée le droit de la jeune femme doit l'être également.

2 Une personnalité politique malade use de sa position auprès de son médecin traitant pour faire connaître à son électorat son état de santé. Elle ne lui demande pas une fausse déclaration mais simplement de rendre public son bilan de santé par une lecture lors d'un meeting. Pour ce faire elle le délie du secret professionnel.

Le secret professionnel médical est général et absolu. Les seules personnes auxquelles le médecin peut parler sont le malade lui-même et la personne désignée par lui (personne de confiance) et dont l'information est utile à la prise en charge thérapeutique. Dans un cas comme celui-ci le bilan de santé doit être donné au malade charge à lui, s'il le souhaite d'en divulguer lui-même le contenu.

3 Un homme de 50 ans consulte un chirurgien orthopédiste pour un problème de genou. L'avis donné par le praticien ne semble pas lui convenir car, dit il : « le Docteur X que j'ai vu avant ne conclut pas de la même manière et mon médecin traitant pense comme lui. »

Ce chirurgien sera sage s'il en reste à son diagnostic qu'il aura pris soin d'expliquer clairement. Il le sera beaucoup moins s'il se lance dans une critique de ses confrères. Les médecins sont tenus par un devoir de confraternité et l'essentiel des poursuites contre les professionnels tient à ce genre d'attitude et au manque d'explications claires.

Définition

Ensemble des devoirs qu'impose à des professionnels l'exercice de leur métier.

L'ébénisterie, l'architecture, la charpente de marine sont des métiers d'art dont les créations aléatoires résultent d'un savoir ancestral transmis de maître à élève et continuellement amélioré par les techniques nouvelles.

L'art médical s'en distingue par la matière qu'il travaille. Elle n'est ni bois ni pierre mais humaine, vivante et douloureuse. On comprend les exigences du « client » qui tolérera l'œuvre imparfaite mais ne fera pas preuve de la même aménité en ce qui concerne sa santé.

Hippocrate l'avait compris ; la science médicale n'est bénéfique qu'à celui qui s'y abandonne en toute confiance et celle-ci n'est accordée qu'à celui qui en est digne. Depuis 2 500 ans les médecins s'imposent des règles morales qui ont évolué au cours des siècles mais dont les principes fondamentaux demeurent : respect de la vie, du secret et de la dignité de l'homme. Les médecins ont fait plus, ils ont écrit ces règles sous forme d'un code de devoirs, le code de déontologie. Il est une garantie pour les malades et un cadre d'exercice pour les médecins qui peuvent être sanctionnés par leurs pairs s'ils n'en respectent pas les principes.

Mais il ne faudrait pas oublier que depuis Hippocrate le monde a changé. La médecine moderne est performante donc risquée. Le malade, patient, est devenu « usager du système de santé ». Les « devoirs » que s'imposaient les médecins depuis des siècles sont depuis 2002 des « droits » pour les malades.

Que reste-t-il de la déontologie entendue comme « science des devoirs » ?

Le code de déontologie que le jeune médecin s'engage, par serment, à respecter révèle deux types de règles : celles que l'on qualifie de « morales » et dont la liste recoupe aujourd'hui celle des droits des malades (secret professionnel, respect de la volonté, information etc.), et des règles d'exercice.

La déontologie serait-elle réduite à de strictes règles de métier ?

La réponse ne sera pas apportée ici, car elle nécessite de longues réflexions non seulement juridiques mais philosophiques et éthiques. L'essentiel pour le jeune lecteur curieux d'y réfléchir est d'embrasser la profession, mu, ni par le seul devoir ni par le seul droit mais, par la seule préoccupation qui vaille, celle du respect de l'homme et de sa dignité.

Citation

On est avec les médecins d'une impitoyable exigence, on ne leur passe rien et on a raison puisque les erreurs peuvent être mortelles.

S. Guitry, *La Maladie*, 1928

Anne-Marie Begué-Simon

Dépendance

→ Liens : *Autonomie, Handicap, Pauvreté*

Exemples concrets

1 Mme F, 87 ans, vit seule chez elle. Elle est veuve, sans enfant et reçoit une fois par semaine la visite d'une nièce qui s'occupe d'elle. Elle est à son domicile depuis 8 jours après une hospitalisation pour accident vasculaire cérébral.

En dehors des problèmes de compréhension liés à une diminution de l'audition, elle est cohérente et a de bons repères de temps et de lieu. Du fait de troubles de la coordination du membre supérieur droit, elle est aidée par une infirmière ou auxiliaire de vie complètement le matin pour la toilette et l'habillage et partiellement le soir pour le déshabillage. Elle peut se lever et se coucher seule. La marche est peu stable, mais elle circule seule chez elle avec une canne. Soutenue par une personne, elle se sent capable de faire des petits trajets à l'extérieur. Elle se débrouille seule pour aller aux toilettes. Elle peut téléphoner et dispose d'une télé-alarme.

La dépendance est due ici à la déficience de la coordination au niveau du membre supérieur droit. Il en résulte pour Mme F l'impossibilité d'être autonome pour une partie des actes de sa vie quotidienne. Le recours à une infirmière ou une auxiliaire de vie pallie cette dépendance partielle et permet le maintien à domicile.

2 Un enfant souffrant d'infirmité motrice cérébrale utilise un tableau de communication pour se faire comprendre des personnes l'entourant.

Cette aide technique compense son incapacité à communiquer par voie orale de manière distincte.

3 Un médecin âgé de 55 ans, très occupé par une grosse clientèle, devient veuf. Il s'aperçoit alors que sa femme, discrètement, faisait tout dans la maison. Racontant sa situation, il la résume en disant : « Je me suis aperçu que je ne savais pas fermer les volets de notre chambre ». Elle organisait aussi sa vie professionnelle.

On pourrait dire qu'il est aussi dépendant que les plus vieilles personnes de sa clientèle. Il va lui falloir un soutien pendant quelque temps. Était-il « un inadapté » ? Mais sa femme dépendait de lui tout autant. Cet équilibre conjugal des médecins de clientèle était fréquent avant les cabinets associatifs.

La société est faite de dépendances inapparentes. C'est l'impossibilité de s'adapter qui caractérise la dépendance « anormale ».

Définition

La dépendance est une conséquence de la déficience, de l'incapacité et/ou du désavantage, dans le cadre de la conception de Wood (cf. Handicap). Le concept de dépendance pour une personne correspond au fait de ne pouvoir agir sans avoir recours à **quelqu'un** ou quelque chose, pour réaliser les actes élémentaires de la vie quotidienne.

La dépendance rend compte du besoin d'aide pour les soins personnels et pour les tâches instrumentales, comme s'occuper de ses affaires, du ménage, des courses, et pour se déplacer à l'extérieur de la maison.

C'est pour le médecin une réalité quotidienne parce que la maladie, ou une chute, rend soudainement difficile le maintien à leur domicile de personnes âgées isolées. Il faut alors avoir recours à des moyens qui permettent de pallier cette dépendance, temporaire ou définitive, et éviter des hospitalisations et des placements en institution.

La **mise en évidence de la dépendance** demande un examen physique et psychique, une mesure des capacités fonctionnelles portant sur l'aptitude à accomplir les activités de la vie quotidienne et une appréciation de l'environnement social portant sur le cadre de vie, l'habitat, le réseau relationnel familial et extra-familial, les ressources financières.

L'OMS a proposé différents paramètres :

- l'orientation temporo-spatiale (savoir le jour, le lieu) ;
- la réalisation des activités élémentaires de la vie quotidienne (alimentation, toilette, habillement, continence…), appelée indépendance physique dans la classification internationale des handicaps ;
- la mobilité physique ;
- les occupations (la capacité d'un individu d'occuper son temps d'une manière habituelle selon le sexe, l'âge et la culture) ;
- l'intégration sociale ;
- l'indépendance économique.

l'**évaluation quantitative d'une incapacité**, totale, ou partielle exprimée en pourcentage, est nécessaire pour l'attribution de pensions d'invalidité (survenue d'une incapacité avant l'âge de 60 ans qui empêche l'activité professionnelle).

L'usage d'un fauteuil roulant ou un ajustement du cadre de vie, tel qu'un déménagement pour une maison sans étages peut favoriser la mobilité de la personne.

En fait, dans la société, nous sommes tous dépendants les uns des autres (ex. 3). Une vieillesse naturelle nécessite un recours médico-social, s'il n'y a pas d'entourage. Une incapacité peut rester sans conséquences si le sujet et son environnement, comme son entourage, s'adaptent.

Citation

Traitez les gens comme s'ils étaient ce qu'ils devraient être,
vous les aiderez à devenir ce qu'ils peuvent être.

Goethe

Dépression

→ Liens : *Affect, Psychose ; Névrose*

Exemples concrets

1 Monsieur X, 40 ans, est cadre dans une grande entreprise. Soumis à des contraintes de plus en plus stressantes il sent qu'il ne fait plus face. Il est anxieux, n'arrive plus à se concentrer, dort mal, mange moins, maigrit et est envahi par une fatigue insurmontable.

Il s'agit d'une dépression réactionnelle, secondaire à un surmenage professionnel. Seule une consultation auprès d'un psychiatre, permettra après quelques semaines une disparition progressive des troubles, sous traitement. Quelques mois plus tard, il aura repris une activité strictement normale et aura de la peine à comprendre ce qui lui est arrivé…

2 Un chirurgien habituellement très actif, a maintenant de la peine à se lever, à s'habiller et vient dans son service sans avoir le courage d'opérer. Il n'envisage plus l'avenir et se sent coupable. Il confie à ses proches qu'il a envisagé le suicide. Il est comme « figé », sans expression sur le visage. Il dort mal et se réveille très tôt, très angoissé. Il est incapable de prendre la décision de consulter un psychiatre. C'est son épouse qui s'en charge. On apprendra qu'il y a quelques mois, il a présenté une période d'hyperactivité avec excitation, hyperproductivité, insomnies, logorrhée, désinhibition, en quelque sorte un tableau clinique en miroir de l'état actuel… On apprend que son grand-père a eu des troubles de l'humeur.

C'est une psychose maniaco-dépressive (PMD), ou encore bipolaire, caractérisée par des alternances d'état d'agitation « maniaque » et de dépression « mélancolique ». Une notion familiale est souvent retrouvée ; le traitement est urgent et habituellement efficace. À la phase maniaque, le patient est souvent très créatif.

3 Monsieur Z…, 65 ans, a pris sa retraite dans de bonnes conditions après une vie heureuse. Il y a un bon entourage familial. Cependant, ses proches sont frappés par un ralentissement général de son activité, observable même dans son comportement moteur (disparition de l'expression du visage, difficultés à se lever, à effectuer les gestes automatiques de la vie courante, écriture très fine rapidement illisible…). Le médecin consulté a retrouvé les signes neurologiques d'une maladie de Parkinson au début.

Il s'agit d'une dépression symptomatique, liée à une atteinte neurologique, dégénérative, du système extrapyramidal, qui ira en s'aggravant, avec souvent un traitement par la Dopa.

Définition

Affection médicale caractérisée par un ralentissement général de l'activité (perte du désir, de la capacité d'anticipation) et anhédonie (sentiment douloureux de ne pouvoir trouver le moindre plaisir aux activités habituelles de la vie), évoluant dans un contexte de tristesse pathologique, d'anxiété et de culpabilité.

Elle se distingue de la fatigue physiologique, soulagée par le repos, ou de celle qu'explique une maladie, enfin de la tristesse de nature existentielle. La « voie finale » commune est un déficit acquis de neuromédiateurs (sérotonine) objectivable. Les critères cliniques suffisent au diagnostic. Ils ont été fixés récemment par le DSM IV (manuel statistique et diagnostique des troubles mentaux).

Il peut y avoir une prédisposition familiale, essentielle dans la psychose maniaco-dépressive, et des facteurs déclenchant multiples : sociaux, affectifs, professionnels ou traumatiques, des médicaments (corticothérapie par exemple) caractérisant la dépression réactionnelle. Quant à la dépression névrotique, elle complique un état de souffrance psychologique ancienne (avec composante phobique, obsessionnelle, hystérique ou autres).

Enfin, mais plus rarement, c'est une affection médicale, génétique (maladie de Wilson avec surcharge en cuivre par exemple) ou acquise (tumeur cérébrale, anomalies endocriniennes, hypothyroïdie par exemple) qui explique l'état dépressif qui doit être rapporté à sa cause.

Une expertise médicale et psychiatrique est essentielle pour déterminer le traitement qui sera efficace. Antidépresseurs sur une longue durée (et non tranquillisants) ou psychothérapie.

Il faut éviter d'appeler dépression une fatigue accompagnée de tristesse mais ou manquent les signes caractéristiques. À l'inverse une dépression vraie peut être masquée derrière un comportement alimentaire ou un alcoolisme. Elle s'associe à des signes « somatiques » (anorexie, amaigrissement, troubles digestifs, hypotension) qui peuvent être trompeurs si le noyau dépressif n'est pas explicité par l'interrogatoire.

Citation

> *« J'éprouve chaque jour en me rasant un désir immodéré de me couper la gorge… Tous les événements de l'existence qui autrefois resplendissaient à mes yeux comme des aurores me semblent se décolorer. Je souffrais un supplice plus cruel que toutes les tortures imaginées par toutes les flammes de l'enfer. Mais j'éprouve une telle fatigue morale et physique à la seule pensée de ranger quelque chose que je n'ai jamais eu le courage de me mettre à ce travail odieux. »*
>
> Guy de Maupassant, *Conte de la peur et de l'angoisse*

Philippe Bagros

Déshumanisation/Humanisation

→ **Liens :** *Homme, Crimes contre l'humanité*

Exemples concrets

1 Lors des bombardements de Londres, de nombreux bébés orphelins ont reçu dans des crèches tous les soins matériels nécessaires. Mais le personnel était surmené et tournait. Les bébés ne trouvaient pas de relation affective de type maternel. Leur développement psychoaffectif s'est mal fait (tenue de la tête, sourire) et la croissance a été elle aussi très défaillante. Cela a pu aller jusqu'à la mort.

C'est l'**hospitalisme.** On y prend garde dans toute hospitalisation pédiatrique. On voit que l'absence d'humanisation touche le développement de l'enfant dans toutes ses dimensions, y compris physiques.

2 Une très vieille dame, était arrivée à sa maison de retraite au volant de sa voiture. Six mois après elle était très maigre et avait sombré dans le marasme. Un médecin voulait un scanner, un deuxième n'en voulait pas car l'aurait on opérée si on avait trouvé un cancer ? Le troisième a lu sur ses lèvres desséchées qu'elle réclamait son fils, et l'a contacté. Militaire, récemment rentré en France, ce fils unique est alors venu la voir régulièrement. Rapidement elle a repris du poids et est redevenue très relationnelle. Mais quand son fils a été muté dans un pays lointain, elle a plongé de nouveau et a fini par mourir.

C'est un exemple de déshumanisation mortelle.

3 Un homme pourtant ni très âgé ni très malade est replié sur lui-même, accroché à ses draps, la tête tournée dans son bras, sans mimique. Il s'oppose aux soins et répond par des grognements. Il souille son lit. Pourtant un infirmier parvient en parlant d'un ton chaleureux tout en posant la main sur son épaule à obtenir que le bras se déplie et que la tête se tourne, permettant un échange de regards puis de mimiques. Renseigné sur son passé d'alcoolique repenti, son chômage prolongé, la perte de son environnement, il arrive à communiquer sans maladresses. Il le réhumanise un peu.

Comment faire pour que cet homme, car c'en est un, si éloigné de nous qu'il soit, se sente authentiquement respecté, donc en percevant notre sincérité ? C'est la relation et pas seulement le respect des droits de l'Homme qui peut lui redonner un peu de son humanité perdue. Ce respect non simulé peut venir sans doute du sentiment de ce qui nous dépasse dans l'aventure de la vie. Ce qu'on appelait autrefois « la part de Dieu ». Car quels coups a-t-il reçu, et quelles malchances et faiblesses, pour avoir perdu figure humaine ?

Définition

L'humanisation est l'acquisition dès l'enfance des aptitudes et des comportements qui caractérisent un être humain social. La déshumanisation consiste dans leur perte, le plus souvent par l'exclusion.

Ces acquisitions débutent dès la naissance au contact de l'environnement humain. Elles nécessitent une relation affective de type maternel. (ex. 1). Elles doivent être entretenues toute la vie et sont particulièrement menacées chez les personnes très âgées retirées de leur environnement et privées de relations affectives (ex. 2). Outre des troubles du comportement on observe des altérations de l'état de santé (syndrome de glissement) qui peuvent aller jusqu'à la mort.

Les personnes qui vivent durablement dans un établissement médical ou une maison de retraite, ont un statut social réduit à celui de malade ou de personne dépendantes. Les soignants et les personnels de service constituent tout ce qui peut entretenir leur humanisation, car la famille très souvent s'éloigne.

Les médecins sont confrontés chaque jour à une humanité dégradée par la maladie et l'isolement (cf. citation) qui leur ressemble si peu qu'ils risquent de considérer qu'on peut être plus ou moins un être humain. Ceci peut aboutir à des conduites d'exclusion, qui ne sont pas perçues comme telles parce qu'elles sont dans les usages (ex. 3). Elles sont en contradiction complète avec l'éthique, selon laquelle tout être qui est biologiquement un homme doit bénéficier entièrement des « droits de l'homme ».

Le **droit à l'humanisation** dans l'enfance, puis à son entretien toute la vie apparaît ainsi comme primordial.

Mais il ne suffit pas d'édicter ce droit. Comment considérer avec suffisamment de cœur pour qu'il en soit affectivement nourri un être profondément dégradé et non communiquant ? La crainte de subir un jour le même sort éloigne plutôt. C'est en acceptant le mystère et le drame de l'aventure humaine qu'on peut respecter indistinctement tous ceux qui y sont engagés, c'est-à-dire tous les Hommes.

Citation

On doit absoudre les médecins qui considèrent leurs patients comme des numéros car, si les malades sont des hommes, comme ceux qui les traitent, ils ne font rien pour paraître tels. Le malade d'hôpital, défiguré, affaibli par sa soumission à la médecine, dont il sent partout la présence, perd beaucoup de sa dignité. Indifférent, sans angoisse visible, toujours humble, jamais encore il n'a levé la main au passage du blanc cortège pour crier « attention, je suis un homme comme vous, traitez-moi comme tel ! ».

Jean Reverzy, *Mon métier de médecin*

Philippe Bagros

Devoir/Conscience morale

→ Liens : *Conscience, Déontologie, Éthique, Logique*

Exemples concrets

1 Un enfant de 18 mois voit dans un miroir une tache sur sa joue : il tente de l'enlever. À 6 mois, il ne l'aurait pas fait. Aucun animal, sauf les grands primates, n'a ce comportement.

Ce comportement suppose la capacité de se considérer en se dédoublant : *se* dire (dire à soi) devant le miroir « c'est moi ». Une capacité de réflexion qui caractérise la conscience.

2 Des enfants d'une classe d'école primaire sont autorisés à aller prendre un bonbon dans une coupe (pas plus d'un, car alors il n'y en aurait pas pour tout le monde). La coupe est dans une pièce où chacun entre seul, hors de la vue de quiconque. Une caméra vidéo les observe à leur insu. Beaucoup d'enfants prennent plusieurs bonbons. Si on met un miroir devant la coupe, il y a beaucoup moins de transgressions de l'interdit. Souvent, après avoir pris plusieurs bonbons, ils se regardent dans le miroir et remettent dans la coupe une partie des bonbons qu'ils n'auraient pas dû prendre.

Ainsi ils se regardent dans le miroir comme un autre soi-même qui est leur censeur. Chacun se voit « soi-même comme un autre » (c'est le titre d'un ouvrage du philosophe Paul Ricœur). Ils voient leur comportement comme ils voient la tache sur leur visage, mais avec un jugement de valeur qui attribue le qualificatif de « mal ». C'est plus que la conscience : c'est la conscience morale.

3 Un étudiant pense : « pour réussir mon concours, il faut que je travaille 4 heures chaque soir après les cours ». C'est une règle qu'il se donne à lui-même. Dès le lendemain, les bons sentiments sont mis à l'épreuve de l'application (la *praxis* ; cf. citation) : un camarade lui propose une sortie. Et ce n'est pas la première fois.

C'est la volonté qui est ici à l'œuvre. Elle est soutenue par l'idée que l'image d'étudiant sérieux qu'il s'est donnée (une vertu : le courage), va se trouver ternie... Il se peut cependant qu'il obscurcisse le lien logique (si je ne travaille pas ce soir, cela va entraîner un retard que je ne pourrai pas rattraper, car mon programme ne comporte aucun vide d'ici le concours). Après coup, il en éprouvera de la culpabilité.

Définition

La conscience morale, c'est le sentiment du devoir ; c'est ressentir intimement ce qui est bien, ce que l'on doit faire, et ce qui est mal, ce que l'on ne doit pas faire, et selon qu'on a ou non accompli ce devoir, c'est avoir bonne ou mauvaise conscience.

Éléments de réflexion

En médecine, notre devoir concerne nos patients, la collectivité qui nous a donné une mission, et les autres professionnels.

La conscience morale suppose que nous nous placions hors de nous-mêmes pour regarder les autres de la même manière que nous nous regardons, comme dans un miroir (ex. 1), et que nous percevions alors (ex. 2) que le mal que nous leur faisons nous ferait tout autant de mal si nous devions le subir : nous intériorisons le mal infligé aux autres.

La propension au mal, que malheureusement nous éprouvons aussi, n'affecte pas notre disposition au bien. Les deux coexistent. C'est l'ambivalence, que nous connaissons tous, bien qu'elle heurte notre besoin de rationalité. Au moment de l'action, la *praxis*, intervient notre volonté (ex. 3). Qu'est ce qui nous fait décider ?

Le devoir paraît austère ; cependant il est très lié aux « sentiments moraux » : il y a plaisir à respecter, admirer, et il y a douleur morale à éprouver la honte, l'indignation (le refus d'humilier). Nous nous sentons mieux en ayant « bonne conscience ».

Nous avons besoin de maintenir dans la durée une image de nous qui assure notre identité (ex. 3). Ainsi, ne pas tenir parole (par exemple le serment d'Hippocrate), c'est se déjuger : briser un peu son image. Nous tenons à nos vertus, manifestées dans notre manière habituelle d'agir.

Mais il y a plus simple : le conditionnement acquis par l'éducation, la culpabilité, la stigmatisation qu'inflige la société à ceux qui ne respectent pas ce qu'elle considère comme étant « le bien », et qui est généralement érigé en règle morale.

La collectivité médicale rejette ceux de ses membres qui n'accomplissent pas leur devoir : dans la dépendance où se trouve le malade, la médecine ne peut exister s'il n'y a pas la confiance ; c'est la conviction que le médecin est par définition doté de conscience morale.

L'obligation morale peut être brouillée par la nécessité de reconnaître les conséquences éloignées de nos actes (ex. 3), c'est à dire à l'obligation logique, qui fait que nous ne méconnaissons pas le fait que telle action qui nous attire, va logiquement aboutir à ce que nous réprouvons.

Citation

> *La première grande leçon que nous retiendrons d'Aristote, est d'avoir cherché dans la* praxis *(l'action) l'ancrage fondamental de la « visée de la vie bonne ».*
>
> Paul Ricœur

Jacques Védrinne

Dignité

→ Liens : *Droit, Éthique, Euthanasie, Crimes contre l'humanité, Soins palliatifs*

Exemples concrets

1 Mme A, âgée de 35 ans, est en état végétatif chronique depuis 3 ans à la suite d'un accident de voiture. Sa famille demande l'arrêt de l'alimentation artificielle et des soins corporels, considérant qu'il n'y a plus aucun espoir de reprise de conscience et des liens avec l'entourage.

Dans l'ignorance de la science médicale concernant le maintien ou non d'une certaine activité psychique, l'équipe médicale ne peut que s'opposer à cette demande, ces malades étant toujours des êtres humains qui ne sauraient par ailleurs être traités comme un moyen de recherche scientifique.

2 Un médecin, appelé dans un lieu de détention pour examiner un prisonnier, constate que ce dernier est l'objet de sévices.

En aucun cas, il ne peut se rendre complice en feignant d'ignorer la cause des blessures. Il doit tout mettre en œuvre pour que soit mis un terme à cette situation contraire au respect de la dignité humaine.

3 Un patient, atteint d'un cancer du pancréas, prend la décision d'arrêter des soins qu'il estime trop pénibles voire dégradants pour l'image qu'il offre à l'entourage.

Les soignants ne peuvent que respecter ce choix tout en proposant des soins palliatifs afin de maintenir un certain confort — et une dignité — à cette fin de vie.

4 Un sujet âgé est amené au service d'urgences pour état d'ivresse. C'est un « habitué », très désocialisé, à l'aspect plutôt repoussant. Après un examen sommaire, il passe plusieurs heures sur un banc dans le hall d'attente, vomissant et urinant sans que personne ne s'y intéresse. Il est retrouvé mort au petit matin.

Le concept de dignité ne peut-il être considéré dans cette situation comme ouvertement bafoué ? Cet exemple souligne la difficulté à porter sur certains comportements un regard tenant compte de la souffrance d'autrui.

5 Dans un lointain pays, un chirurgien prélève des reins sur des sujets donneurs vivants, moyennant une rétribution financière pour les greffer chez des receveurs généralement fortunés.

Cette dérive, favorisée par la paupérisation et la misère, illustre de manière flagrante la nécessité de défendre sans cesse le principe de dignité, même s'il soulève parfois des conflits avec d'autres principes et valeurs.

Définition

Le principe de dignité est un droit fondamental interdisant de traiter un être humain comme un objet, corrélatif de sa reconnaissance comme sujet ayant droit au respect.

Éléments de réflexion

Le principe de dignité de l'homme est un principe majeur, « matriciel » en ce sens qu'il engendre et inspire différentes règles juridiques et déontologiques.

La Déclaration universelle des droits de l'homme du 10 décembre 1948 pose dans son préambule « que la reconnaissance de la dignité, inhérente à tous les membres de la famille humaine et de leurs droits égaux et inaliénables, constitue le fondement de la liberté, de la justice et de la paix dans le monde. »

La portée de ce principe est déterminante dans les domaines de la bioéthique et de la déontologie.

Les lois de bioéthique de 1994 disposent que « la loi assure la primauté de la personne, interdit toute atteinte à la dignité de celle-ci et garantit le respect de l'être humain dès le commencement de sa vie » ; « nul ne peut porter atteinte à l'intégrité de l'espèce humaine » ; « chacun a droit au respect de son corps*. »

La loi du 4 mars 2002 relative aux droits des malades et à la qualité du système de santé dispose que « la personne malade a droit au respect de sa dignité » avec les conséquences qui s'ensuivent en matière de non-discrimination, de refus de l'eugénisme*, etc.

Le code de déontologie* médicale énonce que « le médecin, au service de l'individu et de la santé publique, exerce sa mission dans le respect de la vie humaine, de la personne et de sa dignité ».

Cependant, la référence au principe de dignité est susceptible d'être discutée : elle sert, par exemple, tout à la fois à justifier le respect de la vie humaine jusqu'à son achèvement et le droit à l'euthanasie au nom du droit à la qualité de la vie*, les demandes individuelles d'une mort* dans la dignité tendant à se multiplier. Cela peut conduire à établir une discrimination entre les vies qui méritent d'être vécues et celles qui ne le méritent pas.

En matière de clonage, peut-on dissocier le principe de dignité selon qu'il s'agit de clonage reproductif ou de clonage thérapeutique, dès lors qu'est affirmée la protection de l'embryon : « la dignité de l'être humain et l'identité de l'espèce humaine doivent être respectées dès le commencement de la vie » (Convention biomédecine du Conseil de l'Europe).

Citation

Ce qui constitue la condition qui seule peut faire que quelque chose est une fin en soi, cela n'a pas seulement une valeur relative, c'est-à-dire un prix, mais une valeur intrinsèque, c'est-à-dire une dignité.

Kant, *Fondements de la métaphysique des mœurs*

Françoise Blanchet-Benqué
et Dominique Maillard

Douleur

➔ Liens : *Guérison, Handicap, Langage, Perception, Race, Souffrance*

Exemples concrets

1 Un joueur de football se tord le pied. Mais il continue à jouer sans douleur. À la mi-temps, il s'aperçoit que sa cheville a doublé de volume. Une douleur lancinante l'arrête.

La douleur est provoquée par la distension de ligaments. L'information douloureuse, créée par la stimulation des récepteurs à la douleur situés au niveau de l'organe, « récepteurs nociceptifs », est transmise au cerveau. Toutefois, la perception qu'en a le sujet peut être modulée, voire inhibée par un ensemble complexe de mécanismes régulateurs faisant intervenir l'intégration médullaire et la libération de substances analgésiques pendant l'exercice (endorphines).

La douleur ne se manifeste pas toujours au moment où nous l'attendons.

2 Un homme de 55 ans arrive aux urgences de l'hôpital. Il est anxieux et décrit une douleur intense comme un coup de poignard au milieu du thorax, accompagnée de douleurs de la mâchoire et au bras gauche.

Ceci évoque un infarctus du myocarde. Le stimulus douloureux est induit par la diminution d'apport d'oxygène au muscle cardiaque. Cependant, la douleur ne siège pas au niveau de l'organe lésé : la douleur est dite projetée. Elle n'est pas localisée là où nous croyons.

L'anxiété du patient peut augmenter sa perception de la douleur.

3 M. X est atteint d'un cancer du poumon avec métastases osseuses. Il est prostré. Les traits de son visage sont crispés traduisant sa grande souffrance.

L'état de souffrance, détecté chez cet homme en raison de son comportement* et des traits de son visage, est lié à la douleur. L'intensité et le caractère permanent de la douleur (chronicité) réduisent l'énergie disponible pour entrer en relation avec le monde environnant.

La douleur se cache derrière la souffrance.

4 Mme B, 35 ans consulte son médecin pour insomnie. Son visage est tendu, ses yeux sans expression et elle semble avoir perdu son dynamisme habituel. À la première question que lui pose le médecin, elle se met à pleurer. Celui-ci découvre qu'elle vient de perdre son fils de 4 ans dans un accident.

Mme B est dans un état de grande souffrance psychique. Les manifestations physiques de la souffrance sont la traduction d'un conflit psychique lié au traumatisme, conflit inconscient entre le manque lié à l'absence et la non-acceptation de la mort de son fils.

La douleur est ici la souffrance psychique.

Définition

La douleur est définie comme une expérience sensorielle et émotionnelle pénible, associée à une lésion tissulaire réelle ou potentielle. La souffrance est un état psychique lié ou non à la perception d'une douleur.

Éléments de réflexion

Il existe deux types de douleurs, aiguës et chroniques. La douleur implique 3 mécanismes principaux : 1) douleurs liées à une lésion tissulaire générant un excès d'informations ; 2) douleurs « idiopathiques », par abaissement du seuil de la sensibilité normale ; 3) douleurs psychogènes associées à un état dépressif ou anxieux.

La douleur n'est pas objectivement déterminable. Elle dépend de la perception qu'a le sujet des informations nociceptives transmises au cerveau. Le fait que tous les sujets ne perçoivent pas les douleurs de la même manière, s'expliquerait par la composante émotionnelle qui accompagne la douleur en même temps que d'autres facteurs cognitifs multiples, parmi lesquels on cite le souvenir d'expériences douloureuses ainsi que le terrain anxieux familial.

Son évaluation se fait par des échelles visuelles analogiques ainsi que par l'observation de comportements tels que mouvement de retrait, grimace, réactions végétatives.

L'expression de la douleur par le patient dépend cependant de ses acquis culturels et des conventions sociales de son temps.

De tout temps, les hommes face à la douleur se sont interrogés sur sa finalité. Dans la civilisation judéo-chrétienne, la douleur est considérée comme une sanction en relation avec la faute originelle. Elle pouvait cependant avoir aussi une valeur rédemptrice. Durant plus de 1 000 ans, cette conception morale a imprégné la relation de l'homme à la douleur. Il fallut attendre le siècle des Lumières pour que la douleur fût étudiée scientifiquement. Durant le dernier quart du XXe siècle, la prise en charge du patient s'est transformée, grâce à une approche pragmatique et pluridisciplinaire de la douleur qui s'appuie sur l'évolution des connaissances en neurophysiologie, en psychologie et en pharmacologie.

Citations

C'est la vie qui donne du sens à la douleur et non la douleur qui donne du sens à la vie.

Bertrand Vergely, *La Souffrance*

La souffrance n'est rien, hors du rapport entre le passé et l'avenir, mais quoi de plus réel pour l'homme que ce rapport ? Il est la réalité même.

Simone Weil, *La Pesanteur et la Grâce*

Catherine Girre
et Chantal Chabaux

Droit

→ Liens : *Civilisation, Déontologie, Économie, Juste*

Exemples concrets

1 M. P, âgé de 55 ans, séropositif pour le VIH, atteint d'une pneumocystose grave, est hospitalisé. Il désire que sa séropositivité ne soit jamais dévoilée. Il a remis à son médecin un écrit dans ce sens. Après son décès, ses enfants demandent au médecin hospitalier l'accès au dossier médical. Le médecin refuse.

La loi du 4 mars 2002 prévoit l'accès au dossier médical des ayants droit d'un patient pour connaître les causes de la mort, sauf volonté contraire exprimée par la personne avant son décès.

2 Le corps sans vie d'un nouveau-né est découvert dans une poubelle. Le procureur de la République ouvre une enquête. Un appel à témoin et en particulier aux médecins est lancé.

Le secret médical implique que les médecins se taisent sur tout ce qu'ils ont vu, entendu ou compris. Dans ce cas d'un crime ayant été commis, et non en train de se perpétrer, le médecin garde le silence.

3 Mme B est traitée pour un cancer de l'ovaire, une 3e chimiothérapie est en cours. Son état s'aggrave, avec apparition de métastases osseuses invalidantes. Mme B décide d'arrêter la chimiothérapie. Elle ne veut plus souffrir avec « ces traitements agressifs ».

Aucun malade ne peut être traité contre son gré. Lorsqu'un malade, en état d'exprimer sa volonté, refuse un traitement, le médecin doit respecter ce refus après avoir informé le malade de ses conséquences. Mais il ne doit pas se satisfaire d'une décision précipitée. Il ne doit pas non plus s'obstiner dans des traitements inutiles, il doit s'efforcer de soulager les souffrances de son malade. Dans les cas où les thérapies curatives ne sont plus actives, il propose les soins palliatifs*.

4 Une jeune femme est transportée aux urgences pour une rupture de la rate. Le médecin explique à la malade qu'une transfusion s'impose, ainsi qu'une splénectomie, qu'il s'agit d'une nécessité vitale pour elle. La patiente, témoin de Jéhovah, refuse la transfusion. Son état s'aggrave. Le coma s'installe. Le médecin décide de la transfuser.

Le refus de soins de la part d'un patient doit être respecté, mais il peut arriver que le médecin, en conscience, estime qu'il se trouve dans le cas de non-assistance à personne en péril et passe outre aux désirs de son patient. Les dernières jurisprudences ont compris ces attitudes.

Définition

Les droits des malades sont fondés sur le respect de la dignité* de la personne qui implique le respect de l'autonomie* et le droit à la confidentialité. Toute personne a un droit fondamental à la protection de la santé.

Éléments de réflexion

Les droits des malades sont exprimés par différentes lois et conventions internationales : loi du 4 mars 2002, Déclaration universelle des droits de l'homme (1948), Convention des droits de l'homme et de la biomédecine (Oviedo, 1992).

Le consentement, l'information

Le respect de l'autonomie implique que tout acte médical soit pratiqué avec le consentement de la personne. Le consentement se définit en médecine comme l'acte autorisant le médecin à mettre en œuvre un traitement. Ce consentement doit être libre et éclairé par une information qui doit être claire, loyale et appropriée. Cette information nécessite qu'une bonne communication* s'établisse entre le soignant et le soigné. L'information doit être donnée avec ménagement dans les cas graves (code de déontologie, art 35).

C'est le consentement qui donne son sens à l'acte médical : on ne pratique pas un soin parce que c'est possible mais parce que c'est souhaitable et que le malade y consent. Sans consentement, il y aurait atteinte à l'intégrité de la personne.

Le secret professionnel

Les personnes ont droit à la confidentialité sur les informations concernant leur santé, cela implique que les soignants respectent le secret professionnel. Le secret professionnel est un devoir moral, c'est une des bases de la confiance que le malade place dans celui qui le soigne. C'est aussi un devoir légal (code de la santé, code de déontologie, code pénal).

Le secret médical est institué dans l'intérêt des personnes, il couvre tout ce qui est venu à la connaissance du médecin dans l'exercice de sa profession, ce qui lui a été confié, ce qu'il a vu, entendu ou compris.

Citations

Je respecterai toutes les personnes, leur autonomie et leur volonté, sans aucune discrimination selon leur état ou leurs convictions.

Serment d'Hippocrate

Admis dans l'intimité des personnes, je tairai les secrets qui me sont confiés. Reçu à l'intérieur des maisons, je respecterai les secrets des foyers.

Serment d'Hippocrate

Maël Lemoine

Dualisme

→ Liens : *Âme, Anatomo-clinique, Corps, Psychosomatique*

Exemples concrets

1 Une septuagénaire, en bonne santé, mais veuve depuis quelques mois, multiplie les problèmes médicaux mineurs : ulcère à l'estomac, éruptions cutanées, vertiges se succèdent et réapparaissent sitôt les traitements terminés. La dame confie à son médecin qu'elle pense que « tout est dans sa tête ».

Selon la croyance populaire, il existerait quelque chose comme « l'esprit », entièrement distinct du corps, qui détiendrait le pouvoir d'agir sur lui.

Cette puissance pourrait être volontaire, comme lorsque je meus l'un de mes membres, ou bien involontaire, comme lorsque surgit une éruption cutanée.

La médecine « psychosomatique » ne parle pas de l'esprit, mais du « psychisme » : il s'agit d'un ensemble de phénomènes et de fonctions, reliés particulièrement au système nerveux, et capables de certaines actions sur le « somatique », c'est-à-dire sur le corps.

Selon certaines théories, comme la psychanalyse*, il est inutile de s'attaquer seulement au mal corporel, car celui-ci n'est qu'un symptôme d'un mal psychique.

2 Un homme souffre de graves troubles de l'humeur : tantôt il est dynamique, dort peu, entreprend de nombreuses choses, souvent avec succès ; tantôt il est apathique, épuisé, désespéré au point de tenter de mettre fin à ses jours. Les changements d'humeur interviennent au gré des circonstances de son existence. Un traitement aux sels de lithium (régulateur de l'humeur) atténue de manière très spectaculaire les fluctuations.

Les changements d'humeur semblent ne concerner que son moral, et ne se produire qu'en fonction des événements et de leur impact sur son psychisme. Mais l'action de certaines molécules sur le fonctionnement de son cerveau les fait disparaître.

Le problème qui affectait son esprit semble avoir été réglé par une action sur son corps.

3 Une mère amène chez le médecin sa fille d'une quinzaine d'années. La jeune fille, au dire de la mère très anxieuse et dévorée de scrupules religieux, est très maigre, souffre de céphalées, d'insomnies et d'aménorrhées fréquentes.

La jeune fille pense qu'il faut mépriser, voire maltraiter le corps, et privilégier l'esprit ou « l'âme » : elle soutient un dualisme moral ou « dualisme axiologique ».

Les valeurs infléchissent les comportements et les comportements agissent sur la santé.

Définition

Le dualisme est la conception selon laquelle l'homme est composé de deux êtres distincts, le corps et l'esprit, évoluant de manière strictement parallèle ou bien en interaction l'un avec l'autre.

Éléments de réflexion

Il faut éviter de prêter automatiquement un dualisme axiologique, c'est-à-dire moral (ex. 3) à ceux qui soutiennent un dualisme ontologique. Ce n'est pas parce que l'on pense que l'esprit est autre chose que le corps, que cela signifie aussi qu'il peut survivre au corps, qu'on doit le préférer au corps, qu'il faut mépriser ou maltraiter le corps, etc. Le médecin peut avoir affaire à l'un et l'autre dualisme.

La psychiatrie s'est posée, et se pose encore, la question de l'origine des pathologies mentales graves (psychose) de la manière suivante : sont-elles produites par le corps ou par l'esprit ? Est-ce une défaillance du cerveau, d'ordre fonctionnel ou génétique, ou bien un trouble grave du psychisme qui provoque la folie ? Ces deux théories opposées sont appelées théories de l'organogenèse et théorie de la psychogenèse de la folie*.

La même question peut se poser à propos des maladies dites psychosomatiques. À la limite, on peut considérer toute maladie comme psychosomatique.

Par méthode, le médecin propose l'explication psychologique d'une maladie lorsqu'il n'y a pas d'explication organique, c'est-à-dire, en quelque sorte, « par reste ».

Incontestablement, l'organe le plus immédiatement en relation avec les processus de la pensée et de la conscience* est le système nerveux, tout particulièrement le cerveau. On peut se demander si les processus cérébraux sont la face objective, observable, des événements de la pensée, ou bien leur cause, ou bien seulement leur condition.

De ces trois positions différentes, purement métaphysiques*, certains pensent que découle, comme une conséquence lointaine, la pratique du médecin généraliste.

Citation

Soma sèma

Mais on peut aussi traduire : le corps [soma] *est un signe* [sèma], *car si* soma *a donné somatique,* sèma *a donné sémiologie.*

Le corps est le signe visible de la santé de l'esprit — invisible.

Platon, Phédon « le corps est un tombeau ».

Pascal Maire

Écologie

→ Liens : *Civilisation, Environnement, Maladie*

Exemples concrets

1 Le diagnostic microbiologique de légionellose ayant été porté chez un malade récemment hospitalisé, la provenance du germe est recherchée simultanément par l'infirmière hygiéniste de l'établissement et par les services de la Direction départementale de l'action sanitaire et sociale de la ville d'origine du patient.

La légionellose — ou *maladie des légionnaires* selon sa première description à l'occasion d'un congrès d'anciens militaires américains dans un hôtel climatisé — se développe notamment à proximité de tours réfrigérantes d'immeubles collectifs ou à partir de réseaux hospitaliers d'alimentation en eau, comportant des parties favorisant la stagnation de l'eau à température *ad hoc*.

2 Après avoir reçu le dernier relevé des germes isolés chez tous les malades du service de soins de longue durée gériatrique, envoyé périodiquement par le laboratoire de microbiologie, le Comité de lutte contre les infections nosocomiales de l'hôpital demande aux médecins du service de ne plus utiliser désormais une catégorie d'antibiotiques, les quinolones.

Il est important de suivre régulièrement la répartition des différentes bactéries isolées dans un service hospitalier (notamment lors des infections contractées durant l'hospitalisation — dites iatrogènes —) afin de détecter les pressions de sélection exercées sur les germes par l'utilisation intensive de certains antibiotiques. Il faudra éventuellement écarter la prescription de ces antibiotiques pendant un temps suffisant, pour permettre à l'écologie bactérienne de ce service de se reconstituer hors de leur présence.

3 Si lèpre et tuberculose sont deux maladies infectieuses qui ne semblent pas avoir cohabité au même instant dans les mêmes lieux habités par l'homme, le sida a favorisé la réémergence de la tuberculose.

Effectivement, l'extension du sida s'est accompagnée d'une augmentation des cas de tuberculose multirésistante y compris dans les pays développés. Quant au sida, des facteurs sociaux (évolution des mœurs, transports aériens, modes de vie…) lui sont favorables et l'étude des relations de l'homme avec son environnement naturel déborde donc l'écologie qui doit être complétée d'une approche anthropologique* des mœurs et modes de vie (la culture*).

Définition

Ensemble organisé de connaissances relatives aux liens qui unissent les organismes vivants et leur milieu de vie ; surtout discipline biologique étudiant les relations entre êtres vivants et milieux.

Les éléments vivants les plus simples, virus et unicellulaires, peuvent s'associer en êtres pluricellulaires, tissus, organes et organismes, ces derniers pouvant se regrouper en colonies, former des sociétés, des populations. Toutes les populations d'un milieu — le biotope — forment une communauté biologique — la biocénose — et constituent un écosystème.

Biologie moléculaire, cytologie, histologie, physiologie et anatomie, étant les disciplines biologiques étudiant les premiers niveaux d'organisation du vivant, l'écologie se consacre aux niveaux supérieurs d'organisation, tout à la fois à un instant donné et dans la durée, intégrant ainsi la dimension évolutionniste.

C'est une science descriptive — qualitative et quantitative par la biométrie — mais aussi prospective, à partir de modèles dynamiques — dynamique des populations et biologie évolutive.

Par extension, ont été développées des écologies particulières, à l'échelle humaine comme l'écotoxicologie, mais aussi à l'échelle des micro-organismes : l'écologie microbienne. Dans les hôpitaux, les hygiénistes, les microbiologistes et les infectiologues suivent désormais régulièrement celle des services de réanimation, afin de détecter les modifications éventuelles de la répartition des espèces bactériennes résultant des dernières admissions ou plus fréquemment de l'usage systématisé d'antibiotiques ou de désinfectants puissants, qui ont sélectionné des souches devenues résistantes, proliférant chez des organismes fragilisés.

Enfin, comme les animaux et les hommes, les maladies elles-mêmes peuvent être considérées comme des entités de l'écosystème général et regroupées sous la notion de pathocénose.

Citations

Je crois avoir été un des premiers à émettre et à développer cette idée du sang considéré comme milieu intérieur des éléments organiques.

Claude Bernard, *Rapport sur les progrès et la marche de la physiologie générale en France*

La notion de pathocénose peut nous aider non seulement à mieux saisir les rapports entre certains couples de maladies (par exemple, entre la lèpre et la tuberculose, puis entre la tuberculose et le sida) mais aussi, et même surtout, à mieux comprendre les lois naturelles qui caractérisent l'ensemble des rapports entre les maladies d'une population donnée à un moment historique donné.

Mirko D. Grmek, *Le Concept de maladie émergente*

Anne Laurence Le Faou

Économie

→ Liens : *Équité, Santé*

Exemples concrets

1 M. X, atteint d'une rhinite allergique, prend de la cétirizine (Zyrtec®) prescrite au printemps par son médecin traitant et remboursée à 65 %. Un arrêté ministériel supprime le remboursement de 630 médicaments dont la cétirizine. M. X ne comprend pas cette mesure.

La Sécurité sociale, organisme principal de couverture financière de la santé en France, distingue 4 classes de médicaments :

- irremplaçables (sang ; anticancéreux) couverts à 100 % ;
- usuels (vignette blanche sur la boîte) couverts à 65 % ;
- pour maladies bénignes (vignette bleue) couverts à 35 % ;
- de confort ; non couverts.

2 M. X, 75 ans doit bientôt être dialysé trois fois par semaine car ses reins sont détruits. En France, la dialyse effectuée *via* une fistule artério-veineuse est prise en charge financièrement. Au Royaume-Uni, elle serait refusée à M. X du fait de son âge, pour des raisons économiques. Mais une épuration extra-rénale à travers la membrane du péritoine, moins confortable, lui serait permise.

La société française accepte de façon tacite que la Sécurité sociale paie des soins chroniques onéreux. Le Royaume-Uni a choisi de limiter les soins coûteux (réanimation, angioplastie coronaire) mais les pouvoirs publics tentent de remédier à ce rationnement depuis la fin des années 1990. L'État d'Oregon, aux États-Unis a aussi établi des priorités d'affectation des ressources financières disponibles à une liste prédéterminée de soins.

3 M. Z, d'origine africaine, est séropositif VIH, traité depuis 5 ans. Les tests pratiqués ne détectent plus de charge virale. Il souhaite rentrer dans son pays. Son traitement continuera-t-il à être pris en charge ?

Les pays occidentaux permettent généralement l'accès aux thérapeutiques coûteuses. Mais étant donné le coût très important des médicaments antirétroviraux, les patients peuvent, selon les pays, participer financièrement à leurs soins. C'est le cas aux États-Unis. La France offre une couverture financière complète de ces traitements (100 %), car plus la maladie est sévère et coûteuse, plus la couverture financière est importante. En revanche, dans les pays pauvres, les antirétroviraux doivent être payés par les patients. Il existe une inégalité flagrante pour l'accès aux soins.

Définition

Gestion de ressources limitées pour des besoins illimités. Elle implique de faire des choix.

Il existe deux manières de faire des choix : soit par des mécanismes de prix (économie de marché) soit par des décisions politiques (économie planifiée).

Qu'est-ce que l'économie de la santé ?

Appliqués au domaine de la santé, les concepts et méthodes de l'économie reposent sur l'analyse de l'offre et de la demande de soins, du marché des biens et services médicaux ainsi que du fonctionnement et du financement du système de santé.

Qu'est-ce que l'offre ?

C'est l'ensemble des services et des produits disponibles. Dans le domaine de la santé, les services correspondent aux consultations médicales, aux soins hospitaliers et les produits sont les médicaments, les prothèses...

Qu'est-ce que la demande ?

C'est l'ensemble des attentes, formulées ou non, de solutions face à la maladie.

Qu'est-ce que le marché ?

C'est la rencontre d'une série d'offres de produits et de services et d'un pouvoir d'achat (demande). L'équilibre entre l'offre et la demande se réalise quantitativement par le mécanisme des prix. Pour la santé en France, les prix sont fixés par le gouvernement (médicaments) et les conventions des professions de santé, en fonction du pouvoir d'achat (budget de l'Assurance-maladie). Ce n'est pas un marché, car les dépenses sont socialisées, donc peu perçues par les consommateurs. L'absence d'arbitrage fait qu'on ne choisit pas entre financer ses vacances et ses soins (sauf soins dentaires). La responsabilité financière du producteur est engagée dans certains cas : augmentation du prix des médicaments sous réserve de limiter les volumes.

Comment faire des économies en santé ?

Deux mécanismes sont retenus : l'action sur l'offre (démographie des professions de santé, restructuration hospitalière, limitation des prescriptions inutiles) et l'action sur la demande (ticket modérateur et filtrage de l'accès au spécialiste par le généraliste).

Citation

Ce mot ne signifie dans l'acception ordinaire que la manière d'administrer son bien ; elle est commune à un père de famille et à un surintendant des finances du royaume.

Voltaire, *Dictionnaire philosophique*

Michel Marie Cardine

Empathie

→ Liens : *Accompagnement, Guérison, Psychothérapies*

Exemples concrets

1 « Je sens que mon thérapeute me comprend bien… Il voit clair en moi et me permet de clarifier mes pensées et mes sentiments dont l'obscurité me fait tellement souffrir… Se sentir comprise et mieux comprendre ce qui se passe en soi, quel soulagement… ! Ma vie en est transformée… » (journal d'une malade)

Le fait de se sentir comprise, pour cette malade qui se sentait totalement isolée dans sa souffrance, est absolument essentiel et lui permet de revivre. Elle est reconnue par l'autre, elle se sent légitimée dans sa plainte, et arrivant à mieux se comprendre, elle arrive aussi à retrouver le contrôle de sa vie psychique.

L'empathie résulte d'un mouvement d'identification, mais distanciée et secondarisée. En effet, l'identification est un mécanisme essentiel du fonctionnement psychique, décrit par la psychanalyse, par lequel un sujet assimile un aspect, une qualité d'une autre personne (par exemple, identification à un trait de caractère). Le mot vient du latin (*idem*, le même et *fiere*, devenir ; c'est donc, littéralement, « devenir le même que l'autre »).

2 « J'ai quitté ce médecin : j'avais l'impression qu'il ne s'intéressait absolument pas à moi… Il me posait des questions, comme une mitrailleuse, et n'attendait même pas mes réponses ou alors, il les modifiait quand elles n'allaient pas dans le sens qu'il souhaitait. J'avais l'impression de parler à un mur, quand il se taisait, ce qui était rare… »

Cet exemple est exactement l'inverse du précédent. Ici, la communication avec son médecin est difficile pour ce malade car le médecin ne fait pas preuve de la moindre empathie.

L'empathie est l'un des facteurs de base de toute technique psychothérapique, mais aussi de la communication entre le médecin et le malade. Il ne suffit pas d'avoir recours à l'instrument du langage. Il faut que celui-ci exprime des dispositions ou des attitudes intérieures.

3 Le médecin : « Vous vous rendez compte de votre maigreur ? Vous pesez 35 kg pour 1 m 49 ! vous êtes en danger… ! ».
La malade : « vous pouvez me dire ce que vous voulez, Docteur… je vous dis que moi, je me sens trop grosse… »

Il est de nombreux cas difficiles où l'empathie ne va pas de soi.

Définition

Terme issu du grec ***en***, dans, et ***pathêin***, souffrir, éprouver, être affecté.

Mouvement psychologique (donc intérieur) par lequel le psychothérapeute s'identifie à ce que pense, ou éprouve son patient, à chaque instant.

L'empathie est l'un des outils (psychologiques) les plus importants du psychothérapeute.

Autrement dit, l'empathie pourrait se définir comme la capacité, l'aptitude, les dispositions d'un individu à comprendre intuitivement quelqu'un d'autre. L'intuition (du latin *intuitio*, regard, coup d'œil) est la connaissance immédiate, saisissant directement un objet de pensée ou une réalité.

Comparée à la sympathie (similitudes harmonieuses de sentiments, partage des émotions de l'autre), l'empathie est un phénomène qui permet en quelque sorte de se mettre à la place de l'autre, mais pour en prendre conscience et l'aider ensuite à cette prise de conscience.

L'empathie s'épanouit grâce à l'apprentissage social (règles de politesse, altruisme, etc.).

Citations

Un bon thérapeute est un thérapeute qui présente une empathie maximale avec son patient.

Martzolff Richard, *Approche thérapeutique des patients*

La quatrième condition nécessaire à la thérapie est que le thérapeute éprouve une compréhension exacte, « empathique » du monde de son client comme s'il était le vôtre, mais sans jamais oublier la qualité de « comme si » ; telle est l'empathie, et elle apparaît essentielle à la thérapie. Sentir les colères, les peurs et les confusions du client comme si elles étaient vôtres, et cependant sans que votre propre colère, peur ou confusion ne retentissent sur elles ; telle est la condition que nous essayons de décrire.

Quand le monde intérieur du client est ainsi clair pour le thérapeute… alors il peut aussi bien communiquer sa compréhension de ce qui est clairement connu par le client, que proposer des significations de ce que celui-ci éprouve de façon à peine consciente.

Carl R. Rogers, *Le Développement de la personne*

L'empathie désigne la capacité de sentir avec l'autre, en un mouvement de compréhension sensorielle et affective, ce qui reste étranger à lui et à moi…

Freud

Emmanuel Rusch

Environnement

➔ Liens : *Écologie, Nature*

Exemples concrets

1 Le Dr J constate chez ses patients un accroissement des troubles neurologiques portant sur l'acuité auditive ou visuelle, l'équilibre et la marche.

Une enquête sanitaire et environnementale montre l'existence dans la population d'une intoxication au mercure et met en évidence le rejet, par une entreprise, d'une quantité importante de mercure en milieu aquatique. Ce mercure se trouve concentré dans la chair des principaux poissons consommés par la population.

Une telle intoxication a été mise en évidence en Guyane auprès de la population amérindienne.

La connaissance des chaînes alimentaires et des réseaux trophiques dans l'écosystème sont indispensables pour comprendre les mécanismes de concentration du mercure et d'intoxication humaine en résultant.

2 Le Dr P suit Damien, 11 ans, pour un asthme. Il constate, malgré le traitement, une recrudescence durant l'été de crises d'asthme sévères, la dernière ayant nécessité une hospitalisation. Ces crises d'asthme surviennent en début et fin de journée. Un entretien avec les parents permet d'apprendre que la chambre de Damien donne sur un parking utilisé depuis peu par de nombreux camions qui arrivent le soir et repartent tôt le matin. Du fait de la chaleur estivale, la fenêtre de sa chambre est laissée ouverte.

De nombreuses études ont montré que des niveaux modérés de pollution atmosphérique avaient un impact sur la santé et pouvaient par exemple faciliter et aggraver des crises d'asthme.

En milieu urbain, les transports (voitures et camions) représentent désormais la principale source de production des polluants.

3 Vous allez, en ce début de printemps, à Punta Arenas, ville du Chili, proche de l'Antarctique. À votre arrivée, une brochure vous est remise détaillant les mesures de prévention que vous devez prendre vis-à-vis de l'exposition au soleil : vêtements « couvrants », casquette à visière, lunettes de soleil, crèmes solaires.

Certains produits chimiques fabriqués par l'homme sont responsables de l'appauvrissement de la couche d'ozone stratosphérique. Au-dessus de certaines régions de l'Antarctique, la quantité d'ozone est appauvrie jusqu'à 60 % pendant le printemps. Or l'ozone de la stratosphère joue un rôle bénéfique en absorbant la plupart des rayons ultraviolets dommageables, permettant d'éviter brûlures cutanées et cancer de la peau.

Définition

Milieu qui entoure. Ensemble des agents physiques, chimiques, biologiques (environnement physique), et des facteurs sociaux (environnement social) qui influent sur les êtres vivants et leurs activités.

Éléments de réflexion

L'être humain est en lien avec son environnement physique, en particulier l'air, l'eau et la terre, et son environnement social (les individus, la communauté, la société) au sein duquel il tisse ses relations interhumaines. Toute atteinte de cet environnement et de ses équilibres peut retentir sur la santé des individus et des populations qui y demeurent. L'environnement constitue ainsi l'un des déterminants de la santé.

Trois approches principales de l'environnement peuvent être identifiées : 1) la nature avec des thèmes comme la biodiversité, les ressources naturelles ; 2) les **relations entre l'homme et son milieu** avec des thèmes comme la démographie, la santé ; 3 l'**impact des activités humaines sur le milieu** avec des thèmes comme la production d'énergie, les déchets.

Les préoccupations liées à la croissance démographique, au développement des activités humaines et de leur impact sur l'environnement sont à l'origine de plusieurs principes d'action :

- le principe du « pollueur payeur » qui tente de faire supporter aux pollueurs plutôt qu'à la collectivité l'imputation des dépenses réalisées dans la lutte contre les pollutions ;
- le « développement durable » qui a pour ambition de répondre « aux besoins du présent sans compromettre la capacité des générations futures à répondre à leurs propres besoins » (Commission mondiale pour l'environnement) ;
- le « principe de précaution », présent aussi en santé, qui souligne qu'« en cas de risque de dommages graves ou irréversibles, l'absence de certitude scientifique absolue ne doit pas servir de prétexte pour remettre à plus tard l'adoption de mesures effectives… » (Déclaration de Rio).

Environnement et écologie sont deux concepts étroitement imbriqués.

L'écologie, en tant que discipline scientifique, a développé un ensemble de notions permettant de décrire cet environnement et des outils méthodologiques permettant d'en analyser son fonctionnement.

Citation

L'homme a un droit fondamental à la liberté, à l'égalité et à des conditions de vie satisfaisantes, dans un environnement dont la qualité lui permette de vivre dans la dignité et le bien-être. Il a le devoir solennel de protéger et d'améliorer l'environnement pour les générations présentes et futures.

Déclaration de Stockholm, Principe 1, 1972

Maël Lemoine

Épistémologie

→ Liens : *Connaissance, Science, Philosophie*

Exemples concrets

1 Un neurobiologiste perd-il son temps à lire Platon au lieu d'approfondir et d'améliorer sa connaissance du fonctionnement du cerveau ?

Il existe chez un grand nombre de biologistes et médecins une frustration d'être obligé de se cantonner à des connaissances très spécialisées. Ils ressentent le besoin de réfléchir sur leur propre savoir, et plus largement, sur le savoir en général.

C'est le plus souvent un désir vague : ils ne savent pas exactement quelles réponses ils viennent chercher dans une réflexion générale sur leur propre savoir.

2 Un homme de 20 ans est hospitalisé pour une très forte varicelle : grosse fièvre, épuisement, des centaines de boutons sur toute la surface du corps. Durant l'hospitalisation, des complications apparaissent et le patient finit par décéder. La famille, révoltée, attaque l'hôpital en justice, refusant d'admettre qu'on puisse « mourir de varicelle ».

Notre connaissance de l'issue des maladies est statistique, mais elle n'est pas mathématique.

Il faut distinguer entre cas général et loi universelle : alors que le premier est ce qui arrive le plus souvent, la seconde ne souffre aucune exception. Sur quel fondement peut-on se permettre de passer de l'un à l'autre ?

Reposant sur la biologie, la médecine est une science, mais les lois qu'elle établit ou sur lesquelles elle s'appuie ne sont pas strictement déterministes.

3 Un philosophe vient travailler dans le service de cancérologie. Assistant aux réunions du personnel soignant, il demande en outre aux médecins et aux infirmières de justifier et de lui expliquer la moindre de leurs décisions* concernant certains malades « délicats ». Certains membres de l'équipe se demandent ce que cet intrus vient faire là. Il étudie les processus de raisonnement et de décision en milieu médical : en obligeant tout le monde à formuler et expliciter les méthodes qui sont suivies, il espère permettre, si c'est possible, d'envisager certaines améliorations.

Le philosophe ne détient pas un savoir (scientifique), il cherche à constituer un « savoir sur le savoir ».

Le « savoir sur le savoir » n'est pas gratuit, il a pour but de faire avancer le savoir lorsque c'est possible.

Définition

L'épistémologie est la partie de la philosophie qui s'attache à la connaissance de et à la réflexion sur la science : c'est le savoir du savoir.

Éléments de réflexion

L'épistémologie n'est pas seulement un hobby pour scientifiques en mal de reconnaissance d'une compétence et d'une intelligence universelles (ex. 1). C'est une véritable spécialité qui n'est pourtant unifiée par aucune méthode.

L'épistémologie est, paradoxalement, la spécialité des généralités : elle traite avec la plus grande précision des questions les plus générales de la science.

Elle n'appartient pas plus aux philosophes qu'aux scientifiques : elle appartient à tous ceux qui pensent pouvoir faire progresser la connaissance en réfléchissant sur la connaissance, et exige d'aller très loin dans l'examen des questions qui se posent à propos de la connaissance scientifique.

La science se pose des problèmes de méthode : certains de ses présupposés sont incompatibles entre eux, ou présentent des obstacles au progrès. On ne peut les lever qu'en réfléchissant avec recul aux raisons qui nous poussent à les adopter, et aux conséquences réelles de leur suppression.

De même que la science est indissociable de visées pratiques, auxquelles pourtant elle ne se réduit pas, de même l'épistémologie peut servir, mais ne sert pas nécessairement (ex. 3).

Les réflexions générales sur la science ont souvent la faculté de sembler la paralyser, en réduire les prétentions, ou bien lui opposer des obstacles imaginaires dont elle triomphe avec facilité. En réalité, s'il arrive que l'épistémologie lui oppose de tels obstacles, c'est toujours dans le but de la rendre plus claire et plus efficace. Comment fait-on des découvertes ? Peut-on établir une méthode* pour en faire ? Comment établit-on des lois (ex. 2) ? Il est sûr que l'on arrête sur place l'athlète qui court instinctivement en lui demandant de réfléchir à sa manière de courir. Mais si la réflexion se poursuit jusqu'au bout, on peut espérer inventer pour lui une manière de courir plus efficace.

Citation

Je ne vois pas l'avantage qu'il y a à proposer arbitrairement de définir le mot « philosophe » d'une manière telle que cela puisse empêcher un étudiant de philosophie d'essayer de contribuer, en tant que philosophe, au progrès de notre connaissance du monde.

Karl Popper, *Logique de la découverte scientifique*,
préface de 1959

Renée Sérange-Fonterme

Équité/Soins

→ Liens : *Économie, Juste*

Exemples concrets

1 Il existe en Grande-Bretagne une attente à l'entrée du système hospitalier.

Le service national de santé anglais est le modèle d'un système de santé publique universel, et financé par l'impôt — d'essence équitable. Mais des restrictions budgétaires renforcées ont induit situations de pénurie et délais d'accès à certains services hospitaliers. Parallèlement une personne acquittant une prime d'assurance privée pourra être rapidement traitée dans une structure privée... L'équité toujours en question ?

2 Léa Soie a un recours aux soins plus satisfaisant depuis qu'elle bénéficie de la Couverture maladie universelle *complémentaire* (2000).

Auparavant Léa, à l'emploi précaire, se restreignait dans son recours aux médecins, médicaments... Bien qu'assurée sociale, il lui était difficile de payer les montants résiduels. La Couverture maladie universelle complémentaire (CMU C) lui octroie des prestations significatives : accès gratuit à une complémentaire maladie, prise en charge améliorée (soins dentaires et optiques), tiers payant. Pierre, dont les ressources dépassent de 10 € le plafond fixé pour bénéficier de cette mesure, s'estime quant à lui désavantagé...

3 La suppression de l'avance des frais — tiers payant — lors de l'acquisition de médicaments « pousserait » à la consommation.

Le tiers payant a un faible impact dans la population aisée. Par contre, il permet aux ménages à faibles ressources d'augmenter leurs dépenses. Il apparaît apte à diminuer les disparités de consommation dues aux écarts de revenus. Une même disposition applicable à tous peut conduire à plus d'équité.

4 Jim Garp, américain, a trouvé le travail auquel il aspirait, mais est inquiet quant à l'accès aux soins.

Aux États-Unis les salariés sont, dans leur majorité, couverts par un contrat de groupe volontairement souscrit par leur employeur auprès d'une compagnie d'assurance-maladie privée. J. Garp, dont l'entreprise est de petite taille, devra souscrire une assurance à titre individuel. La cotisation sera évaluée en fonction de la dimension de sa famille, et aussi de ses antécédents médicaux — l'équité « assurantielle » conduisant à faire payer chacun selon son risque. Et il devra beaucoup limiter l'éventail de ses garanties. Performante, l'offre de soins demeure très inéquitablement accessible à la population.

Définition

L'équité est définie par une juste reconnaissance du droit de chacun, selon un principe naturel de justice, en sachant que des résultats comparables en matière de santé peuvent impliquer un traitement différencié.

- **La norme d'équité est constitutive d'un système de santé efficient (système médical et d'assurance-maladie).**

Il semble admis que, compte tenu des possibilités thérapeutiques, chacun devrait avoir accès aux soins médicaux de qualité que requiert son état.

En France l'assurance-maladie obligatoire, généralisée, finance 75 % des dépenses de soins. Les mêmes prestations sont ouvertes à tout résident, selon ses besoins ; chacun contribuant en proportion de ses revenus.

La Sécurité sociale a rendu considérablement plus égalitaire le recours à des soins adéquats, dans un contexte de progrès médicaux.

- **L'égalité face à l'assurance-maladie ne garantit pas un accès effectif totalement équitable au système médical.**

Des freins économiques demeurent qui restreignent surtout le recours à la médecine ambulatoire. La souscription d'une « complémentaire » couvrant les montants résiduels s'élève selon le niveau de revenu. 15 % des personnes n'en possédaient pas à la fin des années 1990. Au nom de l'équité a été institué, sous conditions de ressources, un accès à l'ensemble des soins sans avance de frais et sans ticket modérateur.

Les structures hospitalières et de médecine libérale demeurent inéquitablement réparties sur le territoire. Une voie pour corriger les inégalités de situation est de traiter différemment les régions : en redéployant les ressources au profit des régions historiquement défavorisées.

Enfin, dans tous les pays, la limitation des moyens impose de réaliser des arbitrages relatifs à la satisfaction de besoins avérés et différenciés, sans que l'on puisse disposer d'un critère de choix totalement impartial. L'équité interroge l'éthique.

- **L'équité dans l'accès à la santé ?**

Persistent d'importantes inégalités sociales et géographiques d'espérance de vie, reliées à des variables tenant largement aux conditions de travail et d'existence. Un accès plus équitable à la santé exige aussi d'agir efficacement sur les déterminants économiques et sociaux de la maladie.

Citation

L'intérêt est ton dieu, le mien est l'équité.

Voltaire, *Fanat.*, II, 5

Patrick Choutet

Éthique/Morale

→ Liens : *Décision*

Exemples concrets

1 Décision médicale : quel est votre souhait ?
Une femme de 86 ans se fracture le col du fémur. Elle est prise en charge par sa maison de retraite. Son état se détériore progressivement avec refus d'alimentation. Elle est hospitalisée pour douleurs, dénutrition et déshydratation. L'équipe hospitalière décide de la nourrir et de la réhydrater par sonde gastrique puis de la renvoyer dans sa maison de retraite. Sa seule famille est une nièce qui ne comprend pas cette décision.
Son état est-il l'évolution naturelle de plusieurs pathologies liées au vieillissement ou en grande partie iatrogénique (provoquée par la médecine) et réversible ?

Le rôle d'un médecin n'est-il pas tant de soulager les douleurs que d'écouter le désir et la volonté de sa malade. Que signifiait son refus d'alimentation ? Pourquoi l'équipe soignante n'a-t-elle pu éviter l'installation d'un état grabataire ? A-t-on invité la nièce à venir davantage la visiter ?

2 Secret professionnel : de qui est responsable le médecin ?
Une femme vient d'apprendre que son mari est infecté par le VIH, depuis plus de 3 ans. Elle consulte aussitôt son médecin, très en colère, car celui-ci était au courant et ne l'avait pas prévenue. Le médecin confirme son attitude.

Le médecin est-il responsable prioritairement du malade ou de son entourage ? Pour que tout malade puisse être soigné, le médecin doit avoir le souci permanent de conserver sa confiance, c'est-à-dire respecter ses confidences.

3 Coût de la santé : doit-on prendre en charge les malades n'observant pas les prescriptions ?
Un malade a une infection par le VIH. Il fait une méningite à cryptocoques (champignon), dont il récidive du fait des prises irrégulières de ses traitements. L'équipe soignante hésite, en raison de cette inobservance, à lui prescrire à nouveau un traitement qui coûte 1 000 € par jour pour la méningite et 1 000 € par mois pour le VIH.

En présence d'un malade non observant, les enjeux économiques peuvent être si importants que la question de la poursuite d'un traitement vital, payé par la collectivité selon le principe de la solidarité, peut se poser. La solidarité est-elle une valeur absolue ou la participation réelle du malade à son traitement est-elle un préalable impératif pour sa prise en charge financière ?

Définition

Ces deux termes sont souvent employés comme synonymes.

Cependant on pourrait dire que l'éthique est l'art de se faire un caractère moral, de contracter des habitudes d'où découlent naturellement des actes conformes à la loi du devoir*. Une décision éthique doit respecter une démarche structurée, pour prendre la décision impérative du plus grand bien, en tenant compte de l'ensemble des valeurs en jeu.

La morale quant à elle est l'ensemble des règles de conduite d'un groupe (mœurs), un système de règles formulant des valeurs absolues, définissant le bien et le mal, ce qui est permis et interdit.

Éléments de réflexion

La décision éthique doit respecter une méthodologie rigoureuse. En effet, **si la décision finale reste personnelle, la réflexion doit être collective** : il faut « éclairer » sa conscience auprès de la communauté humaine et des normes concrètes, car elle peut être victime d'erreurs dues à l'ignorance ou à l'illusion.

La première étape, peut-être la plus difficile, est l'**identification de toutes les valeurs en jeu** dans une situation donnée. La démarche éthique a en effet pour objet d'assurer une régulation entre des valeurs contradictoires.

La deuxième étape est la prise en compte de l'ensemble des **éléments nécessaires pour justifier son jugement** avec des données externes à soi-même, que l'on pourrait qualifier « d'objectives » : données scientifiques (littérature, avis d'experts), textes législatifs ou réglementaires nationaux ou internationaux (par exemple la Constitution, la Déclaration des droits de l'homme, les lois de bioéthique, le code de déontologie médicale), avis de comités scientifiques, de sociétés savantes ou de « sages » (comme par exemple les avis du Comité consultatif national d'éthique, de la Société de réanimation), enjeux économiques, état des mœurs de la société et du groupe auquel appartient le sujet, morales (chrétienne, musulmane, juive, marxiste, « laïque »...).

La troisième étape est celle du jugement et de la **décision qui est singulière**, car elle s'inscrit à un moment donné, dans un espace géographique précis, pour une personne particulière par son histoire, son état physique, psychique, affectif et ses convictions spirituelles.

Citation

La réflexion éthique commence toujours par la question :
Que dois-je faire pour être plus humain ?

Xavier Thévenot, *La Bioéthique*

Francis Gold

Eugénisme

→ Liens : *Éthique*

Exemples concrets

1 Une échographie fœtale pratiquée à 18 semaines d'aménorrhée, ayant mis en évidence l'absence d'un membre inférieur, les parents demandent et obtiennent l'interruption de grossesse. Quelques semaines plus tard, au cours d'un dîner, un de leurs amis les accuse d'avoir fait de l'eugénisme.

Le terme eugénisme est souvent utilisé par le grand public de façon inappropriée. Il est clair en effet que la solution d'une situation individuelle, quel que soit son caractère douloureux ou discutable, n'a rien à voir avec le projet collectif et global que sous-entend le mot eugénisme.

2 Un groupe multidisciplinaire de diagnostic prénatal, qui réfléchit régulièrement sur ses pratiques, s'interroge sur la dérive eugénique éventuelle que représente maintenant le dépistage systématique des signes fœtaux de la trisomie 21 (mongolisme), suivi (quand ce diagnostic est finalement confirmé) d'une interruption médicale de la grossesse sur demande des parents dans la quasi-totalité des cas.

Contrairement à l'exemple précédent, il apparaît en effet que l'utilisation systématique d'une méthode, qui peut s'apparenter à une tentative d'éradication de telle ou telle anomalie congénitale, pose le problème de la frontière entre le facultatif et le quasi obligatoire, élément qui caractérise, lui, l'eugénisme proprement dit.

3 Au cours du débat parlementaire préalable à la révision des lois de bioéthique de 1994, un des participants s'oppose formellement à l'autorisation envisagée du diagnostic pré-implantatoire (DPI), au motif qu'il s'agit là d'une pratique eugénique.

Cette interrogation du participant en question pose en effet le problème de la distinction entre les pratiques qui visent à éviter le pire par élimination (tel que le diagnostic prénatal) et les pratiques qui tendent à élire le meilleur (voire le plus utile) par sélection. Le DPI, pratiqué dans la perspective d'une greffe effectuée au profit d'un sujet précédent de la fratrie qui est malade, est à ce point de vue la méthode la plus discutable, dans la mesure où elle peut amener à éliminer des embryons sains (non atteints de l'affection héréditaire en question) au seul motif qu'ils ne sont pas compatibles avec le futur receveur et donc qu'ils sont inutiles !

Définition

L'eugénisme consiste en tout projet global visant à influencer la transmission des caractères héréditaires, afin d'améliorer l'espèce humaine.

Il y a deux façons de modifier la transmission des caractères héréditaires : éliminer les caractères indésirables en évitant leur transmission (eugénisme négatif), ou promouvoir les caractères désirables ou souhaités en encourageant leur transmission (eugénisme positif). Et il y a deux niveaux de mise en œuvre de telles stratégies : le niveau individuel (discussion au cas par cas) et le niveau collectif (projet politique, voire idéologique).

Dans le domaine de la Santé, la question d'un éventuel eugénisme concerne de façon pratiquement exclusive les préliminaires et les débuts de la vie : conseil génétique, assistance médicale à la procréation, diagnostic prénatal, interruption de grossesse. Il est possible de soutenir que ces différentes pratiques relèvent du domaine de l'orthogénie (planification et contrôle des naissances) et de l'intention eugénique négative tant qu'elles conservent un caractère individuel et un caractère facultatif : il a en effet été démontré que dans une telle stratégie au cas par cas, ces pratiques ne peuvent en aucune manière modifier l'espèce humaine dans son ensemble. Elles ne relèveraient de l'eugénisme proprement dit que si elles étaient appliquées à grande échelle, dans l'espoir (utopique) d'améliorer l'espèce humaine.

Dans notre pays, les praticiens ont accepté de se placer dans la perspective d'une intention et d'une pratique eugéniques négatives parce qu'ils ont considéré qu'ils avaient, non seulement le droit, mais même le devoir d'éviter le pire aux couples qui viennent le leur demander, dès lors bien entendu que l'indication est recevable au regard de l'intérêt supérieur de l'enfant.

Cependant, même si on accepte l'idée qu'éviter le pire se distingue clairement de viser le meilleur, reste à résoudre en pratique quotidienne le problème éventuel de l'évitement du médiocre : cet évitement du médiocre, dans l'ensemble de ces pratiques médicales, se concrétise sous la forme de dilemmes moraux, qui relèvent d'une discussion collégiale au cas par cas, et pour lesquels ne peuvent être faites que des propositions méthodologiques générales visant à garantir qu'on suit bien, ici et maintenant, un même cap.

Citation

Cette orthogénie volontaire, négative et modérée, ne saurait être suspectée d'ouvrir la porte à un totalitarisme génétique.*

P. A. Taguieff, « Retour à l'eugénisme. Questions de définition », *Esprit*

Philippe Letellier

Euthanasie

→ Liens : *Dignité, Mort*

Exemples concrets

1 L'épuisement d'une famille et des soignants
La tumeur progressait inexorablement, rongeant la face de cette femme. Elle voulait mourir chez elle. Ses deux filles l'entouraient jour et nuit. Au bout de 4 mois, la situation devint atrocement pénible — la malade restant lucide. Un soir, une des filles dit au médecin : « Faites quelque chose ». Il fit une injection mortelle.

Cet accompagnement se termine par un acte euthanasique que ni la patiente, ni l'infirmière, ni les filles n'ont réclamé. L'absence de formation du médecin, sa solitude en sont les responsables. Il n'a pas compris « cet appel à l'aide » : *Hospice care is family care*.

2 La peur rétrospective du « testament de vie »
Bronchopathe de 60 ans, ventilé pendant 3 semaines pour une détresse respiratoire. À sa sortie, il remercie l'équipe médicale et dit : « j'ai eu très peur » ; « certes, lui répond le médecin, nous aussi » ; « j'ai craint ajoute-t-il, pendant toute la durée de l'hospitalisation, que vous ne découvriez le papier sur lequel j'avais écrit il y a 5 ans qu'en aucun cas je voulais être réanimé ».

Cet exemple (Pr Mantz) montre bien la valeur relative du testament de vie.

3 Le refus de traitement inutile
Nouvelle défaillance cardiaque chez une nonagénaire. Elle refuse de manière constante et lucide tout traitement. Elle mourra au bout de 3 jours, sereine, les soins de confort ayant été poursuivis.

Son refus lucide de soins n'équivaut pas à un suicide mais à une libre acceptation de sa condition. La mort acceptée ne met jamais longtemps à venir…

4 Le refus de survie artificielle
Une femme de 60 ans, atteinte d'une sclérose latérale amyotrophique (sla), quadriplégique, est hospitalisée pour des troubles de la ventilation. Elle a toute sa lucidité. Nous lui proposons une ventilation artificielle avec la possibilité d'y renoncer secondairement. Elle la refuse et meurt en quelques jours avec la *sédation* (sommeil artificiel) qu'elle avait souhaitée.

Le choix revient au malade, sa décision est révocable.

5 La demande d'euthanasie intéressée…
D'un fils désireux que nous abrégions l'agonie de son père, octogénaire, en phase terminale, mais lucide et calme. Son départ en croisière était imminent.

Définition

L'euthanasie est l'action ou l'omission dont l'intention première vise la mort d'un malade pour supprimer sa douleur.

Éléments de réflexion

Un terme ambigu, source de confusion

L'histoire du mot et de la pratique qu'il recouvre, révèle 4 sens : l'art d'une mort douce (XVIIe siècle), puis les euthanasies utilitaristes (XIXe siècle), eugéniste et compassionnelle (XXe siècle).

Dans l'usage courant, le mot euthanasie oscille entre deux significations opposées : celle de la « mort douce » au sens étymologique (du grec *eu*, bien et *thanatos*, mort), et celle de la « mort provoquée ».

Ce sont les bien portants qui demandent l'euthanasie et militent pour le droit à mourir dans la dignité (Association pour le droit à mourir dans la dignité, ADMD).

La demande d'euthanasie est très rare chez les malades en fin de vie (moins de 5 %) et exceptionnelle dans les unités de soins palliatifs* où les malades sont soulagés de leurs douleurs et accompagnés. La demande d'euthanasie est un appel à l'aide, non une demande de mort.

Les cinq types d'actes médicaux possibles en fin de vie

1) L'administration d'analgésiques à des doses susceptibles d'accélérer la mort ; 2) Les limitations ou l'arrêt de traitements actifs ou de réanimation (ventilation assistée...), jugés ou devenus inutiles ou refusés par le malade ; 3) La sédation (sommeil artificiel réservé aux douleurs absolument réfractaires), laissant la mort naturelle venir ; 4) L'aide au suicide ; 5) L'injection d'une substance létale.

Il faut absolument distinguer les actes 4 et 5, illégaux, des bonnes pratiques de fin de vie (soins palliatifs, actes 1, 2, 3) qui sont des actes de soins au service d'une personne le plus possible protégée contre la douleur et l'acharnement thérapeutique.

La dignité de l'homme, valeur inaliénable, se nourrit avant tout du regard de l'autre.

Légiférer : la boîte de Pandore ?

Légaliser la mort provoquée et le suicide assisté renforcera l'impunité et la généralisation de pratiques qui pourront toujours se prévaloir d'une présomption de consentement. C'est ce que confirme l'expérience des Pays-Bas où on observe un accroissement inquiétant d'euthanasies et de suicides assistés sans demande explicite du malade (*The Lancet*, 17 juin 2003).

Il faut donc renforcer les soins palliatifs et encourager les médecins à s'y former.

Citation

Mal nommer les choses, c'est ajouter au malheur du monde.

Albert Camus

Jacques Orvain

Évaluation

→ Liens : *Objet, Qualité*

Exemples concrets

1 « Les médecins ne peuvent proposer comme salutaire ou sans danger un remède ou un procédé illusoire ou insuffisamment éprouvé » (code de déontologie, art. 39)

L'évaluation des procédures médicales est inscrite comme un principe déontologique au bénéfice du patient.

2 « L'objectif principal des recommandations médicales et professionnelles est d'améliorer les pratiques professionnelles et de changer, si besoin, les comportements, en définissant clairement les interventions et les stratégies qui sont appropriées » (P. Dosquet, P. Durieux, A. Durocher, *in* Matillon Y., Durieux P., [sous la direction de], *L'Évaluation médicale, du concept à la pratique*, Paris, Flammarion, « Médecine-Sciences », 2e édition, 2000, chapitre 6).

L'évaluation est un outil au service des professionnels pour améliorer leurs pratiques.

3 « Les traitements doivent être évalués pour pouvoir fonder les pratiques médicales, non pas sur des arguments théoriques mais sur des faits vérifiés montrant le bénéfice à attendre des traitements dans la pratique de tous les jours » (Michel Cucherat, *Revue de l'assurance-maladie*, mars 2001).

Les stratégies médicales doivent être évaluées au regard de leur bénéfice collectif.

Définition

Évaluer, c'est apprécier objectivement l'efficacité (et la sécurité) de telle ou telle stratégie pour permettre un meilleur choix pour le malade. C'est mettre en place les procédures permettant d'en vérifier la bonne réalisation, détecter et quantifier les écarts, imaginer et fournir les éléments pour mettre en place les éléments de correction (Yves Matillon, Pierre Durieux, *L'Évaluation médicale 2000*).

Éléments de réflexion

Évaluer, c'est au premier sens du terme faire le point, établir les références, synthétiser les connaissances. Dans le domaine de la santé, cela consiste à sélectionner l'information selon une méthode rigoureuse, puis proposer des stratégies de diagnostic ou de suivi.

Le terme anglais *appraisal* renvoie à la notion plus complète de mise en valeur. Il s'agit alors de montrer l'utilité de telle ou telle stratégie en fonction de plusieurs points de vue. L'évaluation peut alors être complétée par des analyses sociologiques, économiques, voire juridiques.

La notion d'évaluation ne serait pas complète si l'on n'y rajoutait pas les méthodes qui permettent de mesurer l'écart entre les références proposées et les pratiques professionnelles. L'évaluation n'est pas une démarche purement théorique, elle doit se donner les moyens d'avoir un impact sur les pratiques professionnelles.

Citations

La clinique invoquée sans cesse pour son empirisme, la modestie de son attention et le soin avec lequel elle laisse venir les choses sous le regard, sans les troubler d'aucun discours, doit sa réelle importance au fait qu'elle est une réorganisation en profondeur non seulement des connaissances médicales, mais de la possibilité même d'un discours sur la maladie.

Michel Foucault, *Naissance de la clinique*

La démarche médicale est un constant aller et retour entre l'élaboration de connaissances et une pratique. Le XVIIIe siècle a permis le développement d'un nouveau discours sur la maladie, ce discours s'est construit sur l'observation. Le XIXe siècle a enrichi cette observation par la démarche expérimentale, le XXe siècle y a ajouté les règles factuelles de la mesure statistique.

Le principe d'antériorité de l'observation factuelle sur la constitution des conclusions est un des fondements puissants de la pratique médicale : recueil des signes, établissement d'un diagnostic, prescription d'une thérapeutique. Ceci construit un schéma culturel efficace de l'activité médicale.

Jacques Orvain, *Eurocancer 2003*

Évidence

→ Liens : *Incertitude, Preuve, Probabilité, Statistiques*

Exemples concrets

1 Au tribunal, un coupable sera identifié tout autant par une recherche biologique positive de son ADN que par un témoignage digne de foi.

Si au XVIe siècle, les scientifiques (Robert Boyle) se sont inspirés du système judiciaire pour structurer le fonctionnement de la science naissante (création des séances publiques de la Royal Society durant lesquelles le registre des expériences réalisées était co-signé par des témoins respectables), inversement, à partir du XIXe siècle, la justice* a utilisé les témoignages de la science rapportés par les scientifiques comme faits (par exemple, présence d'arsenic dans les viscères). Dans cette logique, le témoignage d'un médecin légiste affirmant, après analyse, la présence d'ADN est une preuve.

2 La tuberculose est une infection possible chez la personne âgée, mais ni l'intradermoréaction à la tuberculine, ni la radiologie ne permettent d'en établir le diagnostic avec certitude.

Chez la personne âgée, l'intradermoréaction peut être faussement négative en raison de faibles défenses immunitaires. À l'opposé, une ancienne atteinte peut apparaître sur le cliché radiographique pulmonaire (faux positif) ; la seule preuve de l'origine tuberculeuse de l'infection sera l'apparition du bacille de Koch dans la culture des crachats ou des prélèvements bronchiques. Un fait (chose avérée, vérité certaine) est souvent difficile à établir en médecine et il vaut mieux s'appuyer sur un faisceau de preuves.

3 Bien que soient commercialisées plusieurs héparines de bas poids moléculaire anticoagulantes *a priori* équivalentes, le chirurgien orthopédique de l'hôpital ne souhaite utiliser que celle qui a obtenu l'Autorisation de mise sur le marché en France dans l'indication « traitement préventif de la maladie thromboembolique veineuse en chirurgie ».

Cette dernière est la seule à avoir eu une telle indication validée (en 2003) par un essai clinique contrôlé randomisé (cf. médicament) donc un niveau de preuve suffisant selon l'*evidence-based medicine* (voir ci-après). En effet, face à un recours judiciaire de l'usager suite à une thrombose post-chirurgicale, il lui sera plus facile d'argumenter son choix thérapeutique (même si le choix du laboratoire à l'origine de l'essai résulte aussi et surtout d'une stratégie commerciale et marketing délibérée).

DÉFINITION

Évidence : caractère de ce qui s'impose à la vue, à l'esprit, sans conteste.

Éléments de réflexion

L'utilisation habituelle d'« évidence » montre que, comme Descartes, nous pensons que « toute science est connaissance* certaine et évidente », à l'image de la physique. L'évidence apparaît ainsi comme la marque de la vérité et s'oppose aux incertitudes des conjectures ; elle est ce qui s'impose de soi-même ou ce que nous n'avons pas besoin de prouver, comme par exemple la loi (droit) ou les lois physiques démontrées.

Nous devons en permanence justifier nos dires et nos faits, en argumentant, en témoignant (à l'instar du témoin entendu par un tribunal en vue d'établir une vérité juridique rendant possible un raisonnement spécifique — un jugement —) et aussi en faisant témoigner, notamment les faits résultant d'une expérience, d'une expérimentation.

Si dans le sens courant, définir un fait est aisé — ce qui s'est produit —, en philosophie des sciences, c'est tout à la fois ce qui peut être constaté mais aussi ce qui peut faire l'objet d'une entente entre les membres d'une communauté scientifique, par vérification, mesure ou expérience : ce sur quoi il y a accord, consensus.

Pourtant, dans le domaine du vivant, de la biologie à la base de la biomédecine, la seule évidence est celle de la variabilité qui oblige aux approches probabiliste et statistique.

Ainsi en médecine, depuis une dizaine d'années, s'est développé le concept d'*evidence-based medicine* (EBM), traduit par : médecine basée sur des faits, factuelle ou sur des niveaux de preuve.

Les niveaux de preuves sont apportés par les résultats des études cliniques, classées selon leur rigueur méthodologique : du niveau 5 (études de cas cliniques, fortement biaisées ou rétrospectives) au niveau 1 (essais cliniques contrôlés randomisés avec résultats indiscutables méthodologiquement. Cf. Incertitude et probabilité).

Si à l'origine, l'EBM s'attachait à identifier et appliquer les meilleures données scientifiques correspondant à un problème ou une situation clinique, désormais elle cherche à intégrer les meilleures données de la recherche à la compétence clinique du soignant et aux valeurs du patient.

Citation

Élémentaire, mon cher Watson.
Conan Doyle, *Les Aventures de Sherlock Holmes*

Il faut établir des faits qui vivront toujours.
Claude Bernard, *Fonds Cl. Bernard – Collège de France*

Gilles Frayer

Évolution (darwinien, évolutionnisme)

→ Liens : *Eugénisme, Idéologie*

Exemples concrets

1 Cet homme de 40 ans, steward, célibataire, multipliant les partenaires des deux sexes, consulte son médecin généraliste car il se sent fatigué et se plaint de maux de gorge. Le médecin a palpé de nombreux ganglions cervicaux, constaté l'existence d'une pharyngite et d'une éruption cutanée.

Il s'agit d'une primo-infection par le virus de l'immunodéficience humaine (VIH), responsable du sida. En l'absence de traitement antiviral, l'évolution vers un sida est fréquente dans un délai très variable.

On ne connaît pas précisément l'origine du VIH. On sait seulement avec certitude que des patients étaient porteurs de ce virus dans les années 1960, peut-être même au début du XXe siècle. Les contacts inter-humains étaient plus restreints, le virus tuait son hôte rapidement avec peu de chances de se propager. Par un mécanisme de sélection darwinienne, les mutants les moins virulents subsistaient, jusqu'à ce que l'avènement des voyages intercontinentaux et la diversification des pratiques sexuelles ne créent un nouveau contexte biologique permettant une pandémie liée à des mutants virulents.

2 Ce patient atteint par le VIH se voit prescrire le seul traitement antirétroviral efficace existant, un inhibiteur de protéase. Celui-ci réduit rapidement la charge virale à un niveau qui empêche indéfiniment toute évolution vers l'immunodéficience. Mais les effets secondaires considérables et les contraintes strictes liées au traitement lui rendent difficile une observance stricte. Pour être « en forme dans les grandes occasions », il abandonne parfois le traitement. À moyen terme, son état se dégrade notablement. Les médicaments semblent ne plus faire effet.

La prise irrégulière de l'inhibiteur de protéase laisse au virus, qui se réplique très mal, l'opportunité aléatoire de développer un exemplaire résistant au médicament antirétroviral.

En l'absence de tout effet du médicament, le virus se reproduit rapidement et finit par développer une « souche résistante », qui devient la plus populeuse.

C'est un mécanisme de sélection naturelle de mutants résistants, entrant dans le cadre de cette théorie darwinienne qu'on appelle *théorie synthétique de l'évolution.*

Définition

Transformation des organismes vivants au cours des générations successives, par opposition au fixisme. Selon Darwin, son moteur est la sélection naturelle sous la pression du milieu.

Éléments de réflexion

Jusqu'au XIXe siècle et principalement sous l'influence du dogme chrétien, c'est une conception fixiste du monde et des espèces vivantes qui prévaut. Mais cette vision des choses est battue en brèche par la diversification des caractères phénotypiques au cours des générations successives : si nous ne ressemblons pas tous à nos parents bibliques, c'est que la nature **produit du nouveau**. Les espèces, homme y compris, évoluent et se transforment. C'est à Charles Darwin (1809-1882) que revient le mérite d'avoir proposé la théorie de l'évolution la plus plausible et la moins démentie, à ce jour, par les données de la biologie.

Pour la théorie synthétique de l'évolution, appelée ainsi parce qu'elle effectue la synthèse des théories phylogénétiques de Darwin, de la génétique et de la biologie cellulaire, les espèces évoluent par **mutations successives** ; certaines de ces modifications des caractères sont dues au hasard, certaines s'avèrent favorables à la survie de l'individu dans un milieu biologique donné. Une plus grande probabilité de survie implique une plus grande chance de procréer (par rapport aux individus défavorisés, rapidement éliminés), donc de transmettre la mutation favorable.

Le hasard est donc le moteur de l'évolution par le jeu des mutations, et la sélection naturelle assure la régulation de cette évolution vers des individus et des espèces toujours mieux « adaptés ».

La théorie de Darwin n'est hélas pas purement biologique. Darwin n'aurait sans doute pas souhaité qu'elle serve ainsi de support idéologique à certains aspects caricaturaux du libéralisme économique et aux théories eugéniques.

Les libéraux purs et durs, après Adam Smith, s'appuient sur son **innéisme** (tout est joué à la naissance : les plus forts survivent) pour nier l'intérêt des régulations sociales. Les eugénistes, au début du XXe siècle, entendent favoriser la propagation des caractères favorables, jusqu'à l'élimination programmée des plus faibles : malades mentaux, handicapés. On connaît la triste épopée de l'eugénisme nazi, mais on sait moins que de nombreux pays « évolués » ont promu en leur temps des lois eugéniques : Europe du Nord, Suisse, États-Unis, Canada, Japon. En bref, on se sert de la théorie darwinienne à toutes les sauces, affaiblissant ainsi son extraordinaire pouvoir d'explication.

Citation

La théorie de Darwin n'explique rien car elle explique tout.

Rémi Chauvin, *Biologie de l'esprit*

Philippe Bagros

Fatigue/Énergie

→ Liens : *Dépression, Douleur, Norme intime*

Exemples concrets

1 « À peine debout, j'avais ressenti la molle étreinte, ce serrement des poignets, des épaules et des genoux : ma fatigue s'était éveillée avec moi ».

Ici Jean Reverzy, médecin écrivain (cf. citation) tente de faire connaître au lecteur le vécu de sa fatigue par l'art de l'écriture (in *Place des angoisses*) Une fatigue qui apparaît ainsi dès le réveil est pathologique, d'origine physique, ou psychique… Mais on voit dans la citation qu'elle prend néanmoins du sens.

2 « Docteur, c'est pour la fatigue ; je n'ai plus d'énergie : le moindre projet devient une montagne à gravir. Il faut absolument que vous me fassiez un arrêt de travail. »

Où diriger l'examen ? Souffrez-vous de quelque part ? Puis on abandonne la piste de la fatigue, signe trop général, dépourvu de spécificité. Si on ne trouve rien à l'examen clinique, si les examens de dépistage prescrits sont négatifs, ce qui est fréquent, comment répondre à cette demande d'arrêt de travail ?

3 « Je suis sans cesse fatiguée ; me reposer n'y change rien ; les forces s'en vont : je suis trop vieille ; je ne sers plus à rien ; j'ai l'impression d'être un poids pour mes enfants. »

À 80 ans, sans pathologie notable… ? La dépréciation de soi-même doit faire rechercher un état dépressif, très améliorable par un traitement antidépresseur.

4 On a 12 ans, et un rhume. On a mal dormi. C'est dur de se lever pour partir en classe. « Allons, debout, il faut se forcer dans la vie ».

Depuis toujours, l'humanité se force à continuer. La fatigue fait partie du quotidien de beaucoup de gens. Aussi, s'en plaindre entraîne une stigmatisation* (on est montré du doigt, rejeté) : « il n'a pas de courage ».

5 Il a 18 ans, vient de terminer un match de rugby. Épuisé, il reste assis un moment au vestiaire avant de retirer ses chaussures. À la douche, il est étonné de se trouver des bleus : il n'a pas senti les coups. Il n'a pas non plus senti la fatigue. C'est maintenant qu'il a mal, et qu'il a du mal à redémarrer. Après la douche, il est content de lui.

Paradoxalement il se sent à la fois fatigué, et traversé d'un flux d'énergie : une « saine fatigue » physique et l'énergie psychique que donne le sentiment d'être en accord avec soi-même, dans sa norme intime. Il se dit « j'avais besoin de me dépenser à fond ».

Définition

L'énergie, c'est ce qui donne le courage et la force de vivre. Sa défaillance, c'est la fatigue, qui, racontée au médecin, est le vécu pénible d'une incapacité, persistante après repos, à accomplir ce qu'on estime être sa vie.

La fatigue est la plus banale des plaintes qu'entend le médecin...

Comme la douleur, elle est utile car appelant le repos. Elle fait partie de la vie (ex. 4), passe volontiers inaperçue dans l'action (ex. 5), mais inquiète, et suscite une souffrance si elle persiste après repos (ex. 1) ou survient sans raison. Elle n'est pas objectivable, bien qu'elle altère l'attitude et la mimique. Seul le sujet est habilité à dire quel est le degré de sa fatigue (ex. 2).

Contrairement à la douleur, elle n'oriente pas l'examen médical car elle est **systémique** (globale, y compris psychique). Elle est dépourvue de spécificité (on l'observe dans toutes sortes de maladies, et plus souvent sans aucune maladie). Elle se traite mal.

Aussi, le médecin ne peut pas « en faire grand-chose » (ex. 2).

La nature de la souffrance que suscite la fatigue est liée à l'écart existant entre les capacités ressenties, et ce que le sujet considère comme sa norme* personnelle (norme intime) (ex. 1 et citation). Elle altère les projets dès leurs représentations préliminaires (ex. 2).

L'énergie

C'est ce qui nous fait lever le matin, tenir debout, désirer, entreprendre. Son manque, c'est la fatigue.

On a cherché à l'énergie une forme. Elle est souvent imaginée comme un fluide immatériel, qui circule dans des canaux invisibles.

Dans la médecine positiviste*, elle s'interprète en termes de thermodynamique.

Dans l'imaginaire populaire, elle est associée au sang, à la sexualité. Anémie et pâleur sont synonymes de manque d'énergie. On pense y remédier par les viandes rouges, le vin.

En psychologie, l'énergie est de l'ordre du désir (énergie libidinale). Elle trouve son origine dans les pulsions. Si celles-ci sont l'objet d'un refoulement, elles gardent cependant leur énergie créant des conflits intérieurs épuisants (fatigue névrotique).

La fatigue est un des signes de la dépression* (ex. 3).

Citation

Étrange associée à ma vie ! [...] *Récompense de tant de marches, de gestes et de paroles jetées à des êtres dont je n'ai pas retenu le nom, elle demeure comme le souvenir de leur passage, et du mien. Et si je redoute encore la mort, malgré la certitude d'un néant mérité, c'est par crainte que rien ne subsiste du merveilleux fardeau accroché à mes épaules.*

Jean Reverzy, *Place des angoisses*

Pascal Maire

Fin/Finalité/Téléologie

→ Liens : *Causalité, Connaissance*

Exemples concrets

1 « Sa fin était proche, il a rendu son dernier souffle… »

Si une définition de la vie est le temps écoulé entre la naissance et la mort, si la naissance d'un vivant est facile à dater (pour l'homme, l'éthique* nécessite de la distinguer de la conception), la définition de la mort* biologique de l'homme a évolué du dernier souffle au tracé plat de l'électroencéphalogramme, en passant par le dernier battement du cœur. Quant à l'euthanasie*, elle est illégale en France : le recours au poison étant interdit, tant au malade en fin de vie qu'à son entourage et au médecin pour exaucer leurs souhaits.

2 Dans le Vidal, les indications d'une spécialité mentionnent : « 1. hypercholestérolémie, 2. prévention secondaire de l'infarctus du myocarde en cas d'hypercholestérolémie modérée… »

Un médicament* développé à l'origine pour diminuer la concentration trop élevée en cholestérol du sang, est souvent prescrit par le généraliste avec des intentions plus globales : diminuer les risques de mortalité résultant de cette anomalie biochimique qui favorise à long terme accidents cardiaques ou ischémiques. C'est au prescripteur de s'assurer que ce traitement préventif est bien perçu par l'apparemment bien portant — en fait un malade qui s'ignore —, et dont les finalités immédiates, notamment alimentaires, risquent de contrecarrer les intentions finales de traitement. Remarquons au passage que les biologistes fondamentalistes, à la différence des cliniciens, se défendent toujours *in fine* d'avoir eu besoin de recourir à la notion de finalité dans l'élaboration de leurs théories : elle n'aurait été en fait qu'un simple fil conducteur pour leur réflexion.

3 « Telle bonne d'enfant, qui s'acquitte parfaitement des devoirs de sa charge, n'est informée de son hypotension que par les troubles neurovégétatifs qu'elle éprouve, le jour où elle est emmenée en villégiature à la montagne. » Georges Canguilhem, *Le Normal et le Pathologique*.

Le but du vivant n'est pas tant, selon Canguilhem, de maintenir la normalité, que d'être capable de normativité, c'est-à-dire d'adaptation à des conditions fluctuantes du milieu extérieur, voire dans le cas de l'homme, d'actions sur ce milieu, individuelles, sociales ou culturelles.

Définition

Une fin est le moment à partir duquel une chose n'est plus ; pour un vivant, c'est le terme de la vie, la mort. La finalité est un but d'existence. La téléologie est une doctrine pour laquelle le monde obéit à une finalité.

Chez un être pensant, la finalité est le « pourquoi » d'une action volontaire, ce qui le conduit à considérer, de prime abord, comme pourvues de sens — finalisées — les structures, fonctions ou comportements du vivant, de la nature. Il semble nécessaire de compléter, en biologie, la notion de causalité, nécessaire à toute connaissance, tout particulièrement en physique et en chimie, par celle de finalité.

Pour Platon, un démiurge (nom donné à l'ordonnateur du monde) construit de façon ordonnée le monde matériel du devenir, conformément à la raison* (téléologie), selon l'archétype des Idées.

Pour Aristote, les *Idées* ne sont d'aucun secours pour la science des autres êtres, ni pour expliquer leur existence, c'est l'essence (ce qui fait qu'une chose ou un être est ce qu'il est, par opposition à l'existence) des choses qui est immanente (qui agit, qui existe dans). L'essence de la chose se déploie dans la série de ses manifestations : tout développement présuppose un but (téléologie) selon lequel la substance progresse en se déployant du possible au réel, dans le monde terrestre du devenir. Quatre causes sont assignées à ce développement : formelle (le plan), finale (le but), efficiente (le moteur) et matérielle (le matériau).

Kant critique la pensée téléologique en étudiant les limites de la finalité dans la compréhension des processus naturels, notamment biologiques : pour le vivant, l'effet est à nouveau la cause, l'être vivant est alternativement cause et effet du processus.

Claude Bernard s'est affranchi du « pourquoi », en ne s'intéressant qu'au « comment » du fonctionnement de l'organisme vivant constitué.

Cause finale et finalité seraient ainsi des notions pour le moins dépassées ; mais les concepts de milieu intérieur puis d'homéostasie, développée ensuite par Cannon, ne réintroduisent-ils pas implicitement une certaine forme de finalité ?

D'autant plus que dans notre monde de haute technologie, tout objet complexe manufacturé est tout à la fois initialement finalisé par l'homme et susceptible d'un fonctionnement limité.

Citations

Le savant n'a pas à introduire Dieu ni l'âme dans sa science.
Claude Bernard, *Fonds Cl. Bernard – Collège de France*

Le déterminisme est le vrai principe scientifique. J'ai, je crois, le premier, introduit ce mot dans la science, mais il a été employé par les philosophes dans un autre sens.
Claude Bernard, *Pensées*

Folie

→ Liens : *Cognition, Comportement, Dépression*

Exemples concrets

1 Jean L, 20 ans, étudiant, tient depuis 7 mois des propos incohérents en rapport avec un complot ourdi contre lui. Il déambule jour et nuit dans le domicile familial. Rien de particulier ne semble avoir précédé ces changements. Ses parents le font hospitaliser en psychiatrie où on diagnostique une schizophrénie.

C'est le changement flagrant de comportement qui a permis à l'entourage de se rendre compte de sa souffrance et de le faire prendre en charge. Ce qui est appelé couramment « folie » correspond à plusieurs maladies* identifiables selon des critères précis ; ici il s'agit d'une schizophrénie (trouble chronique dont le diagnostic ne peut être posé qu'après 6 mois d'évolution).

2 Depuis quelques jours, H. F. 38 ans passe ses nuits à échafauder des projets ambitieux et ses journées en recherches d'emploi. Il parle beaucoup, sans rien écouter. Son activité incessante épuise sa famille qui n'a d'autre recours que de le faire hospitaliser sous contrainte en psychiatrie. Trois ans plus tôt, il avait présenté un épisode similaire, résolutif en quelques semaines, qui avait aussi nécessité de l'hospitaliser contre son gré. Le diagnostic retenu est celui d'épisode maniaque dans le cadre d'un trouble bipolaire.

Comme dans l'exemple 1, ce qui a frappé l'entourage, c'est le caractère inadéquat des actions entreprises. Mais leur évolution est différente : les troubles bipolaires sont intermittents, alors que l'évolution de la schizophrénie est continue.

3 Émilie, 23 ans, sans antécédent, démissionne brutalement de son emploi de serveuse. Par ailleurs, elle déclare à ses parents qu'elle n'est pas leur fille. Selon ce que lui ont dit des voix qu'elle est la seule à entendre, elle descendrait de la reine d'Angleterre. Son discours est devenu non seulement inadapté, mais également peu explicite. Elle semble avoir perdu ses repères, à la fois à son domicile, dans la rue, ainsi que dans la journée (elle réclame son petit-déjeuner le soir). Dans sa chambre, ses parents trouvent du haschich. Ils demandent son hospitalisation sans son consentement et un diagnostic de trouble psychotique induit par le cannabis est confirmé par le dosage urinaire de ce toxique.

Le facteur toxique est-il suffisant à déclencher l'épisode à lui seul ou doit-il se conjuguer avec une fragilité du sujet ?

Définition

Le langage courant désigne par le terme folie la manifestation d'un comportement ou d'un discours très nettement excessif ou totalement inadapté au contexte.

La folie est une perturbation profonde du comportement qui traduit une grave altération des processus de pensée (encore appelés processus cognitifs). Ceci aboutit à un bouleversement du vécu du sujet (cf. citation), parfois des hallucinations (c'est-à-dire des sensations sans stimulation des organes des sens, les plus fréquentes étant les hallucinations verbales).

Le terme populaire « folie » recouvre approximativement le concept de psychose : un ensemble d'affections aiguës ou chroniques définies par une atteinte sévère du sens de soi et de la réalité*. Les exemples en illustrent 3 types : la schizophrénie, le trouble bipolaire et les psychoses induites. Il en existe d'autres, aussi bien aiguës que chroniques.

La schizophrénie (ex. 1) est la forme de psychose chronique la mieux individualisée et la plus fréquente. Elle est caractérisée par des hallucinations verbales, un délire mal systématisé comprenant la sensation d'être contrôlé par autrui, une désorganisation des idées et du comportement et des difficultés à gérer les relations interpersonnelles. Il s'y associe de graves difficultés sociales et un risque de suicide. Elle doit être prise en charge le plus vite possible...

Le trouble bipolaire (anciennement psychose maniaco-dépressive) est un trouble cyclique au cours duquel peuvent alterner deux types d'accès :

- dépressif, où l'on observe un ralentissement du comportement et de l'idéation associés à de la tristesse ;
- maniaque, où l'on observe une accélération du comportement et de l'idéation avec parfois un sentiment de toute-puissance. On peut alors observer des manifestations de folie (ex. 2).

Enfin, des symptômes psychotiques peuvent être provoqués par la prise de drogues telles que le cannabis (ex. 3), l'héroïne, l'amphétamine, l'alcool, la cocaïne, etc.

Toutes ces manifestations peuvent s'exprimer avec une intensité plus ou moins importante, posant la question d'un continuum entre la « normalité » et la folie : ce serait l'intensité des troubles qui définirait la psychose plutôt que des caractéristiques spécifiques.

Citation

Faculté d'attention diminuée jusqu'à un état de pénombre ;
le monde extérieur prend un aspect purement symbolique, un aspect d'archétype totalement confus, fait d'éléments dépourvus de conscience.

Philip K. Dick, *Le Maître du Haut Château*

Philippe Bagros

Guérison

➔ Liens : *Norme, Psychosomatique, Souffrance, Systémique, Norme intime, Récits de vie, Ontologie.*

Exemples concrets

1 Il dit : « j'ai mal à l'estomac. Cela obscurcit ma vie ». Un médicament gomme cette douleur. Mais reviendra-t-elle ? À la fibroscopie, on trouve un ulcère. Il raconte cela avec un lapsus : « on m'a trouvé une petite liaison (pour lésion) ». Il s'en aperçoit mais n'en dit pas plus ; le médecin non plus. Un traitement prolongé fera disparaître la lésion. Mais la maladie ulcéreuse est chronique : il y aura des récidives. Il y a du psychosomatique... mais il n'empêche qu'il faudra surveiller car ce terrain prédispose au cancer de l'estomac.

Guérison de la souffrance, puis de la lésion, mais pas de la maladie. Crise à accompagner… en ne disant rien. Le médecin peut-il dissocier tout cela ?

2 Dans un centre d'hémodialyse, il y avait un enfant adorable, Luc. Il était la mascotte du service, et la fierté de ses parents, que l'on admirait. C'était un bon malade, si rassurant. Mais il ne grandissait pas. C'était la conséquence de sa maladie rénale. Il avait 17 ans et en paraissait 10. Une greffe rénale lui a fait quitter le centre de dialyse, et il a fait enfin sa puberté. Mais il a perdu sa voix pure et est devenu barbu, tout en restant très petit. Devenu adolescent, il est entré en conflit avec ses parents, qui ont cessé d'être gratifiés par la maladie.

La greffe ne crée pas un retour à l'état d'avant la maladie, mais les désordres biologiques sont moindres, et la dépendance au traitement s'allège. La puberté accomplie est un élément d'une guérison, car c'est le cours de la vie. C'est aussi une crise nécessaire. L'épilogue est qu'il est devenu un jeune adulte accompli, selon sa norme intime.

3 Un urologue voit un homme de 65 ans pour de l'inconfort à uriner. Diverses explorations s'en suivent. Il tarde à parler d'une angoisse sexuelle qui paraît pourtant le préoccuper davantage. « Craignez-vous de ne pas satisfaire votre épouse ? » Elle a son âge et ne se soucie plus de cela. Il n'y a d'ailleurs personne d'autre à satisfaire. Mais il est toujours à la recherche de stimulations. L'urologue est concurrencé par les sex-shops. La consommation de santé de cet homme s'étend ensuite au cardiologue.

Ces médecins sont témoins d'une crise : l'entrée dans le troisième âge. Quand il l'aura acceptée, il y trouvera un bel âge, car il est en excellente santé.

Définition

C'est la reprise du cours de la vie après que celui-ci a été dérangé par quelque chose qui est attribué au corps, ou à un dérèglement de l'esprit.

On croit souvent à tort :

– qu'on peut dire seul « je suis guéri », alors qu'on a besoin de l'accord de la société et du médecin ;

– qu'on attend du médecin surtout la guérison, alors qu'on veut aussi être soigné ;

– que la guérison est un retour à l'état antérieur.

Il y a 3 **paradigmes** de la guérison.

Le paradigme de la lésion ou du dysfonctionnement

Il signifie « faire disparaître la lésion, réparer la panne, redevenir comme avant ».

Le paradigme de la souffrance (d'abord contrôler la douleur)

Mais la souffrance, c'est beaucoup le vécu d'un écart survenu entre « comment on voyait sa vie » et « la vie maintenant ». Le fil du récit de vie est rompu, compromettant les représentations de l'avenir. Il y a perte de sens. Guérir, c'est renouer ce fil. Pour reprendre le récit, et retrouver du sens, il faut nommer et expliquer la perturbation.

Le paradigme de la crise

Souvent, on préfère rester dans sa souffrance connue que changer, le changement faisant redouter une souffrance plus grande. La crise, c'est l'arrivée du changement. Elle est toujours systémique (globale). Si ce changement est nécessaire, la crise est salutaire, prioritaire sur la souffrance.

La résolution de la crise s'accompagne de l'accès à une nouvelle norme intime : ce sentiment qui fait dire « pour moi, maintenant et ici, cela va »... Cela ne peut être transmis : le médecin n'est ici qu'un accompagnateur* du travail normatif de son patient. Le patient ne peut pas non plus prévoir sa future norme intime, car c'est un vécu... S'il est guéri, il dira : « ce n'est pas ce que je réclamais au début ; et cependant, c'est ainsi que je me sens moi-même, dans mon histoire ». Avec le comblement de l'écart à la norme intime disparaît la souffrance. Cet état ne peut être atteint de façon stable : il y a de l'inguérissable dans l'humain. La vie*, c'est une alternance de crises et de temps figé...

La maladie* est souvent le facteur déclenchant ou l'occasion d'une crise, à laquelle le médecin est présent « de surcroît ». Elle peut aussi être la conséquence d'une crise, en tout cas une opportunité à saisir.

Citations

Guérir, c'est permettre à chacun d'accéder au moment où le souci de son organisme cesse de borner ses horizons vitaux.

Dominique Lecourt

Guérir, c'est acquérir une nouvelle norme de vie, qui est parfois meilleure que la précédente.

Georges Canguilhem

Anne-Marie Begué-Simon

Handicap

→ Liens : *Concept, Environnement.*

Exemples concrets

1 M. Loroux a été chaudronnier à une époque où on ne tenait aucun compte de l'agression sonore. L'intervention des médecins du travail a amélioré cette situation, mais il a gardé une déficience auditive. À la maison, il fait rarement répéter. Mais s'il y a du bruit, par exemple au café, il n'entend pas ce qui se dit dans une conversation à plusieurs. C'est son incapacité, jugée modeste. Une prothèse auditive s'avère très inconfortable dans ces conditions d'écoute. Mais sa passion c'est la vie syndicale, ou il a acquis des fonctions valorisantes dont la perte prévisible l'angoisse. C'est son handicap. Va-t-on le suivre dans sa demande d'une prothèse très coûteuse ?

Ainsi une même déficience crée une incapacité variable selon les circonstances. Souvent une personne âgée s'enferme en elle-même parce qu'elle craint de faire trop répéter, n'entend rien de ce qu'on lui dit au guichet d'une administration. On peut réduire voir faire disparaître le handicap dans une société lorsqu'elle prend en compte les incapacités et les aspirations de l'individu.

2 Un légionnaire a eu en 1980, étant en service, une fracture du fémur compliquée d'une infection qui persiste quatre ans plus tard. N'ayant plus de ressources pour assurer les soins, et devenu inapte à l'exercice de son ancien métier de tourneur, il demande l'aide sociale. Mais à aucun moment pendant ces 4 années de soins il n'a été question de reclassement professionnel. Ceci devient finalement possible grâce à l'intervention d'un médecin du travail qui exerce aussi dans une structure spécialisée dans l'orientation professionnelle.

L'incapacité n'a pas changé. Mais l'impossibilité d'assurer son indépendance économique (appelé aussi désavantage économique dans la classification internationale, ici le handicap) a disparu avec le reclassement professionnel.

3 Pour informer un couple de la cause des convulsions de leur premier bébé, le pédiatre parle d'une maladie dégénérative « extrêmement grave ». Les parents ne réalisent pas ce que « grave » signifie. Ils viennent le demander : « J. F est anormal. Je pense que vous êtes au courant : il est irrécupérable. D'ici un an il n'existera plus. »

Le mot « anormal » associé au prénom a un poids énorme. L'annonce d'un handicap a un retentissement psychologique insoupçonné sur les parents. Gêné, le médecin a omis le contexte (lieu de l'entretien, présence sans réserve), la progressivité de l'annonce nécessaire.

Définition

Le handicap est un phénomène social qui décrit une interaction entre exigences du milieu et caractéristiques de fonctionnement d'un individu. Le handicap met l'accent sur l'environnement, questionne l'action sociale et l'éthique d'une société.

L'erreur courante est de confondre le handicap avec la personne : dire « un handicapé » comme si la déficience définissait l'identité parce que c'est la première chose qu'on voit. Il faut procéder à l'inverse : c'est Monsieur untel, qui parmi tout ce qui fait ce qu'il est, et pourquoi on l'apprécie, a quelque chose qui le gêne dans sa vie, et qui se voit au point qu'on a tendance à le regarder (voir stigmatisation) comme n'appartenant pas au groupe social.

Les travaux de Wood permettent de relativiser les déficiences physiques ou psychiques par rapport au social et ont abouti à la Classification Internationale des Déficiences, Incapacités et Handicaps (CIDIH). Ce cadre conceptuel (un concept est un outil intellectuel) a eu tout au long des années 1980, un impact international très important sur le développement des interventions publiques à l'égard des personnes ayant des incapacités.

Le manuel de la CIDIH précise les trois concepts suivants :

- **La déficience** : « [...] correspond à toute perte de substance ou altération d'une structure ou fonction psychologique, physiologique ou anatomique. »
- **L'incapacité** : « [...] à toute réduction (résultant d'une déficience) partielle ou totale, de la capacité d'accomplir une activité d'une façon ou dans les limites considérées comme normales pour un être humain. »
- **Le handicap ou désavantage** : « [...] pour un individu donné résulte d'une déficience ou d'une incapacité qui limite ou interdit l'accomplissement d'un rôle normal (en rapport avec l'âge, le sexe, les facteurs sociaux et culturels). »

Ce modèle novateur retient une relation causale entre chaque niveau mais linéaire.

La CIDIH introduit l'environnement comme domaine susceptible de réduire la participation sociale des individus présentant des déficiences et ou des incapacités.

La classification internationale du fonctionnement, du handicap et de la santé ayant remplacé la CIDIH (CIH-2, 2000) repose sur l'intégration de deux modèles du handicap : le modèle médical dans lequel le handicap est perçu comme un attribut de la personne, conséquence d'un accident, d'une maladie ou d'un autre problème de santé et le modèle social dans lequel le handicap est conçu comme un problème créé par la société Dans cette conception, le handicap devient une question de droits de la personne et appelle un changement sociétal.

Citation

« Pour comprendre la différence, ce n'est pas la différence qu'il convient de regarder mais bien l'ordinaire. »

E. GOFFMAN,
Stigmates. Les usages sociaux des handicaps,
1975, Ed. Minuit.

Catherine Draperi

Herméneutique

➔ Liens : *Accompagnement, Causalité, Guérison, Identité, Sens, Récits de vie*

Exemples concrets

1 Une femme émigrée du Viêtnam aux États-Unis en 1975 consulte pour une sensation très douloureuse de « poids sur la poitrine ». Le médecin pense d'abord à un problème cardiaque, qui ne se vérifie pas organiquement ; puis, sous l'impulsion d'anthropologues, il suscite le récit de son mal-être par la patiente. Celle-ci évoque sa tristesse d'avoir quitté le Viêtnam, la rudesse de son existence (notamment le port de poids très lourds dans sa jeunesse), le souvenir d'avoir été battue par son mari. Le diagnostic s'oriente vers la dépression, qui ne se manifeste pas à travers les mêmes symptômes corporels en Occident.

Le récit inscrit le mal-être dans une histoire originale ; il donne une orientation à la description à partir de l'expérience vécue, et fournit plusieurs possibilités de lecture au médecin : le récit ne donne pas seulement des informations objectives, mais aussi des éléments de compréhension de la situation du malade.

2 Mlle M a des hallucinations récurrentes évoquant une scène pénible vécue avec son père, qui a déterminé la suite de son existence et continue à la remplir d'angoisse. Le diagnostic d'épilepsie primitive généralisée est posé.

La singularité des hallucinations visuelles, relative à l'histoire personnelle, témoigne de ce que la maladie n'est pas seulement une réalité objective, mais aussi une réalité traversée de sens. La situation du corps propre (du corps* singulier, propre à quelqu'un) implique une prise en charge qui tienne compte de ces deux dimensions, physiologique et signifiante, qu'exprime le récit.

3 M. H présente une escalade de troubles psychosomatiques*. Il a assumé avec beaucoup de sollicitude pendant 40 ans les difficultés de sa femme, suivie en psychiatrie, et de son fils unique alcoolique ; celui-ci vient de provoquer une mort d'homme en conduisant en état d'ébriété. Un doute ancien concernant sa paternité génétique l'a assailli ; il vient voir son médecin traitant pour demander un test génétique, faute de quoi il se suiciderait.

Ce cas témoigne de l'ambivalence de la demande formulée (demande de technique, ou d'aide ?), et de la nécessité de comprendre le sens d'un mal-être, la façon dont il s'inscrit dans l'histoire personnelle, tant pour accéder à la logique des troubles présentés, que pour pouvoir l'évoquer avec le patient lorsqu'il formule une exigence de ce type.

Définition

L'herméneutique désigne le travail d'interprétation des récits ; le narratif, c'est-à-dire l'acte de raconter une histoire de vie, rend compte de la temporalité dans laquelle s'inscrivent une existence, et singulièrement, une souffrance.

Des mots et des maux…

Les malades se présentent en consultation avec une demande qui traduit souvent en termes symboliques un mal-être dont le médecin devra rechercher les indices en suscitant un récit plus circonstancié. Il se trouve alors confronté à une personne qui lui livre une souffrance* impliquée dans une histoire.

De la volonté d'explication à l'exigence de compréhension…

L'anthropologie* contemporaine emprunte des notions à la philosophie herméneutique pour aborder le récit subjectif souvent éclairant, voire indispensable pour comprendre un mal-être ou un comportement de santé à première vue incohérent.

La rencontre de la maladie, c'est d'abord l'épreuve du surgissement de l'absurde.

Qu'avons-nous fait pour mériter cela ? Cette question témoigne de la nécessité de trouver du sens à cette rupture en l'inscrivant dans son histoire. Cette histoire inscrit des événements, des émotions, des détails qui, vus de l'extérieur, peuvent apparaître sans rapport, dans une causalité reconstruite. Se mettre à l'écoute du récit, c'est s'efforcer de décrypter ce fil rouge qui donne à l'épreuve vécue son sens et permet d'accéder à sa logique : ce que la philosophie herméneutique désigne comme « la mise en intrigue », c'est-à-dire l'organisation d'une histoire autour d'un fil directeur…

Le récit appelle une interprétation…

Le propre de l'histoire personnelle telle qu'elle est narrée au médecin, c'est son inachèvement, et l'attente d'une issue heureuse à laquelle on demande au médecin de contribuer. Elle est donc menée au subjonctif, exprimant des possibilités plutôt que des certitudes : on appelle « subjonctivant » cet aspect des récits des patients qui laisse une large place à l'interprétation.

[…] qui nécessite une attention au contexte culturel et à l'ensemble des références dans lesquels se raconte une souffrance singulière.

Celle-ci s'exprime à travers un ensemble de notions et de symboles qui constituent un réseau de sens : ce que l'on nomme un « réseau sémantique ». Enfin, le sujet ne peut se raconter sans impliquer les autres : le récit nous dit aussi quelque chose de l'inscription de la personne et de son mal-être dans un monde social.

Citation

Partout où le sens se constitue dans une tradition et exige une traduction, l'interprétation est à l'œuvre.

Paul Ricœur, *Lectures 2*

Gilles Freyer

Hétéronomie

→ Liens : *Autonomie, Nature, Norme, Éthique/Morale*

Exemples concrets

1 Ce gynécologue est sollicité par deux femmes d'une trentaine d'années, qui vivent ensemble depuis 5 ans, assument parfaitement leur homosexualité et se déclarent prêtes à élever un enfant. Elles sollicitent une assistance à la procréation, sous la forme d'un don de sperme. Cela est-il possible en France ?

Non, cela est explicitement interdit par le code de la santé publique, qui énonce que l'assistance médicale à la procréation (AMP) est réservée aux couples composés d'un homme et d'une femme en âge de procréer, mariés ou capables d'apporter la preuve d'une vie commune.

2 Dans ces conditions, un couple marié peut-il demander une assistance à la procréation si la femme est ménopausée ?

Non, comme indiqué ci-dessus, ces techniques sont réservées aux couples qui « normalement » procréeraient s'ils ne devaient pas, du fait d'une stérilité, avoir recours à l'AMP.

3 La législation française serait-elle donc homophobe ou « jeuniste » ?

Contrairement à l'éthicien, le législateur n'a pas à donner la justification de ses choix, mais cela ne nous empêche pas de les rechercher. Ici, l'orientation morale sous-jacente est clairement *hétéronomique* et *naturaliste*. La source de la morale est extérieure à la volonté humaine (hétéronomie) : c'est la nature elle-même qui sert de référence (norme morale), puisque la procréation naturelle a lieu, en effet, entre un homme et une femme en général assez jeunes. La nature est donc ici considérée comme le modèle à suivre, y compris lorsque la procréation se déroule dans un cadre artificiel, ce que contestent les tenants de morales autonomiques (la norme morale pourrait découler de la volonté humaine et non de la nature), en l'occurrence par exemple, certaines associations d'homosexuels militants.

4 Pourtant, en autorisant l'interruption volontaire de grossesse [IVG], le législateur va à l'encontre de la loi naturelle.

C'est exact, d'où l'âpreté des débats qui ont précédé le vote de la loi Veil (1976). On a pris ici la mesure de la détresse des femmes : l'impossibilité d'élever un enfant a été jugée plus néfaste que l'interruption de la vie d'un embryon avant 12 semaines. Une petite dose d'*utilitarisme* a été introduite dans la loi (pesée des inconvénients et avantages d'un choix moral au regard des conséquences de ce choix).

Définition

Référence morale normative extérieure à l'homme (de ***hétéros***, un autre et ***nomia***, législation) : la nature, la loi divine.

Dans le domaine du vivant et compte tenu, notamment, de la fulgurante percée des technologies biomédicales, nous sommes confrontés à la nécessité d'opérer des choix moraux, dans des domaines aussi divers que la procréatique, les expérimentations sur l'homme, les manipulations du génome, les neurosciences, les greffes d'organe...

Il importe donc de disposer de **normes morales**, donc de modèles implicites sur lesquels appuyer nos décisions.

La conception hétéronomique de la morale (ex. 1, 2 et 3) remonte sans aucun doute à la philosophie grecque et en particulier à Aristote. Elle s'intègre à une vision cosmogonique du monde : l'homme est un élément d'une nature par essence parfaite. La morale se situe donc au-delà de la volonté humaine, c'est presque une esthétique.

Une morale hétéronomique est-elle nécessairement naturaliste ?

Non. Une morale très classiquement hétéronomique est la morale chrétienne, qui se réfère aux Écritures saintes et aux Commandements divins. Dans cette morale, le caractère sacré de la vie humaine est exprimé, non en référence à la perfection naturelle, mais à l'impératif : « Tu ne tueras point ».

Cette référence à la nature n'est-elle pas un peu désuète aujourd'hui ?

Il est difficile de se réclamer en effet d'une cosmogonie comme à l'époque de Aristote, surtout depuis que Descartes a inauguré le « désenchantement du Monde » ! Actuellement, surtout au travers de certains courants de pensée écologistes, la nature est pensée comme le monde de l'homme, un habitat qu'il faut préserver pour sauver l'espèce humaine. Le chef de file de cette école philosophique est l'Allemand Hans Jonas, qui, dans *Le Principe Responsabilité*, introduit la notion de devoir envers les générations futures, qu'il convient de protéger à tout prix contre les dérives potentielles liées aux progrès* des sciences et techniques. Certaines de ces conséquences sont par nature imprévisibles, d'où le **principe de précaution** qui implique que le progrès technologique doive être entravé, même au nom de la prévention de dangers hypothétiques (OGM, clonage des mammifères...).

Citation

Agis de telle sorte que les effets de ton action soient compatibles avec la permanence d'une vie authentiquement humaine sur Terre.

Hans Jonas, *Le Principe Responsabilité*

Jérôme Goffette

Homme/Humanité

→ Liens : *Corps, Déontologie, Dignité, Droit, Deshumanisation*

Exemples concrets

1 L'homme [*homo sapiens*] est une espèce appartenant à l'ordre des primates, classe des mammifères. Il se caractérise par la station verticale et le volume de son cerveau.

Cet exemple montre l'approche scientifique de l'homme, comme espèce naturelle à laquelle nous appartenons. Il s'agit à la fois de le classer parmi les êtres vivants et de le décrire dans ses caractéristiques naturelles les plus évidentes : conscience, langage, main déliée, posture redressée, etc.

2 Tout homme doit être soigné avec la même conscience par le médecin.

La *Déclaration universelle des droits de l'homme* (1948) affirme ceci : « Tous les êtres humains naissent libres et égaux en dignité et en droits. Ils sont doués de raison et de conscience* et doivent agir les uns envers les autres dans un esprit de fraternité » (art. 1). Pour l'exercice médical, cela signifie qu'on doit une même qualité de soin à tous les patients (art. 7 du code de déontologie médicale). Le médecin doit considérer avec la même attention le pauvre et le riche, le nouveau-né et l'adulte, le patient laid et le séduisant, le malade psychiatrique et le gai luron, l'alcoolique et l'ascète, le vieillard cachectique et l'enfant aux boucles blondes, etc.

3 « Ce médecin a su faire preuve de beaucoup d'humanité » dit-on parfois.

Dans ce cas, par « humanité », il faut entendre un sentiment de bienveillance, de générosité. Sans atteindre ce degré, l'article 32 du code de déontologie médicale dit que le médecin doit assurer des soins « dévoués » aux patients. En fait, toute la médecine, en tant qu'activité d'aide, repose sur une certaine idée de solidarité humaine. Face à la mort et à la souffrance, l'indifférence est une abomination, la bienveillance une exigence.

4 Les hommes viennent plus rarement que les femmes en consultation. Leur répugnance à se confier fait que leurs maladies, à ce moment, sont souvent plus graves.

Dans cet exemple, « les hommes » désignent seulement les êtres humains masculins. Sans exagérer les différences, il faut savoir que certaines maladies concernent plutôt les femmes ou plutôt les hommes, du fait des organes (cancer du sein, de la prostate) ou des comportements (toxicomanies, suicide). Par ailleurs, la différence entre hommes et femmes se traduit par des comportements parfois différents face au monde médical.

Définition

L'homme (l'humanité), au sens le plus courant, signifie la communauté des êtres capables de conscience. L'humanité signifie de même, pour chacun des individus, cette qualité commune.

Qu'est-ce qui caractérise les êtres humains ?

Cette question peut être abordée par l'approche scientifique, qui décrit l'homme dans son être naturel (ex. 1), mais la plupart du temps il est d'avantage question de l'humanité considérée en général, dans sa réalité vécue. Alors, nous trouvons des caractéristiques évidentes, telles que la capacité à être conscient, l'accès au langage*, la socialité, l'invention technique, etc.

Cette caractérisation humaine implique l'idée d'une universelle *communauté* des êtres humains, une « humanitude » commune (cf. citation de Montaigne et ex. 2). La prise de conscience de cette similarité de conditions invite à son tour à penser que nous *devons* un même respect à tous les hommes.

Cette dignité égale pour tous n'est pas une évidence. L'histoire montre que pendant des siècles, au lieu de porter l'accent sur cette fraternité humaine, on a insisté sur des séparations de conditions. L'esclave, la femme, le noir, le fou, le miséreux, etc., faisaient souvent l'objet d'un regard méprisant. De même, encore aujourd'hui dans les comportements quotidiens, il ne suffit pas d'affirmer l'égale dignité de tous, il faut s'efforcer de la réaliser.

Dans le monde médical où chacun se retrouve face à cet universel humain que sont la mort* et la souffrance*, la *considération égale de chacun* ne cesse d'être réaffirmée. Il est vrai que l'angoisse du patient, son comportement parfois étrange, sa compréhension parfois limitée, la laideur de son corps altéré par la maladie, apportent des différences supplémentaires difficiles à vivre pour le soignant. Elles ne doivent pas pour autant devenir le prétexte à la déshumanisation. Bien au contraire, c'est dans ces situations difficiles qu'on doit se souvenir des principes et qu'on doit exiger envers soi-même et envers les autres de les respecter. C'est un des principes fondamentaux de la plupart des réflexions éthiques contemporaines.

Citations

Chaque homme porte la forme entière de l'humaine condition.

Montaigne, *Essais*, III, 2

L'homme n'est pas entièrement coupable : il n'a pas commencé l'histoire ; ni tout à fait innocent, puisqu'il la continue.

Albert Camus, *L'Été*

L'homme est un animal enfermé — à l'extérieur de sa cage. Il s'agite hors de soi.

Paul Valéry, *Moralités*

Hubert Garrigue

Hôpital : travailler ensemble

➔ Liens : *Communication, Éthique, Pauvreté, Stigmatisation*

Exemples concrets

1 Le bloc opératoire commun de l'hôpital est considéré par tous comme inefficace : les chirurgiens se plaignent de ne pas pouvoir opérer leurs patients dans des délais corrects ; les anesthésistes se plaignent de ne pas avoir toujours vu le patient en consultation avant l'intervention ; les infirmières se plaignent des dépassements d'horaires.

La solution paraît évidente à tous : il faut plus de salles d'opération et plus de personnel.

2 L'administration, interpellée, est surprise par le faible nombre d'interventions par salle comparé aux autres hôpitaux et par les demandes de mutations des infirmières.

Chacun de ces professionnels a sa légitimité. Chacun doit pouvoir s'exprimer et écouter l'autre.

Méthode

- organiser une 1re réunion pour enregistrer les doléances, les mettre par écrit,
- objectiver par des chiffres ces doléances,
- au cours d'une 2e réunion, élaborer un plan d'actions qui s'efforce de concilier les contraintes des uns et des autres,
- valider le plan d'action au cours d'une 3e réunion,
- faire un bilan 6 mois après.

Cette méthode amène chacun à :

- objectiver ses critiques, ce qui permet de dépasser le ressenti,
- écouter les critiques des autres qui peuvent porter sur sa propre façon de faire,
- accepter un plan d'actions qui ne privilégie aucune des parties mais permet de trouver le compromis qui fait consensus.

L'hôpital est une institution séculaire parce que sa mission, prendre en charge les personnes malades, est elle-même permanente.

Cette institution est animée par des hommes et des femmes qui sont tous et toutes au service de cette mission. Ces hommes et ces femmes ont des formations différentes, des rôles différents, des manières d'être différentes. Le management a pour objectif de permettre un fonctionnement cohérent de ce collectif caractérisé par sa diversité, sa pluralité de légitimités.

Le management s'exerce à tous les niveaux :

- le niveau central de l'hôpital
- le niveau intermédiaire du pôle
- le niveau de l'unité de soins.

À tous ces niveaux, nous retrouvons cette problématique essentielle : comment faire en sorte qu'un groupe humain serve avec efficacité la mission qui lui est confiée ?

Le management, pour atteindre cet objectif, respecte des principes simples et clairs :

- le processus de prise de décision est connu de tous. Ce processus intègre :

– une phase de débat, d'écoute au cours de laquelle les différentes légitimités s'expriment ;

– une phase de décision, avec un décideur identifié et une motivation exprimée ;

– une phase de mise en œuvre de la décision confiée à ceux et celles qui en sont responsables.

- Les informations utiles au débat et à la prise de décision sont portées à la connaissance de tous. Ces informations visent à objectiver le plus possible la thématique (chiffres d'activité, coût...).
- Les effets de la décision sont évalués après la mise en œuvre et l'atteinte des objectifs visés est mesurée. Cette évaluation est portée à la connaissance de tous.
- La manière d'être des décideurs (directeurs, responsable de pôle, cadres supérieurs, responsables de services ou d'unités) est exemplaire : disponibilité, écoute, motivation des décisions, participation forte au travail collectif, respect des compétences de l'Autre.

Citation

L'arrogance vient juste avant la chute.

Goethe

Philippe Gaillard

Hypocondrie

→ Liens : *Comportement, Folie, Hystérie, Psychosomatique*

Exemples concrets

1 Solange, enseignante actuellement en arrêt de maladie, vient consulter car elle est convaincue d'avoir une tumeur maligne au cerveau. Depuis plusieurs années, elle interprète la moindre céphalée, une fatigue transitoire, une fatigue visuelle, un picotement au visage... comme le signe évident de l'évolution de sa tumeur. Lors de nombreuses consultations et hospitalisations, les examens cliniques et complémentaires (imageries cérébrales multiples : tomodensitométrie, IRM...) ont montré l'absence de lésion. Ces résultats négatifs la rassurent quelques jours, puis le doute s'installe à nouveau. « Sont-ils passés à côté de la tumeur ? Elle était trop petite ou diffuse ». Parfois, Solange donne l'impression de personnifier cette tumeur qui la ronge et déjoue les examens. Rapidement, la certitude revient. Elle harcèle à nouveau ses médecins, qui n'arrivent pas à la convaincre et demandent de « guerre lasse » de nouveaux examens. Et puis « on ne sait jamais ».

En résumé, la malade apparaît concentrée sur sa maladie qui est au centre de toute sa vie, voire sa seule raison d'être. L'attention du médecin doit être attirée sur l'écart qui existe entre les doléances du malade et la répétition infructueuse des divers examens d'une part, et d'autre part l'état de santé apparemment assez bon.

Cette conviction inébranlable d'avoir une maladie grave constitue le trouble hypocondriaque ou hypocondrie.

2 En consultation, Pierre énumère en s'aidant d'un papier pour ne rien oublier, les multiples symptômes et maux dont il souffre ou a souffert : douleurs abdominales, nausées, douleurs articulaires, démangeaisons, mictions fréquentes, flou de la vision... Il évoque une spasmophilie, une thyréotoxicose, une atteinte des plexus... Il a un sentiment de détresse. Lorsqu'il ne peut pas consulter un médecin, il s'automédique et a d'ailleurs toujours avec lui une petite mallette de médicaments. Il refuse de croire les médecins qui lui assurent qu'il n'a pas de maladies organiques et ne veut pas entendre parler de psychiatrie. « Je ne suis pas fou. » Il a déjà eu de multiples interventions comme en témoignent ses cicatrices.

Pierre, à la différence de Solange, se plaint de multiples symptômes et douleurs mais il n'a pas la conviction d'avoir une maladie précise. Il évoque Argan le personnage de Molière dans *Le Malade imaginaire*. Actuellement, il recevra le diagnostic de somatisation et non d'hypocondrie.

Définition

L'hypocondrie est la croyance persistante et angoissante d'être atteint d'une maladie grave ou d'une disgrâce physique (dysmorphophobie) qui n'existe pas.

Le médecin doit s'assurer qu'une maladie organique n'existe pas. Mais il faut être prudent et rester vigilant : un malade pourra nier ou minimiser l'existence d'une affection réelle, toujours possible, au profit d'une maladie imaginaire qui fixe son attention d'une manière exclusive.

- **L'hypocondrie se différencie des préoccupations hypocondriaques banales et peu durables.**

Elles sont courantes chez les étudiants des professions de santé qui ont tendance à retrouver sur eux les signes des maladies qu'ils étudient : un ganglion évoque une maladie de Hodgkin ; une toux avec sueurs, la tuberculose, une fatigue, le sida. À la différence de l'hypocondrie maladie, ces préoccupations sont peu durables et n'interfèrent pas avec la vie personnelle ou sociale.

- **Elle se différencie aussi de la somatisation.**

Le patient se concentre sur des plaintes multiples et envahissantes sans qu'une pathologie fixe sous-jacente soit invoquée.

Parfois, les tableaux cliniques sont difficiles à classer et la distinction subtile. Il faut être prudent car dans certaines séries de cas publiés, 20 % des patients ayant reçu un diagnostic de somatisation ou de conversion révèlent dans les 5 ans une pathologie organique.

- **Elle se distingue enfin des troubles factices.**

Le patient feint des symptômes ou se provoque des blessures afin d'être pris en charge en milieu hospitalier pour se conforter dans un rôle de malade.

- **Le syndrome de Lasthénie de Fergol (d'après une héroïne de Barbey d'Aurevilly)**

La patiente s'inflige de manière cachée des saignements (par exemple en se piquant avec une aiguille à prélèvement, les veines du rectum) ce qui provoque une anémie inexpliquée avec son cortège d'explorations et d'hospitalisations.

- **Le trouble factice (syndrome de Münchhausen[1]) par procuration**

Une mère provoque une maladie factice chez son enfant, puis vient le faire examiner par un médecin avec une demande de soins prétendant qu'elle n'en connaît pas l'origine. Il s'agit d'une grave forme de maltraitance.

Citation

L'hypocondrie est la seule maladie que les hypocondriaques croient qu'ils n'ont pas.

Fred Metcalf

1. D'après le nom du célèbre baron, dont les nombreuses aventures et fanfaronnades sont célèbres.

Philippe Gaillard

Hystérie

→ Liens : *Comportement, Hypocondrie, Psychosomatique*

Exemples concrets

1 Un médecin est appelé d'urgence pour une malade qui serait « au plus mal ». Il ne connaît pas encore cette malade, ni la famille. Le médecin de famille a répondu qu'il ne pouvait pas se déplacer immédiatement. La malade est une jeune femme d'une trentaine d'années, alitée, avec une respiration rapide. Elle est agitée de secousses rapides et désordonnées des bras, des jambes, du bassin. Elle ne répond pas aux questions sans paraître réellement inconsciente. Le pouls est normal bien frappé. Il n'y a pas eu de perte des urines. Pas de morsure de la langue. La moindre palpation thoracique ou abdominale déclenche des convulsions spectaculaires. La famille dit que des états semblables sont déjà apparus à propos d'une contrariété. La malade dit après ne plus se « souvenir de rien ».

Des convulsions, accompagnées d'une perte de connaissance, d'une respiration bruyante (avec ou sans émission d'urines) devraient en premier lieu orienter vers un diagnostic d'épilepsie. Mais l'existence d'antécédents espacés, identiques, en relation avec des sollicitations extérieures diverses et contrariantes, qui jusqu'alors n'ont pas entraîné de traitement spécifique, (ajoutée peut-être au fait que le médecin de la famille ne semble pas outre mesure inquiet ?), doit orienter l'attention du nouveau médecin vers un diagnostic plus vraisemblable d'hystérie.

Néanmoins, s'il convient d'être sobre en explorations pour ne pas renforcer les comportements, il faut rester vigilant car l'hystérie ne protège pas d'une atteinte organique associée.

2 Mme W est conduite aux urgences alors qu'elle errait dans les rues sans papiers. Elle est bien orientée, présente à l'entretien, sait qu'elle est à Paris. Par contre, elle ne se souvient plus d'aucun élément de son passé : elle ne peut pas préciser son domicile, son travail, l'existence d'une famille... Elle se rend compte qu'elle n'est pas normale mais affirme ne se souvenir de rien et semble indifférente à son état. Elle est hospitalisée. Les examens cliniques et les explorations complémentaires sont normaux.

Une amnésie massive sans atteinte somatique, sans réaction catastrophique à cet état (belle indifférence) évoque une amnésie psychogène (dissociative) vraisemblablement dans le cadre d'une fugue (voyageurs sans bagage). Ces amnésies et fugues surviennent souvent dans le cadre d'événements traumatisants.

Définition

L'hystérie est une névrose associant une personnalité histrionique et des troubles fonctionnels somatiques ou psychiques, appelés troubles dissociatifs ou de conversion.

Éléments de réflexion

L'hystérie a d'abord été considérée comme une maladie du sexe féminin (d'où son nom du mot grec *hustéra* : utérus). En fait, la maladie touche les deux sexes. Freud en étudiant l'hystérie vers 1900 a entrepris l'abord psychanalytique des névroses et de l'inconscient dynamique.

La maladie, appartenant au cadre des névroses, comporte deux aspects complémentaires :

- la personnalité histrionique associant hyperexpressivité émotionnelle, suggestibilité, attitude de séduction, affectivité superficielle... (l'hystérique joue des rôles vis-à-vis d'un public réel ou imaginaire et y perd son identité) ;
- des accidents fonctionnels dissociatifs (sans base organique connue) encore qualifiés de conversion.

La variabilité des troubles défie les classifications et semble s'adapter à la médecine de son temps.

Les grandes crises individuelles ou collectives (les possédées de Loudun) sont devenues exceptionnelles en Occident.

Les troubles peuvent avoir une expression neurologique (fausse crise d'épilepsie, anesthésies, paralysies), somatique (spasmes abdominaux) ou psychique (amnésie, états seconds avec personnalité alternante, personnalité multiple).

Ces troubles ne correspondent pas à une systématisation organique mais à la représentation* sociale ou imaginaire que le patient a de son corps.

Le dernier avatar de l'hystérie (pour mieux se dissimuler ?) est sa disparition des classifications contemporaines en psychiatrie et l'éclatement de sa symptomatologie en diverses catégories de troubles : troubles dissociatifs, somatisation... Un des arguments est la fréquence des traumatismes réels (et non imaginaires comme le croyait Freud) dans les antécédents des sujets hystériques : maltraitance, abus sexuels, traumatismes... ; il s'agirait souvent d'une pathologie post-traumatique.

Si l'hystérie a disparu, les hystériques demeurent. Qu'en est-il de ces douleurs chroniques, de ces dépressions traînantes, de ces fibromyalgies mal étiquetées qui vont de médecins en médecins ?

Citation

L'hystérie, c'est lorsque le sexe prend la place du cerveau pour commander la vie.

Michel Tournier

Identité

→ Liens : *Guérison, Herméneutique, Histoire, Individu, Social, Récits de vie*

Exemples concrets

1 Après traitement d'un cancer du sein elle se regarde, nue devant sa glace. Il y a 6 mois, elle se voyait jeune femme sportive, avec une belle chevelure. Elle ne se reconnaît plus. Elle redoute qu'on lui demande de se déshabiller à sa prochaine consultation.

Le corps est essentiel à l'identité. La vue de notre corps affaibli nous projette dans notre vieillesse future. On se regarde sans indulgence, mais on donnera le change. Et peut-être le compagnon fera-t-il accepter cette nouvelle nudité.

2 Un étudiant s'étonne qu'on entre dans les chambres sans dire bonjour. À l'hôpital gériatrique, le patron saluait les patients, en les appelant par leur nom et il les regardait dans les yeux en rappelant quelque chose de leur vie : les enfants, le métier.

Le social est essentiel à l'identité.

3 « Il y a 10 ans, j'ai passé 2 mois en réanimation. Après ma sortie, on m'a dit avec un étonnement heureux "tu n'es plus la même". Auparavant, j'étais une jeune femme préoccupée surtout de sa beauté. Je me suis découvert une aptitude à soigner qui m'étonne. J'ai étudié et je suis devenue thérapeute... »

Les grandes crises identitaires, l'adolescence, la retraite, la maladie, nous changent de toutes manières. Mais à ces moments, la pâte redevient malléable : c'est une occasion à saisir !

4 Un homme d'affaires part pour l'aéroport. Accidenté, il aboutit aux urgences. Le fil est rompu ; les projets, le temps sont vides. On lui explique le calendrier opératoire ; les délais de consolidation ; ses rendez-vous sont annulés pour cause d'accident. Le fil se renoue : un avenir immédiat se dessine. Il se présente aux médecins avec le personnage de l'humour souriant.

Il ne sera pas stigmatisé* (montré du doigt) par ses collègues comme s'il avait raté l'avion : il a le statut d'accidenté. Et il trouve l'occasion de défendre son personnage.

5 Âgé de 85 ans, il entre en maison de retraite, avec une diminution motrice.

Est-il « un vieux » ? « un handicapé » ? ou M. Untel qui connaît l'épreuve de l'âge et d'un handicap*, et se fait fort de franchir cette crise identitaire.

6 Cinq ans. Amygdalectomie. « Un grand garçon ne pleure pas ! » La psychologue conseille au contraire de le traiter comme un bébé.

Elle dit qu'on peut profiter de la régression pour réparer, en rejouant « la maman du bébé », des fragilités narcissiques acquises au stade oral.

DÉFINITION

L'identité, le Soi, c'est la manière dont nous nous définissons, en nous mêmes, et parmi les autres avec la certitude de rester le même jusqu'à la fin de sa vie, tout en changeant.

Éléments de réflexion

On crée au présent sa propre image identitaire.

De chaque jour, nous retenons ce qui construit l'image à laquelle nous attribuons une valeur, notre narcissisme. Cette image, les autres nous la renvoient… ou la refusent. Ils nous disent « alors, où en es-tu ? ». Mais aussi ils parlent de nous entre eux.

On reste le même toute sa vie.

Le corps en témoigne : on se regarde dans la glace. Il change avec continuité. Il est le « fil rouge » de la vie.

Le nom aussi, accroché à nos origines. Mais l'origine, c'est surtout la certitude d'être issu de sa mère. On nous reconnaît, et on nous salue par notre nom (ex. 2). Les autres changent en même temps que nous, avec des cérémonies anniversaires.

Il en résulte un récit de vie, qui se projette dans un avenir.

Notre histoire réelle échappe à notre volonté, et s'explique mal.

Notre récit de vie, plus cohérent, s'apparente à la légende plutôt qu'à l'histoire, mais il est opérationnel car il nous construit, donne du sens. Mais il ne peut se passer du réel : notre récit est intérieur, mais il s'appuie sur de brèves vérifications.

On nous demande : « Que deviens-tu ? » Nous décrivons une suite cohérente avec notre histoire. Ainsi, avec le fil rouge de la vie, qui va dans le sens du temps, notre mémoire sélective tisse les présents successifs qui conviennent à la construction de notre personnage.

La suite, c'est notre descendance s'inscrivant dans la généalogie.

La maladie provoque une crise identitaire.

Elle peut réactiver une fragilité narcissique issue de l'enfance (cf. citation, et ex. 6). Cet événement surgi dans le présent est incontournable parce qu'il modifie brutalement le corps (ex. 1), support de l'identité : il rompt le fil rouge. Il nous détache de notre classe d'âge…

La maladie monopolise les événements du jour et si elle est grave ou chronique, fait de nous « un malade » (ex. 5) au lieu de notre personnage.

Pour renouer le fil (ex. 4), il faut réviser notre récit antérieur devenu incohérent et y inclure l'événement/maladie, accepter comme futur immédiat le calendrier des examens et du traitement. On peut alors retrouver une identité, revue et corrigée qui permet un présent et un avenir.

Citation

L'étude de l'identité devient aussi centrale à notre époque (1968) que celle de la sexualité à l'époque de Freud.

Erik Erikson

Anne-Laurence Le Faou

Idéologie

→ Liens : *Croyance, Systémique*

Exemples concrets

1 Le serment d'Hippocrate a structuré l'idéologie de la médecine. La profession de médecin aurait pu être une profession comme une autre. Or, un système de valeurs a été choisi de façon arbitraire. Par exemple : « je ne permettrai pas que des considérations de religion, de nation, de race viennent s'interposer entre mon devoir et mon patient... Je donnerai des soins gratuits à l'indigent... Ma langue taira les secrets qui me seront confiés ».

2 Dans *Le Malade imaginaire* (acte II, scène V), Thomas Diafoirus s'entretient avec Toinette, la servante, et Argan (le malade imaginaire). M. Diafoirus : « À vous en parler franchement, notre métier auprès des grands ne m'a jamais paru agréable ; et j'ai toujours trouvé qu'il valait mieux pour nous autres demeurer auprès du public. Le public est commode : vous n'avez à répondre de vos actions à personne ; et pourvu que l'on suive les règles de l'art, on ne se met point en peine de tout ce qui peut arriver ».

Les médecins de Molière sont prisonniers de leur idéologie. Ils ne cherchent pas à diagnostiquer une maladie et appliquent une vision toute faite. Le médecin d'Argan, M. Purgon à l'acte III, scène III, reproche à son patient d'avoir refusé de prendre le clystère « inventé et formé dans toutes les règles de l'art ».

3 Lyssenko, né en 1898 en Ukraine, dirigea pendant 30 ans l'agriculture russe. Il affirmait l'hérédité des caractères acquis et niait tout rôle des gènes et des chromosomes dans la transmission héréditaire. Il suivait les théories de Lamarck et s'opposait à la théorie de la sélection naturelle de Darwin. La sélection naturelle était décriée par ceux qui croyaient que Dieu était à l'origine de tout et que chaque chose possède une finalité. En Russie, de façon surprenante, le darwinisme fut décrié.

Les travaux de Mendel furent rejetés et en conséquence, l'étude de la génétique fut interdite à partir de 1948. Ce n'est qu'en 1965 que les méthodes de Lyssenko furent condamnées par la communauté scientifique de son pays.

4 Einstein affirmait : « Dieu ne joue pas aux dés ». Après avoir fait avancer scientifiquement la physique, Einstein est resté statique dans ses recherches pour des raisons idéologiques, là où Planck avancera par la théorie des quanta.

Définition

Ensemble des idées, des croyances et des doctrines propres à une époque, à une société et à une classe.

Le serment d'Hippocrate que prononce tout médecin qui vient de soutenir sa thèse d'exercice dicte la déontologie* médicale, c'est-à-dire les règles qui régissent l'exercice de la profession (ex. 1).

Les médecins du XVIIe siècle apprenaient en latin la théorie des humeurs et prescrivaient abondance de saignées et lavements. M. Purgon : « J'allais nettoyer votre corps et en évacuer entièrement les mauvaises humeurs ». Molière se moque de l'application aveugle de règles non démontrées *via* Béralde, le frère d'Argan, qui attaque le raisonnement de M. Purgon : « C'est un homme tout médecin, depuis la tête jusqu'aux pieds ; un homme qui croit à ses règles plus qu'à toutes les démonstrations de mathématiques, et qui croirait du crime à les vouloir examiner ; qui ne voit rien d'obscur dans la médecine, rien de douteux, rien de difficile ; et qui, avec une impétuosité de prévention, une raideur de confiance, une brutalité de sens commun et de raison, donne au travers des purgations et des saignées, et ne balance aucune chose ».

L'idéologie pose des *a priori* contraires à une démarche scientifique (ex. 2, 3 et 4). L'Église a défendu à cet égard la vision aristotélicienne de la Terre comme centre du monde face aux travaux scientifiques révolutionnaires de Galilée et Copernic.

Mais on n'échappe pas à l'idéologie. Ainsi, tous les débats sur l'éthique* médicale conduisent à la construction d'une idéologie. Par exemple, l'embryon est-il un être humain ou pas ? La réponse est indécidable et repose sur un choix idéologique. La recherche sur les cellules souches embryonnaires doit-elle être effectuée ? Que doit-on décider pour les embryons surnuméraires résultant de la procréation médicalement assistée ? Quelle est l'attitude de la communauté scientifique face au clonage ? Quelle doit être l'attitude du médecin face à un patient souffrant qui demande à mourir ? Quelles sont les discussions en cours sur les effets du cannabis et ses conséquences sociales et médicales ? Autant de questions à l'origine de polémiques et qui montrent bien que la médecine est un champ d'exercice dans lequel de nombreux choix idéologiques interviennent.

Le terme « idéologie » a acquis une connotation péjorative. Il traduit de nos jours le fait qu'un système évolue pour lui-même, sans rapport avec la réalité et sans qu'il puisse être critiqué.

Citation

L'idéologie, c'est ce qui pense à votre place.

Jean-François Revel

Incertitude

➔ Liens : *Décision, Probabilité, Statistique*

Exemples concrets

1 La posologie moyenne journalière d'isoniazide à administrer chez des patients tuberculeux est de 5 mg/kg ; néanmoins chez certains, des doses journalières beaucoup plus importantes sont nécessaires, alors que chez d'autres, elles doivent être fortement diminuées pour obtenir une même concentration sanguine en médicament.

Dans une population, à un instant donné, les poids sont généralement distribués selon une courbe en cloche (de Gauss) autour d'une valeur moyenne avec une certaine dispersion : c'est la raison pour laquelle, pour un grand nombre de médicaments, le Vidal propose d'adapter les posologies journalières en fonction du poids afin d'être efficace tout en évitant de trop fortes doses, toxiques. Pour d'autres spécialités, une individualisation plus précise des traitements est nécessaire : cet antituberculeux est éliminé (inactivé) lentement ou rapidement selon le phénotype du patient ; la proportion entre les deux types d'inactivateurs est variable suivant les groupes humains considérés : en Europe, les inactivateurs lents représentent 60 % de la population alors qu'en Afrique la répartition est inverse, de même que chez les Indiens d'Amérique (72 %). La probabilité qu'un tel événement (inactivation lente) se produise n'est cependant pas figée, elle est réactualisable par des informations nouvelles : par exemple, si un autre antituberculeux, le PAS, est ajouté, l'inactivation sera ralentie.

2 Efficacité d'un nouvel antihypertenseur : dans une étude clinique randomisée, prospective, contrôlée contre placebo*, les pressions artérielles ont été mesurées une fois par semaine chez 160 patients (âge moyen 55,1 ans) présentant une hypertension modérée ; la baisse des pressions artérielles est statistiquement plus élevée ($p < 0{,}05$) dans le groupe recevant la spécialité que dans le groupe placebo.

Dans cette étude, l'hypothèse provisoire était que l'antihypertenseur, toutes choses égales par ailleurs (voir ci-après) n'était pas plus efficace qu'une substance inerte (le placebo). Les résultats observés ne sont pas compatibles avec cette « hypothèse nulle ». Il existe une différence d'efficacité significative entre le nouveau traitement et le placebo avec un risque d'erreur inférieure à 5 % (« petit p » est le degré de signification du test) ; l'efficacité est ainsi démontrée.

Définition

Caractère de ce qui n'est pas assuré, prévisible.

Éléments de réflexion

Un individu est un ensemble d'une multitude de caractères susceptibles de variations qui, dès sa naissance, le rend différent de ses congénères (la variabilité inter-individuelle) ; différences qui apparaissent également au décours de sa vie (variabilité intra-individuelle). La variabilité originelle, d'ordre génétique, est amplifiée de celles liées à la croissance, aux accidents et maladies (les hasards de la vie et de l'environnement) : le vivant est donc un ensemble de cas particuliers, ce qui rend difficile son approche par la science, qui ne s'applique par définition, qu'au général.

Adapter la science au vivant, au particulier, nécessite une science de l'incertain, la statistique, qui s'appuie sur le concept de probabilité.

Dans la vie courante, un événement incertain qualifié de « plus ou moins probable » est déjà soumis à une opération de mesure intuitive concourant à une définition simple de la probabilité d'un événement, rapport entre le nombre de cas où il survient sur le nombre total de cas possibles (cas favorables/cas totaux).

Les problèmes résolus par la statistique en recherche clinique se répartissent en deux catégories : description et recherche. Décrire une population pour un caractère (le poids moyen des Français en 2003) relève de la première, alors que rechercher une liaison entre deux caractères relève de la seconde (cancer du pancréas et tabagisme passif).

Dans le domaine de l'incertain, un facteur causal — une des causes de — est ce qui provoque une augmentation de probabilité de l'événement : pour le prouver, il est nécessaire que les groupes étudiés soient par ailleurs comparables (un médicament nouveau est soumis à un essai contre placebo dans deux groupes de patients tirés au sort — randomisés —, rendus et vérifiés strictement comparables par ailleurs).

Citation

Sous ce rapport, la rationalité médicale peut être dite non bernardienne dans la mesure où elle fonde ce que l'autre n'a jamais réussi à intégrer, l'individualité biologique, considérée comme infidélité au type, toujours traitée comme obstacle regrettable et non comme objet de visée scientifique.

Canguilhem G.,
Puissance et limites de la rationalité en médecine

Inconscient

→ Liens : *Comportement, Conscience, Psychanalyse*

Exemples concrets

1 Le président décide d'ouvrir la séance de travail et prend la parole pour dire : « Je déclare la séance close. »

Exemple d'opération manquée qui prend la forme d'un lapsus. Le mot « close » a été prononcé en lieu et place « d'ouverte ». Il existe une interférence entre deux intentions contraires à l'origine d'une substitution de mot. En analysant la signification propre de ce type de productions jusque-là considérées comme le témoignage d'une simple erreur, Freud a montré que le langage obéissait à des lois qui dépassaient largement l'expression d'une simple volonté consciente mais qui pouvaient être analysées.

2 Une très vaste antichambre grouillant de monde se prolonge par un petit salon dont seul le seuil est visible. Un gardien farouche en barre l'accès et n'y laisse pénétrer, après examen attentif, qu'un très petit nombre d'élus. Les autres, repoussés sans ménagement, renouvellent sans cesse leur tentative de pénétration, multipliant les ruses destinées à tromper la garde.

Freud a utilisé cette représentation allégorique pour présenter simplement la notion d'inconscient. Le salon représente la conscience, l'antichambre l'inconscient qui contient des pensées souhaitant accéder à la conscience. Le gardien représente la censure qui assure le refoulement des pensées indésirables. Celles-ci restent actives et maintiennent le système dans un état permanent de tension.

3 Les infirmières me reprochent de ne pas aller visiter le patient mourant qui occupe la dernière chambre de la salle. Aucun médecin ne serait passé le voir depuis 8 jours. Je m'insurge plus violemment que je ne l'aurais imaginé contre cette assertion, qui me paraît non seulement infondée mais insultante. Voyons : j'y suis moi-même passé... non, effectivement pas hier, j'avais une réunion, ni avant-hier, j'avais un cours, le jour précédent alors ? Non plus, et la veille de ce jour, je n'étais pas là...

Le déterminisme de ce comportement de fuite du médecin devant le mourant est inconscient. Le fait est d'abord nié, refoulé, la prise de conscience est progressive et difficile, précédée d'une réaction émotionnelle inappropriée qui traduit l'intensité des résistances à vaincre.

Définition

Lieu psychique métaphorique, d'où Ça parle en permanence sans qu'on n'en sache rien et qui fait de tout sujet un être divisé à son insu.

Éléments de réflexion

L'inconscient n'est pas seulement un concept négatif correspondant à « ce qui n'est pas actuellement conscient ». Le sens positif de ce concept a été spécifié par les travaux de Freud (1856-1939) et a eu une influence considérable dans tout le champ des sciences humaines. L'inconscient comprend un ensemble de motions animiques (terme plus vague et plus général que celui de pensées) qui ne peuvent accéder à la conscience du fait d'un mécanisme de censure (le refoulement). L'inconscient se manifeste chez le sujet exempt de troubles mentaux à travers le rêve et les opérations manquées (ex. 1). Le refoulement correspond à une force constamment active qui empêche l'accès à la conscience de motions animiques jugées indésirables (ex. 2).

La constitution de l'inconscient est très précoce, et se complexifie au fil du développement, en relation avec le développement des pulsions sexuelles (ensemble vaste d'excitations qui ne doivent pas être réduites à la seule composante génitale) et de la relation triangulaire établie entre un enfant, son père et sa mère.

L'inconscient peut être modélisé comme un système dynamique qui influence puissamment le comportement et l'activité consciente. Il ne connaît ni la négation, ni le doute, ni l'écoulement du temps, ni la réalité et fonctionne selon une logique propre. La théorie qui articule son fonctionnement est la psychanalyse, dont il existe plusieurs variantes distinctes, exercée par les psychanalystes.

En pratique, l'inconscient détermine le comportement d'un sujet à son insu (ex. 3). C'est à partir de la libre circulation de la parole, à partir de l'échange intersubjectif, en un mot, à partir de l'autre, que son influence peut, parfois et très partiellement, être mise à jour.

Toute dynamique intersubjective fait participer l'inconscient de chacun des protagonistes, soulignant l'importance du dialogue, l'intérêt du doute, la nécessité de l'humilité. Le concept* d'inconscient permet de théoriser le transfert* et le contre-transfert à l'œuvre dans toute relation de soins.

Citations

Tout le prix de l'inconscient est l'effet qu'il produit sur le conscient — et tout l'effet de la mort est celui qu'elle produit sur le vif.

Paul Valéry, *Cahiers*

Quelle est la part de l'inconscient dans l'œuvre du romancier ? Elle est, je pense, énorme.

Julien Green, *Journal*

Mireille Martin

Individu

→ Liens : *Altérité, Conscience, Identité, Incertitude, Personne*

Exemples concrets

1 Mme X donne son sang régulièrement lorsqu'il y a une collecte sur le lieu de son travail, mais elle s'interroge quant au statut anthropologique et juridique du don du sang. Elle a posé ses questions au médecin de l'entreprise.

Le don du sang comme tous les dons pose à l'éthique médicale des problèmes particuliers. Ceux-ci sont liés au statut singulier du corps humain, qui n'est ni une chose que je possède ni l'individu que je suis, mais le support inaliénable de la personne. Chacun de nous est son corps tout autant qu'il l'a.

Le don a un caractère ambigu, il ne se détermine pas d'abord par l'intérêt, mais par l'échange et par la dette que nous avons tous contractée en recevant la vie.

Le principe fondé d'indisponibilité et d'inviolabilité du corps par l'individu est contradictoire avec le fait de donner son sang et le fait d'accepter de recevoir du sang d'un autre individu. Ici s'affrontent deux théories : celle pour qui le corps est l'individu même et celle pour qui le corps est distinct de l'individu.

Dans le don entre le principe de gratuité, le corps étant l'instrument de réalisation d'une fraternité, l'expression d'une solidarité. Ainsi, l'individu qui « donne son sang » est exclu du circuit économique où va entrer cet élément de son corps, parce que le don implique un caractère « sacré ».

Le don du sang est anonyme et gratuit, ce qui signifie que la propriété au sens juridique et commercial ne recouvre pas la totalité de l'espace théorique.

2 M. Y est en soins intensifs à l'hôpital dans un coma profond depuis déjà plusieurs semaines. Pour la famille et le personnel soignant se pose alors parfois la question : le comateux profond est-il un individu au sens plein ou une personne résiduelle ?

Le respect de l'humanité en chaque individu :
- passe par le refus de considérer le corps comme une chose ;
- passe aussi par le refus de réduire un individu à sa structure biologique ;
- signifie aussi le refus de toute discrimination qu'elle soit liée au sexe, à l'âge, à l'ethnie...

Affirmer la dignité* de l'individu, c'est rappeler que je dois toujours traiter l'humanité en moi et celle d'autrui comme une fin en soi et jamais simplement comme un moyen.

Définition

Individu désigne un être vivant indivisible, qui a son unité propre, qui est organisé, qui agit dans une relative autonomie* par rapport au milieu qui l'environne et par rapport aux autres individus de son espèce.

Point de vue philosophique

L'individu pose la question de l'universel*, de la différence et de l'identification de la partie et du tout. Son fondement comme unité indivisible de l'universel est essentiel dans l'acceptation de l'individu humain. Le corps physique, concret, est la base matérielle intangible de l'individu. Le corps humain est à la fois l'autre et soi, identique, et aussi différent, et égal. Avec l'individu, la conscience ne fait rien d'autre que de se donner un corps*. Dans l'individu, l'unité de la conscience et du corps est cette superposition qui permet de définir la conscience selon les règles qui s'appliquent au corps : séparé et inviolable. Le corps comme frontière de la conscience est aussi ce qui exclut de ma conscience, la conscience de l'autre. Parce que la conscience est la forme de la pensée autour de laquelle la société s'organise, l'individu devient la forme humaine autour de laquelle la société s'organise. L'individu se reconnaissant conscience de soi et en même temps proclamé comme toute humanité, est donc différence absolue, sujet unique et permanent de l'humanité, personne.

Point de vue éthique

Lorsque l'on parle d'individu, il y a un problème d'identité personnelle, elle est double :

- Qui sommes-nous ?
- Qu'est-ce qui fait que nous restons le même individu à travers les changements qui nous affectent ?

La méthode des sciences biologiques et médicales se fonde sur une double procédure :

- Découvrir et définir des invariants, ce qui amène au concept d'identité absolue d'un objet ou d'un processus.
- Découvrir et cerner la variabilité, base du concept d'individualité.

Cette recherche des invariants et de la variabilité se réalise en médecine dans deux lieux distincts et complémentaires : les laboratoires et la clinique hospitalière.

Afin de devenir scientifique, objective, la médecine devient impersonnelle, car elle cherche les invariants, les phénomènes généraux, communs, au-delà de la variabilité individuelle mise en évidence par la clinique.

Le patient individuel reste à l'intersection entre nature, science et histoire clinique.

Citation

Dans l'équation sociale, l'individu figure à la fois le zéro et l'infini.

Arthur Koestler

Inné

→ Liens : *Évolution, Vertu*

Exemples concrets

1 Ce jeune garçon de 8 ans présente d'importantes difficultés scolaires. Il est agité en classe ou parfois totalement replié sur lui-même. Il refuse d'apprendre et, d'ailleurs, il sait à peine lire. Mis au pied du mur, ses parents n'ont pas jugé bon de s'opposer à un redoublement du cours moyen. Sur les conseils d'une amie, sa mère a consulté un pédopsychiatre qui a mesuré le quotient intellectuel de l'enfant : celui-ci est de 145.

Cet enfant est probablement « intellectuellement précoce », c'est-à-dire capable de performances intellectuelles comparables à celles d'un enfant âgé de 11 ou 12 ans. Paradoxalement, le rythme trop lent de l'apprentissage scolaire entraîne un désintérêt de la part de l'enfant qui va être, à tort, considéré comme un cancre. Des difficultés psychologiques : agitation, troubles du caractère, anxiété, dépression, peuvent apparaître.

Ces capacités qui ne sont manifestement pas l'effet d'un apprentissage sont innées.

2 Les parents de cet enfant en veulent aux enseignants, qui, selon eux, n'ont pas su reconnaître en leur enfant un surdoué, d'une intelligence très supérieure à la moyenne. « C'est inné, dit le père, je l'ai toujours su ».

Les parents commettent deux erreurs fondamentales : 1) croire que le quotient intellectuel mesure l'intelligence. C'est faux et réducteur. C'est un test de performance, dans un contexte social et culturel donné, qui dépiste assez bien les enfants dits précoces en référence aux résultats moyens d'une population. Le QI moyen est de 100, la distribution des scores est approximativement gaussienne. 2) croire que l'intelligence est innée. L'intelligence peut être définie comme le résultat d'une interaction entre le cerveau d'un enfant, son « bagage neuronal », et le conditionnement psycho-éducatif lié à son milieu social et familial.

3 La mère est enceinte. Elle pense déjà à réserver une place dans une école spécialisée pour son « bébé surdoué ».

La croyance en une intelligence innée, voire héréditaire, a la vie dure. On a bien montré cependant que l'évolution intellectuelle de jumeaux élevés dans des milieux sociaux différents n'est pas identique.

Définition

Se dit d'une disposition, faculté ou fonction qui existe dès la naissance et ne fait l'objet d'aucun apprentissage, quoiqu'elle puisse être exercée ou développée.

Le débat entre les tenants de l'inné et de son contraire (l'acquis) est presque aussi vieux que la philosophie elle-même. Pour les philosophes grecs, Platon et Aristote en particulier, les principales qualités humaines : intelligence, force physique, courage... sont données par la nature, quoiqu'elles ne se développent pas sans l'exercice, et puissent être améliorées. Ce sont des vertus. Les hommes sont **naturellement inégaux**. Tout effort éducatif doit donc viser au développement, à l'exaltation des vertus, non à la correction des faiblesses. L'esclave n'atteindra jamais la condition du maître.

L'homme est-il donc identique à l'animal ?

L'animal est presque entièrement tributaire de son conditionnement instinctuel dès la naissance. Au contraire, comme l'a montré J.-J. Rousseau, la nature spécifique de l'homme est d'être perfectible. Si l'on considère l'acquisition du langage*, les psychologues nous enseignent qu'un enfant privé de lien affectif durant les premiers mois de son existence accumule un retard irréversible à l'acquisition du langage. En ce qui concerne l'intelligence, rien ne démontre qu'elle soit innée et encore moins héréditaire ; elle est en revanche héritable : les enfants provenant de milieux intellectuellement favorisés ont de meilleurs résultats scolaires.

La génétique moderne ne consacre-t-elle pas le triomphe de l'inné ?

Au contraire, loin de clore le débat, elle démontre que la notion d'innéisme est elle-même bien floue ! La biologie et les neurosciences elles-mêmes tendent aujourd'hui à gommer la distinction : une part du développement du cerveau et de l'esprit est intégralement déterminée génétiquement (la mémoire rigide, selon F. Jacob), et, inversement, la neuroplasticité est la faculté innée fondamentale du cerveau à se modifier en fonction de l'environnement (second type de mémoire selon F. Jacob).

Citation

Les tenants de la bande magnétique (le tout acquis) sont souvent influencés par l'idéologie marxiste selon laquelle un individu est entièrement façonné par sa classe, son éducation... Tout aussi insoutenable paraît être l'attitude opposée, celle du disque phonographique [...] *qui attribue à un être humain la quasi-totalité de ses aptitudes mentales* [...] *ruinant ainsi tout espoir d'amélioration par l'apprentissage.*

François Jacob, *Le Jeu des possibles*

Philippe Bagros

Intimité

➔ Liens : *Empathie, Identité, Proxémie, Soins*

Exemples concrets

1 Une naissance ; bébé amorphe et fragile ; mère alcoolique illettrée. Le soignant parvient à éveiller l'enfant en lui parlant. Maintenu devant sa mère, il donne des signes dirigés vers elle, qui s'en émeut. Les respirations deviennent synchrones. Les odorats s'éveillent. Il y a recherche réciproque de chaleur. De jour en jour, dans un climat rassurant, la relation se développe, comme si le bébé apprenait à la mère. (Résumé tiré de *Vies de famille. Un autre regard sur l'exclusion*, Dr Maurice Titran et Thérèse Potekov)

La relation mère/nouveau-né est l'archétype de toute relation intime. Il n'y a pas de compétence maternelle spontanée. Le bébé est attiré par la mère, qui interprète son comportement sur un mode affectif. Puis réciproquement.

2 Un vieillard asilaire recroquevillé, le visage détourné, mains crispées sur les draps. Un médecin raidi qui tente de le découvrir pour l'examiner. Un autre qui pose sa main sur l'épaule et rassure à voix demi-basse. Le bras du vieillard se détend. Plus tard, il se tourne, ouvre les yeux ; la mimique apparaît. Le visage et le corps du médecin, et ceux du vieillard, se répondent.

La relation intime est un apprivoisement réciproque, fondé sur des besoins primordiaux. Il y a une différence majeure avec l'exemple précédent : la relation n'est pas fusionnelle. Le médecin est empathique.

3 Une femme mûre voit la nudité de sa mère malade, découverte par le kinésithérapeute. La mère dit « je n'ai plus aucune pudeur », et la fille répond « tu as bien raison », mais commence à voir en elle « un cadavre en sursis », et se réfugie dans la contemplation du jardin. (Résumé tiré d'*Une Mort très douce*, Simone de Beauvoir)

La pudeur, dont l'origine étymologique est « ne pas offenser l'autre », c'est aussi s'en protéger.

4 Un accidenté, replié, frigorifié. On défait doucement les habits : « est-ce que je vous fais mal » ? On découvre les chairs déformées, salies, méconnaissables. Il guette le dégoût sur le visage du soignant.

L'intimité se situe entre goût et dégoût. L'odorat et le goût (l'un évoque l'autre), le contact, nous placent de façon instable entre le désir de s'approcher encore plus, d'absorber, ou au contraire de s'éloigner, que ce soit physiquement, ou par une froideur défensive.

Définition

L'intimité se définit par un accès limité à peu d'élus, et une connaissance plus directe de l'autre pour laquelle il n'y a pas nécessité d'un code. Généralement partagée, elle est unilatérale dans les soins.

L'intimité corporelle

La distance intime implique l'odorat, la chaleur, le contact (la part peu contrôlée de la relation), l'affectivité.

L'accès à l'intime s'appuie sur les besoins fondamentaux (ex. 1 et 2).

Le vécu d'un même contact varie entre attirance et répulsion, détente et spasme, selon le contexte et la confiance (ex. 4).

Le corps imaginaire est, comme un sanctuaire, le siège de limites intérieures que l'on ne franchit que sous des conditions spécifiques. Seuls des élus ont accès à l'intimité, après un apprivoisement.

L'intimité en paroles

Ce que l'on dit de soi se limite selon la personne, la distance, et le contexte.

La pudeur

En latin *pudor* signifie *attention à ne pas offenser les autres.*

La vie en société contraint à ne jamais montrer son corps à l'état brut. Les fonctions digestives et génitales, la transpiration, la nudité sont habillées de culture*. L'alimentation est entourée de l'« étiquette » (comment se tenir à table). Trahir ces obligations offense les autres (ex. 3) et fait honte.

Les soins : une intimité à sens unique

Ils se situent à distance intime, alors qu'on ne connaît pas le soignant.

La distance intime, c'est aussi celle où le contact risque de faire mal.

On peut être amené à dire des secrets.

Leur réalisation par un soignant dont on ne sait rien, et qui les situe clairement dans un cadre professionnel, sans improvisation, avec des buts bien expliqués est tout le contraire d'une relation fusionnelle.

L'accès au corps à l'état brut ne gênera pas un professionnel (ex. 1). Mais la pudeur peut être offensée autrement : chacun attribue à ses organes génitaux une importance, fondée sur une histoire personnelle, qui contribue à l'identité. Le sous-entendu « il n'y a rien à voir » d'un soin réalisé sans précautions est une agression pour l'identité. Toute précaution qui signifie « votre sexe, c'est important » préserve. Ainsi, cacher une partie du corps, puis l'autre.

Ce sont aussi les excréments, les vomissements, qui offensent la pudeur (ex. 4).

Citation

Un médecin doit examiner un ami : « mon trouble fut d'un instant : l'automatisme d'une longue pratique m'ordonna les gestes, les attitudes et les mots convenables. Le malade dévêtu sur un lit s'abandonne sans défense aux mains de qui le palpe et l'interroge ».

Jean Reverzy, *Le Passage*

Benoît Pain

Intuition

→ **Liens :** *Connaissance*

Exemples concrets

1 Une femme de 34 ans, mariée, deux enfants, est hospitalisée à la suite d'une tentative d'autolyse médicamenteuse.

Les soignants ont du mal à comprendre le geste de cette femme. Ils vont donc faire alliance avec le mari, voire avec les enfants, pour intuitionner les raisons de cette tentative de suicide.

2 « C'est plus fort que moi, Docteur... Je n'arrive pas à me mettre au régime comme vous me l'aviez demandé... C'est que j'ai un sacré coup de fourchette, moi, vous savez... Et puis c'est important de bien manger dans la vie ! »

Ce patient se place dans un rapport à la santé complexe et paradoxal. Il n'est pas simple de renoncer à un plaisir ni à des habitudes, alimentaires par exemple, héritées de sa famille, d'un pays, d'une culture. Que conseiller enfin au patient qui présente un surpoids majeur, une obésité qui lui sert de protection, de carapace pour affronter la vie et les autres ? Comment s'y prendre pour que le remède ne soit pas pire que le mal ?

Le médecin doit intuitionner toutes les singularités, des héritages familiaux et culturels et des contradictions sujet. Nier la complexité de l'homme et l'ambivalence de ses désirs, c'est risquer à coup sûr de se couper de toute communication et empêcher toute évolution.

3 « Ah Docteur, je ne suis pas content de vous ! Vos médicaments m'ont complètement détraqué ! J'ai bien sûr tout arrêté ! »

Que signifie cette agressivité ? L'intuition nous guide ici vers un mécanisme de défense, une projection agressive qui consiste à attribuer à une cause extérieure une problématique, un sentiment, une souffrance qui ont une source interne à l'individu. C'est une façon de se soustraire à sa propre mise en cause. Elle traduit généralement une angoisse, un refus de la maladie, une colère, une révolte, une blessure narcissique, c'est-à-dire une perte de l'estime de soi, une culpabilité inconsciente.

4 « Docteur, vous devez me prescrire ce médicament. J'y ai droit ! »

Comment expliquer une demande médicale abusive ? L'intuition nous guide ici vers un mécanisme d'ignorance. La notion de demande abusive reste subjective et les appréciations du patient et du médecin peuvent être très différentes. Le patient n'est pas forcément conscient des conséquences de sa demande, pour lui-même, le médecin, la société. C'est au médecin de profiter alors de cette opportunité pour informer et éduquer le patient.

Définition

L'intuition désigne une forme de savoir dans lequel l'objet connu est immédiatement et totalement présent à l'esprit. Le terme garde toujours un rapport avec l'acte de voir, le regard, que désigne au sens propre l'*intuitus* latin. Par là, l'intuition s'oppose aux connaissances déductives.

Éléments de réflexion

Pour un intuitionniste, les savoirs moraux dépendent entièrement d'une connaissance immédiate, qui ne requiert ni l'expérience sensible, ni la connaissance de faits empiriques et qui ne résulte pas non plus d'inférences. L'éthique est, dans cette mesure, indépendante des autres savoirs ; il y a des concepts moraux primitifs – indéfinissables –, exprimant des propriétés non-empiriques. Les énoncés moraux qui contiennent ces concepts sont indémontrables et ils n'ont pas besoin d'être démontrés puisque la faculté d'intuition est commune à tous les agents moraux.

Il y a cependant partage quant à la nature des objets donnés à la connaissance intuitive.

Tout d'abord, les intuitionnistes *téléologiques* diront que les seuls objets susceptibles d'être appréhendés par la faculté d'intuition sont les concepts moraux exprimant des propriétés intrinsèques. Pour un médecin intuitionniste téléologique, les seuls prémisses admissibles de l'éthique seront donc les prédicats exprimant des propriétés comme « être bon », appliqués à des attitudes, comme dans la relation avec le malade, relation humaine « cordiale et bonne ». De telles propositions seront les seules propositions indémontrables de l'éthique et leur vérité est immédiatement perçue.

Enfin, les intuitionnistes *déontologiques* diront qu'on a une connaissance immédiate des obligations morales. Contre l'intuitionnisme téléologique, ils soutiendront que certaines actions ont un caractère intrinsèquement obligatoire qui ne se réduit pas au fait que les conséquences réalisées ou prévisibles de ces actions soient bonnes. À l'appui de cette thèse, un médecin intuitionniste déontologique soutiendra généralement que le comportement ou l'attitude vis-à-vis d'un malade sont davantage guidés par les règles exprimant de telles obligations que par la recherche de conséquences bonnes en soi. Le médecin refusera d'admettre ici qu'« être bon » soit *le seul* primitif et soutiendra qu'il y a aussi des règles ou impératifs moraux qui n'ont pas à être justifiés.

Citation

> *« Nous appelons [...] intuition la sympathie par laquelle on se transporte à l'intérieur d'un objet, pour coïncider avec ce qu'il a d'unique et par conséquent d'inexprimable. »*
>
> Bergson, « Introduction à la métaphysique »,
> *in La pensée et le mouvant*

Caroline Brémaud

Jeu

→ **Liens** : *Accompagnement, Homme, Art*

Exemples concrets

1 Au restaurant, une animatrice est en train de rire avec des vacanciers. Ce sont en fait des adultes qui souffrent d'un handicap mental. Ils essaient de reconnaître qui parmi eux est en train d'imiter la jeune fille. Elle caricature chaque personne du groupe une par une, son collègue inclus. Il règne une ambiance très détendue. Pourtant dans la salle tous les yeux sont rivés sur eux et particulièrement sur l'animatrice. Certaines personnes se disent choquées par son attitude. Il n'est pas acceptable de se moquer d'une personne handicapée. Le groupe ne semble pas se préoccuper des regards car il passe un bon moment. Petit à petit les observateurs se rendent comptent de leur méprise. Il ne s'agissait pas de moquerie mais bien d'une séance de rigolade entre personnes qui s'apprécient...

La plaisanterie et l'humour ne se partagent que si on se sent à l'aise les uns avec les autres. Dans cette situation, les vacanciers se rapprochaient de la « normalité » par le mimicry et n'étaient plus exclus.

2 Reportage à la télévision. Une femme chante debout sur un tabouret... Pourtant en bas de l'écran on peut lire « ANPE, comment trouver un job ». Les journalistes suivent la progression de cette femme dans sa recherche d'emploi. Au chômage depuis plusieurs mois malgré un CV intéressant, elle nous apprend qu'elle échouait régulièrement à tous ses entretiens d'embauche à cause de son manque de confiance en elle. L'ANPE lui a donc proposé un stage de théâtre pour réapprendre à s'accepter.

Le jeu grâce au simulacre, permet d'endosser les personnalités dont nous rêvons pour peu à peu nous en rapprocher.

3 Service d'hospitalisation de semaine de diabétologie, plus personne dans les chambres... On est mercredi et le mercredi c'est gym chinoise au programme. Tous les patients se sont retrouvés avec inquiétude mais curiosité à cet inhabituel rendez-vous. Ici on vous apprend à déplacer votre corps en ayant conscience du mouvement dans l'espace. Les membres si souvent meurtris par des aiguilles, bougent maladroitement au début puis se déraidissent pour enfin donner l'impression de flotter.

La prise en charge d'une maladie chronique ne se conçoit que dans l'acceptation de la pathologie. Dans ce cas de figure, le jeu aide à reprendre possession de son corps comme enveloppe charnelle et non plus comme objet de médecine.

4 Le jeu est intimement lié à la notion de plaisir. Il peut par conséquent devenir addictif comme par exemple les jeux de hasard et les jeux de rôles.

Définition

C'est une activité libre, séparée, incertaine, improductive, réglée, fictive mais c'est aussi une manière de se représenter le monde.

La classification des jeux selon Caillois admet l'agôn (compétition), l'aléa (chance), le mimicry (simulacre) et l'ilinx (vertige) acceptant ainsi un large spectre d'activités comme des jeux.

Éléments de réflexion

Pendant longtemps le jeu a été relégué au rang de jouet, n'étant l'affaire que des plus jeunes. Certains auteurs comme Roger Caillois, lui ont permis de redorer son blason et de lui attribuer (ou réattribuer) des vertus plus nobles (sociales) en le considérant comme une métaphore du monde.

Le jeu par le dessin, permet l'utilisation d'un langage universel, sans tabous, où tourments, rêves et angoisses s'expriment aisément.

Jouer dans le domaine mimicry et particulièrement en faisant de l'humour, c'est accéder à l'égalité car l'humour présuppose que l'autre possède les outils psychologiques et sociaux pour comprendre la farce.

De même, la pratique d'un sport, aide à améliorer son image corporelle, corps interface entre soi et l'autre, objet de souffrance ou de désir, de travail pour le médecin…

En acceptant ses règles et ses contraintes, le jeu met en avant des qualités comme la persévérance et la compétition, la confiance en soi. Grâce à lui, le Moi peut s'épanouir.

Le jeu a aussi des vertus sociales. Le jeu est en ce sens souvent utilisé en thérapie chez les enfants souffrant d'autisme, connus pour être en manque d'interaction avec les autres et avec leur environnement.

La capacité d'abstraction et la créativité sont accessibles par le jeu. Ainsi, tout comme l'art, le jeu différencie l'Homme des animaux et aide à répondre à la question « qu'est-ce que l'Homme ? ». Dans *Le Joueur d'échecs* de Zweig, le personnage, prisonnier de guerre, seul dans une cellule pendant des mois « puisait la force de résister si fermement, quand les autres s'effondraient », en s'imaginant jouer aux échecs.

Citations :

La vie est un jeu, joues-en.

Mère Teresa

C'est la culture qui vient du jeu.

Huizinga, *Homo ludens*

Toute institution fonctionne en partie comme un jeu.

Roger Caillois, *Les Jeux et les Hommes*

À partir d'aujourd'hui tu observeras chaque jour en te disant que ce jour compte pour dix ans.

Éric Emmanuel Schmitt, *Oscar et la dame rose*

Marie Cauli

Judiciarisation

→ **Liens** : *Justice, Risque, Vérité*

1 Il opérait ses patients sans raison. Les plaignants qui souffraient de lombalgie, de sciatique ou de hernie discale reprochent à ce médecin de les avoir opérés et d'avoir aggravé leur état. « Il affirmait qu'il y avait une hernie discale alors qu'il n'y en avait pas ou que le patient risquait d'être paralysé s'il ne se soumettait pas au geste chirurgical » affirme l'avocat des parties civiles. Selon les experts, ces interventions étaient les conséquences de faux diagnostics, étaient « mutilantes », « agressives » et « aggravantes ».

Le médecin qui avait déjà été condamné pour des faits similaires s'est vu confirmer une peine maximale encourue et a été radié à vie par le Conseil national de l'ordre des médecins. aujourd'hui, on se penche de plus en plus sur le cas des victimes d'erreurs médicales. Il s'agit de les protéger « des complications sans commune mesure avec l'acte médical ou ses suites normales et ayant un rapport direct avec cet acte ». L'erreur médicale ne doit pas être confondue avec les aléas thérapeutiques liés aux réactions imprévisibles de l'organisme.

2 Le procès des hormones de croissance : Pendant près de 40 ans, des hormones de croissance prélevées sur des cadavres humains ont été utilisées pour traiter des retards de croissance. Dès 1973, on suspecte les méthodes d'extraction et de conditionnement et on s'inquiète des risques potentiels. Les États-Unis et certains pays d'Europe cessent les traitements qui vont se poursuivre en France jusqu'aux débuts des années 1990, date à laquelle les premières plaintes vont être déposées à la suite de décès d'adolescents liés à la maladie de Creutzfeldt-Jacob.

Aujourd'hui l'hormone de croissance est produite à partir de bactéries génétiquement modifiées cultivées en bioréacteurs et évite les risques de contamination.

3 À l'hôpital, les infections nosocomiales sont reconnues comme des problèmes majeurs de santé publique de par leur fréquence, leur coût, leur gravité.

Il s'agit en effet de protéger le patient qui risque de se contaminer par ses propres germes ou d'être contaminé par les germes d'un autre malade ou par l'environnement hospitalier.

4 Beaucoup de plaintes sont dues à un dysfonctionnement de la communication entre patients et médecins, voire un climat de mensonge. Les commissions de conciliation réduisent beaucoup la judiciarisation de ces plaintes en rétablissant la communication.

Définition

Depuis plusieurs années, on assiste à la judiciarisation des soins. Les médecins craignent une dérive « à l'américaine » qui les conduirait plus à se prémunir des risques judiciaires possibles qu'à dispenser les soins qu'ils jugent appropriés.

Éléments de réflexion

Nombreux sont les médecins à affirmer que leur exercice professionnel serait soumis désormais au risque de procès que leur intenteraient des patients qui s'estimeraient avoir été victimes d'un accident médical. De nombreux commentateurs invoquent « une dérive à l'américaine ». Médecins, associations de malades, responsables de l'administration sanitaire et sociale s'interrogent sur l'augmentation des plaintes des patients et les dernières évolutions juridiques en matière de responsabilité médicale. Ainsi on retrouve l'idée d'une médecine « défensive ». Pourtant, la plupart des médecins évoquent l'idée qu'ils font le mieux qu'ils peuvent et craignent qu'une prudence excessive nuise à leur mission de soins. Par ailleurs, des commissions de conciliation mises en place dans les hôpitaux règlent les litiges liés à un dysfonctionnement de la communication entre le médecin et le patient. De fait, la réalité est plus complexe. Les procès renvoient à deux figures principales : les « déviants », qui se sont tenus à l'écart des bonnes pratiques, par négligence ou dérive personnelle et qui font l'objet d'une réprobation unanime.

Les « malchanceux », qui se sont trouvés dans des situations dans lesquelles l'acte du litige est considéré comme inhérent à la pratique médicale et à son organisation. De plus, certaines spécialités sont plus exposées que d'autres : l'obstétricien, le chirurgien orthopédiste courent un risque supérieur, l'ensemble des médecins sont placés de plus en plus dans l'insécurité juridique et notamment à cause de la difficulté de concilier des injonctions contradictoires : règles de bonnes pratiques, dispositifs administratifs, lois sur les droits des malades, critères de gestion hospitalière, etc. Tous ces éléments posent la question de l'extension de la responsabilité médicale dans un domaine professionnel qui s'est profondément reconfiguré. Si autrefois les cliniciens étaient engagés dans un rapport quasi familial avec leurs patients, de nouvelles formes de médecine axées sur les standards technicoscientifiques et de limitation des risques s'appuient désormais sur un arsenal juridique et judiciaire.

Citation

« La gloire d'un bon avocat consiste à gagner de mauvais procès. »

Honoré de Balzac, Extrait de *Ursule Mirouet*

Claude Bensaïah

Juste/Justice

→ Liens : *Capitalisme, Droit, Équité*

Exemples concrets

1 Un assuré social se plaint de ne pas avoir été remboursé intégralement de ses dépenses... On lui explique qu'il doit prendre en charge une partie de la dépense, qui correspond au ticket modérateur. Il considère que c'est injuste.

En effet, l'institution du ticket modérateur peut paraître injuste dans le système de santé français. La théorie de la justice qui soutient notre système de distribution est égalitaire et en conséquence, la satisfaction des besoins de chaque sujet malade doit être intégralement prise en charge indépendamment de ses conditions de ressources.

Le ticket-modérateur a pour but de responsabiliser l'assuré social. C'est un outil de régulation des dépenses dans un univers de protection à ressources financières limitées. Mais l'assuré social peut être exonéré de cette contribution, s'il justifie notamment de graves maladies ou de faibles ressources.

2 « Un citoyen anglais, après avoir subi une première intervention chirurgicale pour cancer du poumon s'était engagé à arrêter de fumer. Or il a continué. Les organismes sociaux anglais ont refusé pour cette raison la prise en charge d'une deuxième opération pour récidive. » (affaire de Manchester)

En quoi un médecin français peut-il trouver cela injuste ? Notre système de santé fonctionne selon une théorie de la justice dont l'idéal est égalitaire : toute personne malade doit être prise en charge, quelle que soit sa responsabilité dans son état de santé.

Le système de santé anglais fonctionne selon une théorie de la justice pour laquelle le malade doit mériter sa prise en charge par son comportement. Dans ce cas, il est donc juste que ce malade se soit vu refuser sa prise en charge.

3 Aux États-Unis, la principale forme d'assurance-santé est l'assurance privée volontaire, que les entreprises peuvent en général financer. Ce mode de protection est inaccessible pour 15 % de la population. Un tel système est-il injuste ?

Selon la théorie de la justice de type libéral, active aux États-Unis, les biens et services de soins sont comme les autres biens de consommation.

Chaque personne reçoit à sa naissance une dotation en capital-santé qui doit être sous la garde de sa responsabilité personnelle. La distribution des biens de soins est sous la gouverne du marché. Ceux qui n'ont pas de capacité contributive sont écartés de l'accès aux biens.

Définition

Toute décision publique ou privée visant à distribuer ou à allouer des droits est *juste*, si elle est conforme au droit, entendu comme un ensemble de règles, au service d'un idéal de *justice*.

Éléments de réflexion

La notion de « juste » n'est pas donnée immédiatement, elle est relative à la loi obligatoire. Elle ne peut être appliquée qu'à une décision et relativement à un idéal de justice qui est visé par la règle de droit qui doit s'appliquer. Seul l'idéal de justice identifié permet de distinguer le juste de l'injuste.

L'idée de justice se construit de façon plus instinctive que raisonnée. En outre, elle ne peut être déterminée *a priori* par l'effet d'une idée naturelle ; elle se construit au fur et à mesure que la société évolue.

L'objectif de justice est d'attribuer les biens de santé dans un système de rareté des biens et de besoins illimités.

Dans cette quête, la réflexion sur la justice a fait émerger trois sphères idéales de justice.

La **justice commutative** est celle qui implique une égalité arithmétique dans les échanges (ex. : dans un contrat un objet qui est payé par l'acheteur 100 € doit avoir une valeur objective de 100 €).

La **justice distributive** a pour objet une meilleure répartition possible des droits et des obligations et cela, au mépris de l'équilibre des prestations (ex. : un assuré social paye 1 000 € de cotisations. Il est créancier de ce fait des biens et services de santé offerts, cela sans limite de coût).

La **justice légale** correspond à l'obligation de tous les membres du corps social de contribuer au bien commun (ex. : le paiement des impôts).

En France, la distribution des biens et des soins est organisée autour de l'idéal de justice distributive. En effet, les besoins de soins de chaque personne sont satisfaits dès que ceux-ci sont ressentis, sans que l'intéressé ait à participer au financement. Dans une pareille organisation, les comportements des assurés sociaux sont neutres, quant à l'allocation des biens de santé.

Cette conception de la justice a été choisie par le peuple français souverain dans un acte politique autodéterminé. Dans un même acte, il pourrait manifester sa préférence pour un autre idéal de justice, par exemple l'idéal de justice libérale.

Citation

Le juste est celui qui est conforme à la loi.
Le mot justice ne renvoie pas à une utopie mais à quelque chose de réel, une vertu, une activité des comportements habituels.

Aristote, *Éthique à Nicomaque*

Marie Cauli

Laïcité

→ **Liens :** *Religion*

Exemples concrets

1 Le port du voile : la société est soumise au mouvement de revendications identitaires qui veut intégrer « l'héritage de la personne », à rebours de la laïcité qui souhaite que l'on s'arrache de toute appartenance. L'actualité propice à la célébration de la loi 1905 a remis au cœur du débat social la question du voile à l'école.

La loi a réaffirmé son interdiction car il est contraire au principe de neutralité de l'école qui est le lieu privilégié d'éveil de la conscience critique ainsi que de l'égalité.

2 La laïcité a l'hôpital : afin de mettre un terme à la multiplication d'incidents qui s'étaient multipliés ces dernières années à l'hôpital, (femmes privées de péridurales, nourriture traditionnelle contraire aux recommandations, etc., refus de transfusion pour les témoins de Jéhovah), la circulaire Castex est venue rappeler et préciser que « tous les patients sont traités de la même façon quelles que puissent être leurs croyances religieuses » et qu'ils ne doivent pas douter de la « neutralité des personnels hospitaliers », elle réaffirme que « sauf en cas d'urgence ou de contraintes liées à l'organisation du service, le malade a le libre choix de son praticien » et qu'il ne peut récuser un praticien en raison de la religion effective ou supposée de celui-ci.

Autrement dit, si l'appartenance religieuse des patients doit être respectée et n'être à l'origine d'aucune discrimination, elle ne doit pas troubler la bonne marche des services

3 Sur les murs d'une maternité du centre de Lyon, un avis a été placardé : « Information importante à lire avant l'inscription : le personnel médical et paramédical est mixte. Nous ne pouvons en aucune façon vous garantir que vous serez prises en charge et examinées lors de votre grossesse par des femmes. En cas de refus de prise en charge éventuelle par des hommes, nous avons le regret de ne pouvoir vous inscrire pour un accouchement. »

Depuis la pose de l'affiche, les incidents se sont raréfiés.

4 Une Iranienne exilée en France, Chadhdortt Djavann, est choquée par la vue d'une famille musulmane dont le père et les deux fils gambadent devant la mère et deux fillettes voilées. Son incompréhension devant une telle situation dans un pays démocratique et laïque l'amène à écrire sur la condition de la femme en Iran et ses difficultés d'existence d'où le titre « *Bas les voiles* ».

Définition

La laïcité permet à l'individu de construire son identité tout au long de son existence. Ainsi, il ne peut être renvoyé à sa religion ou à son appartenance. La laïcité suppose la liberté de conscience construite par une instruction émancipatrice et l'autonomie. Elle assure l'égalité des religions en éradiquant toute préférence confessionnelle dans la sphère publique.

La laïcité française dispose d'une longue histoire conflictuelle opposant tout au long du XIXe siècle deux visions de la France, celle de la France « fille aînée de l'église » (catholique) et celle d'une France mettant en avant la séparation des églises et de l'état, laquelle signifie aussi une stricte séparation entre le public et le privé, les appartenances religieuses étant reléguées dans la sphère privée. Selon certains auteurs, la France serait moins une exception que la forme la plus aboutie du processus de laïcisation parce qu'elle est la plus précoce et qu'au principe même de la constitution de la laïcité, il y a le rôle prééminent de l'État. En effet, par rapport à ce modèle, certains états ont une église nationale qui n'était pas, à la différence de l'église catholique, une puissance dressée face à l'état mais une institution au sein de celui-ci. Alors que l'état français a laïcisé ses institutions confirmant en 1905 la séparation « des églises et de l'état », la laïcité est devenue constitutionnelle en 1946 et depuis cette date, la France est une république indivisible, démocratique et laïque.

La laïcité est donc une valeur fondatrice et un principe essentiel de la république en France : elle établit le peuple comme une union d'hommes libres et égaux qui suppose une liberté de conscience qui n'est soumise à aucun credo obligé. Dans une société laïque, un individu construit son identité tout au long de sa vie et dispose d'une liberté individuelle fondée sur l'autonomie de jugement, l'égalité, le souci de l'universel qui relative les appartenances sans les nier. Elle suppose donc l'égalité entre un croyant, un athée, un monothéiste ou un polythéiste, un libre penseur, etc. Les citoyens libres et égaux fondent une communauté politique en laquelle tous peuvent se reconnaître, l'option spirituelle étant une affaire privée. La laïcité suppose une référence commune qui a pour vocation d'unir les hommes par-delà leurs différences. Elle assure l'égalité des religions en éradiquant toute préférence confessionnelle dans la sphère publique.

Citation

« L'État chez lui, l'Église chez elle. »

Victor Hugo, *discours, 1850*

Michel Marie-Cardine

Langage

→ Liens : *Communication, Proxémie, Dépression*

Exemples concrets

1 « [...] Voyez docteur, je me sens triste et malheureuse tout le temps ; je n'arrive plus à dormir la nuit : je pense tout le temps à mes soucis ; je n'ai plus d'appétit et je n'ai plus de goût à rien, je suis tout le temps fatiguée et je pleure pour un rien... voyez c'est idiot... (elle essuie quelques larmes)... il y a des moments où j'ai envie d'en finir... »

On voit combien la communication passe par le langage et par la parole (plus personnelle) du malade. Dans certains cas comme ici, le langage contient une partie très importante de la sémiologie*, c'est-à-dire des signes à partir desquels le médecin va construire son diagnostic. Ici, nous voyons que cette malade présente une douleur profonde que l'on appelle « la douleur morale », une fatigue intense, une perte du goût de vivre que l'on rapporte à un syndrome dépressif. Cette malade évoque même, indirectement, l'existence d'idées suicidaires, à prendre, évidemment, très au sérieux. On voit que le corps exprime aussi certaines émotions, par exemple ici, les larmes, qui viennent confirmer l'intense tristesse dont souffre cette malade...

2 Le malade (M) : Alors, Docteur ?
Le Docteur (Dr) : Hé bien, oui, comme je vous l'ai dit, les résultats de vos examens ne sont pas très bons...
M. (l'air visiblement soucieux) : C'est grave ?
Dr : Disons que c'est à prendre avec sérieux...

Là encore, le langage est absolument essentiel à la communication entre le médecin et le malade. Il se crée un échange entre eux. On voit aussi que le corps et la parole s'associent (le malade prend un air soucieux). Le langage parlé permet aussi de nuancer les informations échangées. L'association à l'expression corporelle (le langage du corps) affine encore cette modulation.

3 Le médecin : Qu'est-ce qui ne va pas ?
La malade : Hum... Hum... Hum... (en hochant la tête).
L'éducatrice, qui accompagne la malade : vous savez, comme je vous l'ai dit, elle ne parle pas.

On voit ici, *a contrario*, l'importance du langage, dans la communication entre médecin et malade. Cette malade qui n'a pas pu l'acquérir a besoin de la médiation de son éducatrice pour expliquer ce dont elle souffre.

Définition

D'une manière générale, le terme de langage désigne tout système de signes qui permet de communiquer. En ce sens, il se confond avec la langue et la parole. On parle alors couramment de langage informatique (ensemble de signes qui sont utilisés pour formuler des instructions), ou de langage animal...

Depuis F. de Saussure, fondateur de la linguistique moderne, les linguistes donnent à ce terme un sens strict : c'est une institution universelle et une fonction spécifique de l'humanité qui comporte des caractéristiques propres. On distingue ainsi :

- le **langage**, qui est une fonction propre au psychisme humain, lui permettant d'exprimer sa pensée en construisant un outil particulier qui est la langue, système spécifique de signes articulés entre eux ;
- la **langue**, qui est l'instrument de communication propre à une civilisation humaine donnée. C'est un ensemble stable, établi par convention mais évolutif, de signes linguistiques, verbaux et écrits, propres à un corps social, et susceptibles d'être plus ou moins bien traduits dans une autre langue ;
- la **parole**, qui est l'acte personnel par lequel l'individu utilise le code linguistique général pour exprimer sa pensée propre et communiquer avec les autres ;

Le langage est donc une fonction spécifiquement humaine. Les animaux ont d'autres systèmes de communication, souvent très élaborés et diversifiés, mais qui utilisent des systèmes réflexes, génétiquement déterminés, même si dans certains cas, une relative influence du milieu peut être repérée.

Le langage humain comporte un certain nombre de caractères particuliers qui sont indissociables d'autres caractéristiques de notre espèce… Alors que les systèmes de communication animale sont d'emblée acquis, innés, le langage humain est une fonction qui nécessite un long apprentissage, progressif, de plusieurs années, dans un milieu éducatif et culturel suffisamment riche et complexe. Son acquisition est précédée de toute une période de préparation dite pré-linguistique.

Citations

[…] *Car tout parle, dans l'univers*
Il n'est rien qui n'ait son langage…

Jean de La Fontaine, *Fables*, livre XI, 8

L'homme passe par le défilé radical de la parole.

Jacques Lacan

Les têtes se forment sur les langages, les pensées prennent la teinte des idiomes…

Jean-Jacques Rousseau, *Émile*, I

Par la parole, on désigne l'acte de l'individu réalisant sa faculté du langage au moyen de la convention sociale qu'est la langue…

F. de Saussure, *Cours de linguistique générale*

Logique

→ Liens : *Communication, Devoir, Inconscient, Raison*

Exemples concrets

1 Un chirurgien explique à sa patiente qu'il espère enlever seulement la tumeur cancéreuse mammaire diagnostiquée mais que selon l'extension trouvée en opérant, il pourra être amené à enlever la totalité du sein. La patiente donne son consentement. Lorsque le chirurgien constate pendant l'opération qu'il faut enlever le sein, il suppose que sa patiente ne le lui reprochera pas au réveil.

« Si a implique b (postulat), et que a arrive, alors b doit s'ensuivre » : voici une loi logique (dite *modus ponens*). Nous présupposons que nos interlocuteurs sont capables de respecter cette norme de raisonnement, ainsi que d'autres (comme le principe de non-contradiction). Cette présupposition est à la base de toute relation communicationnelle.

2 Une chimiothérapie lourde est proposée à un cancéreux. Elle lui permettra de prolonger sa vie de quelques mois, mais au prix d'un grand inconfort. Le malade refuse : il choisit de bien vivre le temps qu'il lui reste. Quelques jours plus tard, le patient conduit en état d'ivresse, et a un grave accident qui l'oblige à passer le restant de ses jours à l'hôpital.

Initialement, le patient a préféré une logique du plaisir (bien vivre) à une logique biomédicale (vivre le plus longtemps possible). Ces deux logiques sont, formellement, toutes les deux logiques, mais diffèrent par leurs contenus (quelle valeur accorder à la vie ?). En fin de compte, le patient n'a pas été logique dans sa propre logique : croyant adhérer à une logique du plaisir, il a agi en suivant une logique du risque. Quelle(s) logique(s) suivons-nous réellement ?

3 Dans un service de réanimation, le climat est mauvais. Diverses raisons sont avancées. On décide de procéder à une approche logique du problème.

1) En relevant les données de la situation, on arrive à reconnaître et à nommer le problème : il y a de l'acharnement thérapeutique, alors que l'on refuse des urgences faute de place. 2) Chacun exprime les valeurs qu'il souhaite défendre. Plusieurs logiques sont en jeu (logique biomédicale ; logique du service public ; logique économique). 3) On tente de combiner ces données avec la réalité (personnel disponible ; juridiction ; places dans d'autres services). 4) La logique voudrait que le groupe opte pour un compromis. Dans la réalité, il faut cependant procéder rapidement à des décisions. Mais le fait que chacun ait pu s'exprimer a levé le malaise.

Définition

Être logique, c'est être capable de respecter des normes élémentaires de raisonnement nécessaires au fonctionnement de toute interaction communicationnelle.

Éléments de réflexion

Pour établir une relation, il ne suffit pas que ce qui advient entre deux êtres laisse des traces (la mémoire) ; il faut aussi que ces traces soient reliées entre elles de façon compréhensible. Ainsi nous présupposons que l'autre possède une aptitude à respecter des lois de la pensée (étudiées par la *logique formelle*) semblable à la nôtre.

Les patients sont à la recherche d'une causalité expliquant *logiquement* le pourquoi et le comment de leur situation. Et les médecins souhaitent que les patients aient des comportements cohérents avec la conclusion de la consultation (ex. 1). Le philosophe L. Wittgenstein parlait de la dureté du « tu dois » logique, aussi contraignant que l'obligation morale.

Ces normes élémentaires de raisonnement que nous *devons* respecter, sont-elles universelles ? Cela « tombe sous le sens » qu'on ne doit pas dire une chose et son contraire (principe de non-contradiction), et que si on préfère A à B et B à C, on fera passer A avant C (principe de transitivité). Descartes disait que le bon sens est la chose la mieux partagée au monde. Il nous permet de (sur) vivre. Pourtant, dans les faits, nos valeurs et nos émotions peuvent altérer notre sens logique.

Et les valeurs posées au départ de chaque raisonnement sont souvent différentes. *Une logique* privilégie des valeurs particulières. Pour pouvoir être comprise par un *alter ego, une logique* doit *être logique*. Partant d'un axiome (donnée de base) qu'on ne partage pas, l'autre peut avoir « de la suite dans les idées », ou alors faire preuve d'une incohérence manifeste : *il n'est pas logique* (ex. 2).

On associe *logique* et *intellectuel*, mais il y a aussi des logiques affectives, non moins rationnelles : « le cœur a ses raisons que la raison ignore ».

Faire preuve d'un *sens logique*, c'est pouvoir prendre du recul par rapport à une situation problématique et prendre le temps de s'interroger, avec les interlocuteurs, sur ce qui ne va pas (ex. 3). Confronté à des différences de valeurs, le médecin doit présupposer, pour pouvoir discuter, que l'autre possède, outre un minimum de mémoire, une capacité d'*être logique* à sa manière (dans *sa logique*), en comprenant qu'il puisse parfois faillir dans ses raisonnements.

Citation

Rappelez-vous tout simplement qu'entre les hommes il n'existe que deux relations : la logique ou la guerre.

Paul Valéry, *Monsieur Teste*

Hugues Rousset

Maladie

→ Liens : *Anatomo-clinique, Norme, Nosologie, Psychologie médicale, Psychosomatique*

Exemples concrets

1 Vincent, 15 ans, a « mal à la gorge » avec une fièvre à 40 °C. L'examen du pharynx révèle une amygdalite bilatérale. Le prélèvement bactériologique isole un streptocoque. Il est traité par la pénicilline et guérit.

La maladie est bien caractérisée et donc identifiable par n'importe quel médecin. Elle est aiguë (survenue brutale et évolution rapide). Sa cause (étiologie) est définie : infectieuse (un germe : le streptocoque est responsable). Les signes cliniques généraux (température) sont subjectifs : pharyngalgies avec dysphagie (mal à la gorge) et objectifs : rougeur et dépôts purulents au niveau des amygdales (angine érythémato-pultacée).

2 Angèle, 70 ans, a été opérée d'un cancer du sein il y a deux ans. Elle consulte pour des douleurs osseuses en rapport avec l'évolution secondaire de son cancer (métastases) qui vont nécessiter successivement chimiothérapie, traitement hormonal et radiothérapie.

Il s'agit d'une maladie « chronique », une « longue maladie », bien analysée par les examens complémentaires (radiographies osseuses, scintigraphie, dosage des marqueurs tumoraux). Le pronostic est sévère. Angèle devra vivre plusieurs mois en acceptant les différents traitements et l'idée d'une maladie qui sera finalement mortelle.

3 Gérard, 50 ans, grand fumeur (50 paquets/année), se sent parfaitement bien, mais une radiographie pulmonaire systématique au cours d'un examen de santé de la Sécurité sociale objective une opacité pulmonaire limitée.

Il s'agit d'un cancer du poumon. Il ne se sent pas malade, mais il a pourtant une maladie grave qui nécessitera une intervention chirurgicale.

4 Patrick, 40 ans, dont le père a fait un infarctus du myocarde précoce, a lui-même un taux de cholestérol élevé (supérieur à 3 g/l).

Il a donc des « facteurs de risque » d'une maladie cardiovasculaire. Il reçoit un traitement hypocholestérolémiant. Est-il malade ?

5 Argan, dans *Le Malade imaginaire* (Molière, 1643), convoque régulièrement les médecins, conditionne la vie de sa famille par des plaintes répétitives que rien ne rassure et alors même que rien n'inquiète vraiment son entourage : il paraît en bonne santé.

Sa souffrance est réelle. Il est hypocondriaque. Il est malade de cette souffrance.

Définition

Ensemble des conséquences ressenties (subjectives) et observables (objectives), d'une perturbation de la vie normale par une atteinte d'un organisme.

Qu'est-ce qu'une maladie pour le médecin ?

La maladie s'exprime habituellement par une plainte déterminant la consultation. Le rôle du médecin est de l'identifier par l'analyse des signes ou symptômes subjectifs (signes fonctionnels, ou « ce que le médecin extrait du ressenti ») et objectifs (signes physiques) pour proposer un diagnostic. Ceci permet de nommer la maladie et si possible d'en déterminer la cause (étiologie), l'évolution probable (pronostic) et de proposer un traitement (thérapeutique).

Comment classer les maladies ?

La maladie n'est pas une entité en soi. Son identification est médicale. Ses causes ont pu être précisées grâce aux progrès des connaissances (cause infectieuse, tumorale, vasculaire, dégénérative…). Elle est caractérisée par un dérèglement physiopathologique et/ou des lésions anatomo-pathologiques visibles (médecine anatomo-clinique).

Rien n'est définitivement acquis ; des inconnues persistent. On parle de maladies « idiopathiques » si on ne connaît pas la cause ; de « syndrome caractérisé », s'il y a association de symptômes entre eux sans cause évidente.

La Classification internationale des maladies (CIM) regroupe l'ensemble des pathologies individualisables (50 000 maladies).

Être malade, avoir une maladie

Trois perspectives différentes traduisent les trois termes anglo-saxons correspondants à celui de maladie :

– *disease* est la maladie, objectivable, repérable dans les classifications médicales ;

– *illness* désigne le vécu du sujet ;

– *sickness* renvoie aux interférences entre le sujet malade et le milieu social et familial.

Ainsi, il y a des *illness* sans *disease* : plainte qui ne correspond à aucune maladie répertoriée, souvent supposée psychologique ; il y a des *disease* sans *illness* ou *sickness* : découvertes d'examen systématique.

Le vécu de la maladie doit toujours être pris en compte.

Citations

Le malade, c'est la maladie ayant acquis des traits singuliers.
Michel Foucault, *Naissance de la clinique*

Tout homme bien portant est un malade qui s'ignore.
Jules Romain, *Knock*

Mais, Monsieur, mettez la main là et dites-moi, est-il vrai que vous êtes malade ?
Molière, *Le Malade imaginaire* (Toinette)

Pascal Maire

Médicament

→ Liens : *Fin, Placebo*

Exemples concrets

1 En prévention des risques de récidive d'infarctus, du Kardégic® est prescrit à un cadre dynamique de 45 ans, de formation scientifique, qui, de retour à son domicile, découvre dans son Vidal que c'est de l'aspirine, au même dosage que la forme nourrisson de la spécialité Aspégic®. Il rappelle son généraliste pour avoir des précisions quant aux raisons et au bien-fondé de ce traitement.

Un même principe actif (ici l'aspirine) peut avoir plusieurs indications thérapeutiques validées par des études cliniques et enregistrées par l'Autorisation de mise sur le marché ; c'est d'ailleurs quelquefois un effet secondaire gênant dans une indication (les risques de saignements gastriques des traitements anti-inflammatoires) qui devient le principe recherché dans une autre (la prévention de la thrombose coronarienne), à des doses différentes. Lorsque les situations cliniques sont très différentes (de la pédiatrie à l'adulte), le laboratoire peut choisir un nom déposé différent pour la même dénomination chimique internationale ; un nom bien choisi, comme une couleur et une présentation, favorisant l'observance — le bon suivi de la prescription —, par l'usager, désormais averti (ici, un décideur admet difficilement d'être traité par des doses… nourrisson).

2 Durant l'été 2003, le ministre de la Santé a décidé de réduire le remboursement de l'homéopathie de 65 à 35 % dans l'intention de réduire le déficit de la Sécurité sociale. Un laboratoire homéopathique a proposé de favoriser son développement comme stratégie médicale alternative, d'intégrer son enseignement dans le cursus des études de médecine [mais ce n'est en aucun cas un laboratoire qui va modifier le cursus de ces études] et de développer recherche et évaluation scientifique.

L'homéopathie est née en 1796, avant la création par Claude Bernard de la médecine expérimentale, à la base de la thérapeutique allopathique contemporaine, désormais évaluée par les essais cliniques contrôlés. Cette pratique parallèle n'a pas la même rationalité et, du fait de ses caractéristiques, se prête difficilement à de telles évaluations scientifiques qui restent rares et ne garantissent pas le service médical rendu à la société. Elle est moins coûteuse que la thérapeutique moderne ; une autre thérapeutique alternative, la phytothérapie est, pour cette raison, proposée aux Américains n'ayant qu'une faible protection sociale. Pour l'instant, elle n'est enseignée qu'aux professionnels de santé désirant acquérir une formation complémentaire.

Définition

Substance possédant des propriétés curatives ou préventives à l'égard des maladies, ainsi que tout produit pouvant être administré pour établir un diagnostic ou modifier les fonctions organiques.

Dans nos sociétés occidentales, le médicament contemporain, résultat de science et de techniques, paraît désormais rationnel : des chercheurs le découvrent, des industriels le fabriquent, des médecins le prescrivent, des pharmaciens le dispensent, des infirmiers l'administrent, enfin des patients le consomment.

Il présente cependant toujours de multiples facettes, paradoxales ou contradictoires :

Si beaucoup de techniques, résultats et produits de sciences sont utilisés dans les processus scientifiques et rationnels de découverte de nouvelles substances ou propriétés, le hasard et l'observation fortuite continuent de jouer un rôle majeur (ex. 1). La statistique, par l'essai clinique contrôlé d'une nouvelle molécule contre placebo (substance inerte) ou contre une molécule de référence, valide scientifiquement l'utilisation clinique de la nouvelle molécule dans une indication donnée. De tels essais sont nécessaires pour l'obtention de l'Autorisation de mise sur le marché (AMM), conséquence directe de la seule définition du médicament susceptible d'être retenue actuellement : une notion juridique (ex. 1).

Les médicaments sont des objets commerciaux et sociaux d'importance économique considérable, tant pour l'industrie productrice, que pour les professionnels de santé décidant de leur emploi, *in fine* pour les acheteurs (malades, États, assurances publiques et/ou privées), dans les sociétés occidentales ou en voie de développement.

Mais le médicament est avant tout un objet chargé (au sens des anthropologues*) au cœur de la relation thérapeutique, la consultation se concluant par sa prescription, d'où la difficile substitution ultérieure par un générique (équivalence cliniquement établie), même si le malade a sa propre notion de l'observance (respect du traitement prescrit) (ex. 1) : comme le remède dans les sociétés primitives, le médicament demeure une protection individuelle contre la maladie, la souffrance et la mort.

Citations

La maladie, le médecin et le traitement qui les réunit et les joint baignent dans un univers d'une rationalité difficile.

F. Dagognet, *La Raison et les Remèdes*

Qu'est-ce qu'un médicament ? Un objet étrange, entre science, marché et société.

P. Pignarre, *Qu'est-ce qu'un médicament ?*

Hugues Rousset
et Maël Lemoine

Métaphysique

→ Liens : *Philosophie, Placebo, Progrès*

Exemples concrets

1 Mme V, 25 ans, a présenté une encéphalite virale extrêmement sévère avec nécrose des deux lobes temporaux, absence de toute récupération, évolution vers un coma aréactif, absence de ventilation spontanée et nécessité de mise sous « respirateur artificiel »... Elle est depuis plusieurs mois dans un service de réanimation. Le cœur bat encore... Il n'y a plus de l'avis des spécialistes, de possibilité de récupération de la conscience. Les zones importantes « corticales » du cerveau sont détruites.

Les neurosciences montrent que le fonctionnement de certaines aires corticales est indispensable aux fonctions cognitives et décisionnelles de la conscience normale. Mais à la question : « Mme V a-t-elle (encore) une âme* ? », la science* ne peut pas répondre.

En effet, les sciences s'arrêtent là où des objets d'expériences sont encore accessibles. Au-delà, c'est le champ de la métaphysique. Une femme qui ne peut répondre ne peut donner aucune indication sur ce qui se produit (ou ne se produit pas) « dans sa conscience* ».

2 Les étudiants en Sciences humaines et sociales ont à discuter sur le thème de l'embryon humain (avant trois mois), des problèmes philosophiques posés par l'interruption de grossesse.

Le problème est par nature pluridisciplinaire. De nombreuses disciplines contribuent à en éclairer les enjeux : biologie, neurobiologie, sociologie, droit, etc. La métaphysique aborde toutes les questions insolubles qu'aucune discipline ne peut trancher.

Un problème spécifiquement métaphysique se pose, celui de la définition d'une personne humaine. La personne* est-elle un être conscient de soi ? Un être potentiellement conscient de soi ? Comment peut-on savoir qu'un embryon l'est (ou ne l'est pas) ?

3 Mme G, 45 ans, a tout réussi apparemment : le bonheur familial, beaucoup d'argent dans une profession qu'elle a exercée avec succès... Cependant un soir, elle est très angoissée : à quoi bon tout cela ? L'essentiel dans la vie n'est-il pas d'une autre nature ? Le médecin appelé conclura à un accès de panique et donnera des anxiolytiques. Elle-même pense qu'il s'agit plutôt d'un problème existentiel : peut-on différencier accès d'anxiété et angoisse métaphysique ?

Un patient confère parfois une portée métaphysique à un mal de nature psychologique ou physiologique.

Définition

Est métaphysique toute pensée visant à connaître, expliquer, comprendre l'ensemble des réalités qui dépassent l'expérience possible ou concernent les visées les plus générales de l'existence humaine.

On a souvent expliqué la métaphysique par une de ses étymologies possibles : la discipline qui porte sur ce qui est au-delà (méta) de la physique.

Peut-être plus que toute autre profession, la médecine se trouve confrontée aux grandes questions métaphysiques : la déchéance, la mort, la folie, le sens* de l'existence. En s'abritant derrière son devoir de réserve, d'objectivité et de tolérance, le médecin pourrait être tenté de ne pas les affronter. Mais, d'une part, ce n'est pas parce qu'il soigne des patients qui vieillissent, meurent, deviennent fous, ou perdent le sens de vivre, qu'il est lui-même immunisé contre ces maux ; d'autre part, ce n'est pas parce que c'est affaire d'opinion qu'il peut se dispenser d'en avoir une ; et enfin, ce n'est pas parce qu'on ne peut répondre à une question que cette question ne se pose pas.

Les progrès de la médecine ont rendu courantes certaines situations jadis exceptionnelles, et pressantes les questions métaphysiques que ces situations posent (ex. 1 et 2).

La science progresse, alors que la métaphysique reste, globalement, la même qu'il y a 2000 ans : on parle de *philosophia perennis* (« philosophie éternelle »). Certaines questions pressantes auxquelles, par principe, on ne peut répondre, ne cessent pas pour autant de se poser. Ce qui change, ce sont les circonstances dans lesquelles ces questions se posent.

Le soignant respecte bien entendu les convictions philosophiques du patient. Mais il peut personnellement voir la situation de deux manières distinctes. Soit, dissociant l'origine du mal-être de ses enjeux, on considérera la maladie comme un prétexte pour découvrir un problème inhérent à l'existence humaine (« qu'elle le dise parce qu'elle ne va pas bien ne change rien au fait que c'est vrai ») ; soit, réduisant les enjeux dévoilés à leur origine, on considérera l'expression du problème métaphysique comme un simple symptôme de la pathologie en question (« il suffit de lui donner des anxiolytiques pour qu'elle ne se pose plus la question »).

Citations

La « bien-aimée ». C'est ainsi que Kant nommait la métaphysique.
Kant, *Correspondance*, à propos de la métaphysique

S'il faut philosopher, alors il faut philosopher ; s'il ne faut pas philosopher, alors il faut philosopher [pour le montrer].
Aristote, *Métaphysique*

Laurent Gerbaud

Méthode/Méthodologie

→ Liens : *Paradigme, Raison, Science*

Exemples concrets

1 Une équipe de chercheurs publie un article qui relate qu'un nouveau traitement du cancer du sein semble donner des résultats prometteurs. Mais, peu après, une seconde équipe qui a essayé le même traitement ne retrouve pas ces bons résultats. Un débat s'engage pour savoir qui a raison. Il s'oriente rapidement sur la méthodologie qui a été employée dans chacune des deux études : les patientes étaient-elles les mêmes (mêmes antécédents, nature et stades du cancer) ? Ont-elles eu les mêmes traitements annexes ? Ont-elles eu le même suivi ?...

Dans la recherche, les questions de méthode sont des questions permanentes. La présentation des résultats doit comporter une présentation des moyens et matériels mis en œuvre, des méthodes de prise en charge et de traitement des patients, de la façon dont ont été recueillies les données et dont elles ont été analysées.

2 Comment savoir si les gens sont en bonne santé ? La question est d'importance, elle permet d'avoir une idée de la façon dont l'offre de soins correspond aux besoins, de mieux comprendre les attentes de la population, bref elle est essentielle à une bonne politique de santé. Alors, pourquoi ne pas y répondre plus souvent ?

C'est sur le plan de la méthodologie que les problèmes sont nombreux.

Comment va-t-on mesurer la bonne santé* ? Va-t-on faire passer des tests physiques ? Dans ce cas, on jugerait comme systématiquement malades des personnes âgées ou handicapées. Va-t-on demander aux gens leur consommation de soins ? Mais alors, ceux qui se font dépister et traiter pour un problème de santé « mineur » (par exemple une hypertension artérielle ou un excès de poids) seraient jugés plus malades que ceux qui ne se font pas dépister ou traiter. Va-t-on simplement poser la question « êtes-vous en bonne santé ? » Mais alors, les réponses seront variables selon ce que chacun mettra derrière ce terme.

Comment interroger les gens et à quel moment ? Par questionnaire écrit ? Mais que faire de ceux qui ne peuvent pas le lire. Par entretiens ? Au risque que l'enquêteur influe sur les réponses. Par téléphone ? Comment questionner ceux qui n'ont pas le téléphone, qui ne sont pas chez eux ou n'ont pas le temps de répondre ?

Définition

Ensemble des méthodes et des techniques mises en œuvre dans un domaine particulier. D'une façon abusive, méthodologie est assimilée à méthode : manière de faire, de procéder.

Éléments de réflexion

Tout est question de méthode. Pas d'examen clinique qui tienne la route sans méthode, pas d'observation du malade, pas de traitement, de suivi, rien sans méthode.

Malgré cela, le plus souvent, en médecine, quand on pense méthodologie (ou méthode), on pense à la recherche médicale. Recherche clinique, recherche biologique et recherche fondamentale sont encadrées par des règles précises qui permettent d'assurer la qualité des résultats, leur comparaison, leur extrapolation et leur généralisation. Sans ces règles, la recherche tournerait à un exercice isolé et de ce fait inutile. Malheureusement, les publications des résultats ne permettent pas toujours de se faire une idée précise des méthodes mises en œuvre, de leur qualité, de leur robustesse. C'est pourquoi devant toute annonce fracassante de résultats particulièrement innovants, il faut savoir être prudent. Il vaut mieux attendre un peu que d'autres résultats confirment ce qui a été annoncé que de s'emballer trop vite.

Pour autant, la méthodologie ne doit pas être un carcan. Telle la gamme du musicien, c'est un outil qui assure la qualité de ce que l'on fait. Elle libère l'esprit en protégeant des pièges que constitue l'absence de méthodologie.

Mais, à ce propos, confondre méthode et méthodologie, comme le veut l'usage courant en santé, ne serait-ce pas une certaine absence de méthode (-ologie) ?

Citations

Avec de la méthode et de la logique on peut arriver à tout aussi bien qu'à rien.

Pierre Dac

On ne peut se passer d'une méthode pour se mettre en quête de la vérité des choses.

René Descartes

Il vaut mieux avoir une méthode mauvaise plutôt que de n'en avoir aucune.

Charles de Gaulle

Ceux qui n'ont pas l'esprit libre ont des pensées toujours confuses.

Anton Tchekhov

Emmanuel Rusch

Mondialisation

→ Liens : *Économie, Environnement*

Exemples concrets

1 Mme X habite un pays de l'Union européenne. Elle présente une arthrose évoluée de ses genoux nécessitant la pose de prothèses fémoro-pattellaires. Cependant, les délais pour réaliser cette intervention dans son pays sont longs. Afin de pouvoir bénéficier de cette intervention rapidement, son médecin, en accord avec son assurance-maladie lui propose de réaliser cette opération et de suivre sa rééducation dans un établissement de santé situé dans un autre pays en voie de développement et présentant toutes les garanties vis-à-vis de la qualité des soins. Mme X s'étonne de cette proposition.

Dans le cadre de la mondialisation actuelle, les autorités sanitaires et les organismes d'assurance d'un pays peuvent envisager une délocalisation de la production de soins. Ainsi, dans le cas d'une offre de soins insuffisante et afin de satisfaire un besoin sanitaire ici diagnostiqué et reconnu, il est possible de conclure des accords avec des structures de soins (« hôpitaux *off-shore* ») d'autres pays pour la prise en charge de patients. Sur un plan économique, le coût du transport du patient peut être largement compensé par le niveau plus faible des salaires du personnel hospitalier.

2 M. Y travaille, dans le cadre d'une sous-traitance, dans l'installation de matériels d'imageries diagnostiques dans des hôpitaux de pays étrangers. Il est revenu en France au mois d'avril 2003, d'un séjour de 3 mois à Toronto au Canada. Il consulte son médecin traitant pour une fièvre de plus de 38 °C associée à des signes d'atteinte respiratoire basse (toux, dyspnée). Après interrogatoire et examen clinique, son médecin lui indique qu'il va contacter le Service d'aide médicale urgente (SAMU) pour envisager sa prise en charge dans le cadre d'une suspicion d'un Syndrome respiratoire aigu sévère (SRAS).

Le SRAS est sans doute dû au passage d'un virus de type coronavirus de l'animal à l'homme. Il semble que cette affection soit apparue initialement en Chine puis diffusée par contact interhumain, elle s'est étendue en Chine, a touché plusieurs pays d'Asie du Sud-Est et a atteint Toronto au Canada. L'utilisation croissante des moyens de transport moderne permet une propagation rapide et dans un large espace géographique des maladies infectieuses et contagieuses. Ceci implique des systèmes de surveillance et d'alerte performants.

Définition

Processus se caractérisant par un accroissement, à l'échelle de la planète, des flux, des échanges, des relations, des dépendances entre pays ou organisations, populations ou individus.

La mondialisation est liée aux progrès techniques dans les domaines des transports et des moyens de communication ainsi qu'aux politiques facilitant la circulation entre pays des biens, des services, des connaissances, des capitaux financiers et partiellement des personnes.

La mondialisation a des conséquences sur l'état de santé des populations au travers notamment de son action sur les déterminants de la santé.

Les déterminants de la santé sont les facteurs qui peuvent influer sur l'état de santé des personnes ou des communautés. Ils sont au nombre de 5 : les facteurs endogènes et biologiques, les facteurs environnementaux, les facteurs culturels et modes de vie, l'organisation du système de santé, les facteurs psychosociologiques.

1) Le séquençage du génome humain a constitué une entreprise scientifique associant de nombreuses équipes de recherche à travers le monde. La diffusion des connaissances et la compréhension des mécanismes moléculaires de certaines maladies permettent d'envisager des progrès médicaux importants.

2) L'environnement physique est soumis aux impacts du développement des activités humaines (industries, agricultures, transports) qui peuvent s'observer à proximité mais également à distance : pollutions atmosphériques.

3) La diffusion au niveau international de modes alimentaires (grignotage) favorisant des apports nutritionnels déséquilibrés (sucres rapides, matières grasses) n'est pas sans impact sur l'état de santé des populations, comme les problèmes de surpoids.

4) L'organisation des systèmes de santé est affectée par la mondialisation : coopérations transfrontalières, déplacement des professionnels de santé (reconnaissance des diplômes) ou des patients (soins à l'étranger), introduction de règles de marché (concurrence).

5) Parmi les facteurs psychosociologiques, le stress, la précarité voire l'exclusion sont sources de mal-être et d'altérations de l'état de santé. Or la mondialisation s'accompagne d'un accroissement des inégalités socio-économiques entre pays mais aussi dans les pays (20 % de la population mondiale se partage 80 % du revenu mondial et 20 % survit avec moins de 1 € par jour et par habitant).

Citations

La mondialisation est un enfant de la science occidentale, de son ambition prométhéenne de soumettre la planète à l'homme posé comme tout puissant.

Philippe Moreau Defarges

Qui ne sait pas lire et vit avec un dollar par jour, ne ressentira jamais les bienfaits de la mondialisation.

Jimmy Carter

Benoît Pain

Mort

→ **Liens :** *Autonomie, Bienfaisance, Dignité, Métaphysique, Rites, Soins palliatifs, Souffrance*

Exemples concrets

1 Louis, 8 ans, atteint d'une tumeur osseuse maligne et métastasée du fémur gauche, meurt accompagné par sa famille. Sept mois plus tard, son père dit être triste et penser régulièrement à Louis : il se demande s'il a tout fait pour lui avant sa mort.

La mort entraîne une tristesse, qualifiée de normale dans la première année de deuil. La perte d'un proche représente un événement pouvant engendrer, après l'état d'« hébétude » initial, un état de stress aigu, voire un état de stress post-traumatique ou un syndrome dépressif.

2 Le 31 décembre 2007, Paul Isson, 68 ans, présente un arrêt cardio-circulatoire. Après prise en charge par le SAMU, il est admis en réanimation médicale. L'évolution clinique étant rapidement défavorable, il décède le 7 janvier 2008, à 10 h 25.

La mort est constatée par un médecin qui rédige le certificat de décès.

Le constat de la mort repose sur le caractère irréversible de la destruction encéphalique. Si la personne présente un arrêt cardiaque et respiratoire persistant, le constat de la mort ne peut être établi que si trois critères sont simultanément présents (CSP, art R.671-7-1) :

a) absence totale de conscience et d'activité motrice spontanée ;

b) abolition des réflexes du tronc cérébral ;

c) absence totale de ventilation spontanée.

Il s'agit donc d'un acte médical important du point de vue administratif et judiciaire : la vie humaine repose donc sur la vie du cerveau de l'individu.

3 Le médecin accueille la famille de Domitille, 25 ans, gravement accidentée. Le diagnostic de mort cérébrale est posé, mais, pour la famille, elle respire avec une machine et le corps est chaud. Le médecin leur explique que Domitille est décédée et leur propose, vu l'âge et l'état du corps, des prélèvements d'organes.

En complément des trois critères cliniques ci-dessous, il doit être recouru pour attester du caractère irréversible de la destruction encéphalique (CSP, art R.671-7-2) :

a) soit à deux électroencéphalogrammes nuls et aéractifs de trente minutes, effectués à un intervalle minimal de quatre heures ;

b) soit à une angiographie objectivant l'arrêt de la circulation encéphalique.

Les lois de bioéthique du 29 juillet 1994 relatives au respect du corps humain rappellent la primauté de la personne, interdisent toute atteinte à la dignité de celle-ci et garantissent le respect de l'être humain dès le commencement de la vie.

Définition

Globalement, la mort est la cessation définitive de la vie d'une personne humaine : elle est l'arrêt complet et irréversible des fonctions vitales, d'où la double question : la détermination du moment de la mort et l'aménagement du mourir.

Éléments de réflexion

S'il est un thème passionnel, c'est bien celui de la mort. Dans le vocabulaire religieux, le terme « passion » est synonyme de mort : nous trépassons, passage qui est l'instant de la passivité absolue, instant proprement impensable. Parce que personne n'en fait l'expérience, parce que nul ne peut le raconter, la mort nous fait peur : nous ne pouvons pas penser la mort, nous ne pouvons que penser *à* la mort.

La mort nous concerne tous à double titre : nous sommes mortels et nous faisons l'épreuve de la fin de vie de nos proches, épreuve de la séparation mais aussi celle de la souffrance et du déclin. Aussi le débat est-il toujours vif, car il mêle des expériences diverses, des souvenirs et des appréhensions, ainsi que des convictions plus ou moins conscientes.

La mort est ainsi inscrite au cœur du vivant, elle l'accompagne dans ce qu'il croyait être sa santé et qui n'est plus que le silence de la maladie et/ou de la fin de vie. Le droit peut-il alors trancher l'opposition éventuelle entre consensus et conflit ? En effet, comment répondre aux questions suivantes : « Accepteriez-vous, si vous étiez atteint d'une maladie grave et mortelle, de demander la mort à votre médecin ? Si oui, à quel moment ? » ; « À partir de quel moment croyez-vous que la vie ne vaut plus la peine d'être vécue ? » ; « Quels sont les handicaps qui vous paraissent inacceptables chez autrui ? chez vous ? »

Être humain, c'est maintenir que la vie est d'abord *pro-jet*, c'est-à-dire « en avant de soi ». En effet, vivre, c'est *expérimenter*, ce n'est pas être expérimenté. En son fond, la mort ne peut donc rester qu'énigmatique. Comment comprendre alors la demande contemporaine d'euthanasie ? Que demande une personne qui ne veut plus vivre ainsi ? De ne plus *vivre* ou de ne plus vivre *ainsi* ? La modernité en viendrait-elle à confondre la *fin* – le soulagement – et le *moyen* – la mort ?

Citation

> *« Une éthique qui ne serait fondée que sur la compassion serait quelque chose de très suspect car les conséquences qu'elle impliquerait en matière de position humaine par rapport à l'acte homicide, par rapport au moyen mis en œuvre pour donner la mort – en tant que routine recommandée pour mettre fin à certaines situations de détresse – sont imprévisibles. »*
>
> JONAS Hans, *Une éthique pour la nature*,
> Paris, Desclée de Brouwer, 2000.

Alain Cerclé

Motivations

→ **Liens** : *Psychologie médicale*

Exemples concrets

1 Quelles sont les motivations des leaders d'Alcool Assistance ?

Type de motivation des responsables « Alcool Assistance »	Questions (extraits) : Je suis responsable parce que...	Moyenne/ Écart-type
	Adaptation de l'échelle EMG-28 (types de motivations – 14 items)	
Motivation intrinsèque à la connaissance	*j'ai du plaisir à acquérir des connaissances*	3,69/0,43
Motivation intrinsèque à l'accomplissement	*J'aime maîtriser ce que je fais*	3,35/0,56
Motivation intrinsèque à la stimulation	*j'ai du plaisir à prendre des responsabilités*	3,08/0,70
Motivation extrinsèque identifiée	*je m'investis dans ce qui est important pour moi*	3,29/0,62
Motivation extrinsèque introjectée	*je m'en voudrais de ne pas assumer de responsabilités*	2,88/0,67
Motivation extrinsèque régulation externe	*je souhaite gagner l'estime des autres*	2,40/0,91
A-motivation (engagement dévalorisé)	*j'ai accepté même si ça n'en vaut pas la peine*	1,65/0,95

Tableau n° 1 : Les motivations des leaders associatifs « Alcool Assistance » (N = 26)

Le degré d'accord avec chaque item est mesuré à l'aide d'une échelle de Likert comportant quatre échelons ordonnés : « Ne me correspond pas du tout = 1 » à « Me correspond tout à fait = 4 ».

Dans cette étude (Cerclé et al. 2008), on constate que les ex-malades alcooliques qui prennent des responsabilités au sein de leur association d'entraide (« Alcool Assistance – La Croix d'Or ») sont plutôt intrinsèquement motivés par le plaisir d'apprendre et leur besoin d'accomplissement personnel. En cela, ils ressemblent aux autres leaders du monde bénévole.

2 Comment amener des usagers de drogue à changer de comportement ?

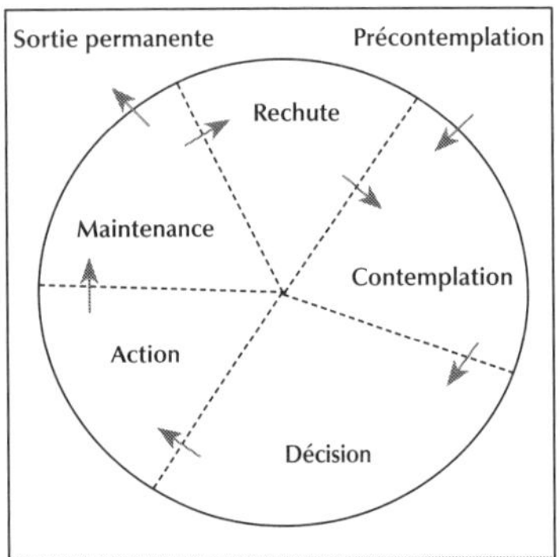

Stades de préparation au changement selon Prochaska et Di Clemente

Les usagers de drogues sont souvent dans l'ambivalence (précontemplation). Face aux dommages causés par leur consommation, ils voudraient changer de comportement mais restent attachés aux « bénéfices » liés à la drogue. Les entretiens motivationnels cherchent à susciter une motivation intrinsèque en explorant les avantages perçus dans le changement. La motivation extrinsèque va engendrer une demande de changement, la motivation intrinsèque va pérenniser le changement. La personne doit d'abord passer du « devoir faire » au « vouloir faire », puis du « pouvoir faire » au « savoir faire » (Cerclé, 2002).

Définition

En vous posant la question : « Pourquoi ai-je décidé de lire ce chapitre ? », vous soulevez la question centrale de la motivation. *« La motivation est le terme général pour désigner tous les processus impliqués dans le déclenchement, l'orientation et le maintien des activités physiques et psychologiques. Le mot motivation vient du latin movere qui signifie "bouger". Tous les organismes s'approchent de certaines sources de stimulation ou au contraire s'éloignent d'autres stimuli, conformément à leurs appétits et aversions »* (Gerrig et Zimbardo, 2008).

Éléments de réflexion

Pourquoi étudier les motivations ?

L'étude des motivations vise au moins cinq objectifs principaux :

- Expliquer le lien entre la biologie et le comportement (« la faim fait sortir le loup du bois ») ;
- Rendre compte de la variabilité des comportements (« J'ai bien joué au tennis hier et aujourd'hui je suis nul ! Pourquoi ? ») ;
- Faire des inférences entre les états intimes et les comportements visibles (« Au restaurant, quelqu'un quitte brusquement sa place. Pourquoi ? ») ;
- Attribuer une responsabilité à des actions (« Le juge se demande si le prévenu a agit sous influence externe ou intentionnellement ») ;
- Expliquer la persévérance malgré les obstacles (« Qu'est-ce qui pousse Monsieur X à lutter contre sa maladie alors que sa souffrance est extrême ? »).

Les motivations sont multiples (besoin d'estime de soi, trouver du sens à ce qui arrive…) et au fondement d'un grand nombre de processus ou de manifestations psychologiques observables (Cerclé et Somat, 2005).

Faites-vous vos études de médecine pour de l'argent ou par goût l'effort intellectuel ?

Selon Deci et Ryan (2000) et Vallerand, (2000), les personnes sont motivées à agir soit de façon intrinsèque (plaisir intimement lié à l'action), soit de façon extrinsèque (attente de récompenses ou évitement de menaces en échange de l'activité), soit a-motivées (absence d'autodétermination). Leur théorie postule un continuum d'*autodétermination* qui va de l'hétéro-motivation à l'autodétermination. En consultant l'exemple de gauche et en l'adaptant à votre cas personnel, essayez de vous situer.

En bref…

Les forces qui guident notre existence sont internes (tensions physiologiques, instincts, apprentissages…) et externes (buts, normes sociales, stimulations environnementales…). Ces deux sources énergétiques sont en interaction permanente. Une personne « démotivée » est souvent une personne qui n'ose plus entreprendre car elle n'a pas confiance dans l'efficacité de son action. Cette perte de confiance s'explique par un sentiment d'impuissance souvent dû à des expériences décevantes et répétées.

Brigitte Nessler
et Philippe Bagros

Mythes

➔ Liens : *Autonomie, Rites, Symbolique*

Exemples concrets

1 Une allégorie néoclassique figure un homme que l'on dissèque debout, attaché à un poteau. Il s'abandonne comme un saint Sébastien. Une jeune femme charmante tient le bistouri... À leurs pieds, jouent des bébés parmi des grains de blé répandus.

Le sens de l'allégorie est que si lui meurt, comme le grain de blé mis en terre, il va revivre à travers la descendance en contribuant à la connaissance anatomique.

C'est un mythe du **temps cyclique**. Il sert le sacrifice de l'individu pour la société. Son origine est dans le spectacle du soleil, mourant tous les soirs depuis des temps immémoriaux, pour toujours renaître le matin.

Aujourd'hui, le même mythe est actif pour encourager le don d'organes.

2 Thomas Mann, dans son roman *La Montagne magique*, décrit une scène des débuts de la radioscopie : « pendant deux secondes, les forces terribles dont le déploiement était nécessaire pour transpercer la matière, jouèrent ».

L'ivresse du progrès technique est décrite avec beaucoup d'allusions au mythe de Prométhée : le feu dérobé aux dieux pour échapper à la condition humaine, c'est ensuite l'industrie et la médecine, avec l'espoir d'échapper au temps cyclique pour accéder à un **temps linéaire**, et un progrès* extrapolable vers l'avenir. Ce progrès s'appuie sur la lumière qui permet de faire reculer ce qu'on ne comprend pas, la part d'ombre. « *Anatomie par la lumière* » dit le médecin. Le mythe d'Apollon soutient l'objectivation qui permet la science et le progrès. Mais l'orgueil humain (*hubris*) est aussi fortement souligné, avec la crainte d'un châtiment divin. Hans voit le squelette de sa propre main : « ce qui en somme, n'est pas fait pour être vu par l'homme : il regarda dans sa propre tombe ». Cette ambivalence à l'égard du progrès technique commence à se manifester dans notre société. Elle altère partiellement la confiance dans la médecine, mais non l'autorité du médecin.

3 Une collectivité dépense tout son argent et tout son temps à tenter de ne pas vieillir, et à maintenir une activité sexuelle sans éclipses. Il en ressort un malaise : quelque chose de l'humain s'y perd. Que devient l'âme ?

Les dieux de l'Olympe restaient éternellement dans le même âge. C'est le mythe d'un **temps immobile**. Le mythe de l'éternelle jeunesse incarné par Faust (vendant son âme au diable pour redevenir jeune) en est une variante.

Définition

Un mythe est un discours fondateur qui vise, en les référant à des origines immémoriales, à justifier des réalités humaines instituées, de façon à leur donner un sens collectif, et à en assurer la pérennisation.

Éléments de réflexion

Toute société humaine produit et produira toujours des mythes. Car toute société, par la mise en scène d'une intelligibilité, à travers un récit ou un ensemble de mots sacralisés, cherche à se donner une cohérence, et à susciter l'adhésion commune à un système de significations garantissant la stabilité de normes, de valeurs et de pratiques sociales (ex. 1).

Or les sociétés modernes (occidentales) se prétendent émancipées de tous les mythes anciens, réputés archaïques ou exotiques, dévalués comme simples fables. Elles le prétendent au nom de la raison*, ou de la science*, ou du progrès* (ex. 2), méconnaissant qu'il s'agit là de mythes nouveaux chargés des plus vieilles fonctions : la cohésion sociale autour d'un sens qui s'impose à tous, comme une évidence universelle enracinée dans « la nature des choses », et l'acceptation sans critique de conduites et d'institutions (par exemple la part donnée à la recherche scientifique et technique) destinées à demeurer identiques.

Les sociétés traditionnelles, elles, utilisent leurs mythes en ayant conscience que ce sont des élaborations à la fois intellectives et imaginaires. Elles les font intervenir dans des rites précis concernant soit des questions de pouvoir, soit la prise en charge collective de moments cruciaux de la vie individuelle (initiation, maladie, accouchement, etc.). L'autorité de ces mythes, qui intègrent de nombreuses variantes, consacre logiquement une conception répétitive du temps, et leur fait jouer un rôle structurant (parfois même thérapeutique).

Au contraire, les sociétés modernes, aveugles à leurs productions mythiques, s'y identifient, et y adhèrent comme à des constats objectifs. Elles sécrètent ainsi un discours idéologique qui domine les esprits, en posant de la nature et une forme d'éternité là où il y a de la culture et des changements historiques à penser (ex. 3). Le mythe devient mystification faute d'être reconnu comme tel, c'est-à-dire une représentation possible, mais non exclusive, des réussites et des épreuves humaines, une fabrique de sens*, à méditer sans y être asservi.

Citation

Dans et par le mythe, comme dans et par la langue, la pensée se façonne en s'exprimant symboliquement ; elle se pose en même temps qu'elle s'impose.

Jean-Pierre Vernant, *Mythe et société en Grèce ancienne* (Raisons du mythe)

Michel Thomas

Nature

➔ Liens : *Culture, Éthique, Hétéronomie, Homme*

Exemples concrets

1 « Mais la nature est là, qui t'invite et qui t'aime ;
Plonge-toi dans son sein qu'elle t'ouvre toujours ;
Quand tout change pour toi la nature est la même.
Et le même soleil se lève chaque jour. »
(Lamartine).

Cet extrait des *Méditations* illustre parfaitement le sens le plus courant donné au mot nature, comme une réalité extérieure à l'homme que celui-ci ne pourrait qu'altérer s'il y touche, conception bien proche de celle du paradis perdu… ou des idées d'un écologisme primaire.

2 Il est dans la nature des choses que les considérations économiques prennent actuellement le pas sur les besoins de santé ressentis par la population.

Évoquer la nature des choses signifie que ce qui en découle arrive naturellement, inévitablement, comme un événement imparable, tant que les « choses » en question — ici l'état politique et économique de la société — perdurent.

3 Mme Z souffre du dos depuis des années. Elle a consulté de nombreux médecins généralistes ou rhumatologues, et elle possède des valises de radio, scanners, clichés d'imagerie par résonance magnétique (IRM)… Elle confie à son kinésithérapeute qu'elle ne croit plus aux médecins et qu'elle est décidée à avoir recours aux médecines naturelles.

Le terme de médecine naturelle est revendiqué par de nombreuses formes de soins* qui ont en commun de rejeter la médecine classique, ses explorations et ses médicaments au bénéfice d'une approche du malade, voire de la maladie* disant n'utiliser que ce qui est spontanément présent dans la nature. La « médecine par les plantes » y a une large part, aux mains de guérisseurs parfois totalement charlatans. C'est oublier que beaucoup de médicaments de la médecine classique viennent directement de végétaux (la digitaline par exemple…) et qu'à l'opposé, les poisons des Borgia étaient 100 % à base de plantes…

Définition

État d'un objet, d'un être vivant ou d'un processus tel qu'il n'a subi aucune modification du fait d'une intervention extérieure.

Le mot « nature » couvre un très grand nombre de significations. Émile Littré, dans son dictionnaire de la langue française, en donne 29, allant de la théologie à la cuisine... Mais tous ces sens tournent autour de la définition d'un état normal, non altéré des choses et des êtres.

Le concept* auquel le mot nature renvoie le plus souvent est celui illustré par les vers de Lamartine. L'homme en est exclu. Pourtant l'expression « nature humaine » existe tout autant. Sa signification a varié avec le temps, désignant initialement l'espèce humaine elle-même, et aujourd'hui, l'ensemble des comportements qui sont ceux de l'homme.

L'utilisation du mot nature n'est pas toujours sans perversité : l'expression « nature des choses » ne correspond pas forcément à une vérité démontrée, à un état incontestable. Parler de la nature des choses peut être une façon de faire passer les *idées* que l'on défend sur un sujet pour une réalité* objective.

En médecine comme plus largement dans le domaine de la santé, la nature, ce qui est naturel, est souvent rapproché de ce qui est normal*, qui existe avant l'intervention de la maladie et du médecin.

La maladie* elle-même est un processus et l'on parle de « maladie naturelle » quand on a affaire à une succession cause-effets-conséquences-évolution parfaitement identifiée. L'hépatite virale A en est un exemple.

Par opposition à ces « maladies naturelles », un grand nombre, la majorité des affections paraissent d'étiologie, de mécanisme, de traduction clinique bien floues. C'est particulièrement le cas de ces maladies qui ont un nom (par exemple, beaucoup de maladies dites auto-immunes), mais dont le diagnostic passe par la réunion d'un certain nombre de « critères » classés de plus en « majeurs » et « mineurs », la définition de ces critères variant selon les auteurs en vogue, les conférences de consensus et... le temps.

Une nosologie* idéale ne comporterait que des maladies naturelles. Nous en sommes très loin.

Citations

La guerre est conforme à la nature, bien fondée biologiquement et à peine évitable en pratique.

Freud

La nature a bon dos. La guerre ne paraît pas fondée biologiquement mais culturellement. Ce qui ne la rend pas plus « évitable en pratique ».

R. Debray

Sandrine Foullu

Névrose

➔ **Liens :** *Psychanalyse, Psychothérapies*

Exemples concrets

1 Marie vient d'être embauchée à l'issue de l'obtention de son diplôme d'école d'infirmière. Depuis le début de ses fonctions, elle arrive systématiquement en retard car elle passe environ 1 heure à vérifier si tous les robinets de son appartement (eau, gaz...) sont bien fermés. Elle vérifie cela trois fois selon un rituel précis, qu'elle recommence systématiquement s'il est mal accompli. Elle reconnaît que tout cela est absurde, mais ne peut pas faire autrement.

Marie effectue depuis sa première embauche des rituels de vérifications pénibles auxquels elle ne peut se soustraire et qui occasionnent un retard. Autrefois regroupés sous le nom de névrose obsessionnelle, ces symptômes appartiennent aux troubles obsessionnels compulsifs, expression fréquente d'une angoisse sous-jacente non verbalisée.

2 Une femme de 48 ans consulte son médecin généraliste en raison de la survenue depuis deux semaines de malaises associant suffocation, sueurs, tremblements, vertiges avec une accélération du pouls. Ces malaises surviennent brutalement, surtout lorsqu'elle est seule et sont caractérisés par un sentiment intense de peur de mourir. Le médecin généraliste connaît bien cette femme, d'un naturel très anxieux, et dont la mère est actuellement hospitalisée après la découverte d'un cancer généralisé.

On retrouve ici toutes les manifestations bruyantes de la crise d'angoisse aiguë ou trouble panique, autrefois décrites dans la névrose d'angoisse. L'angoisse est ici exacerbée alors même que cette femme vit par ailleurs une situation familiale stressante.

3 Un cadre commercial de 50 ans reconnu et apprécié de ses employeurs, souffre depuis 1 an de grandes difficultés pour effectuer ses déplacements. Il est en effet terrorisé à l'idée de s'engager sous les tunnels routiers qu'il évite en préparant ses itinéraires. La semaine dernière, dans l'impossibilité de faire demi-tour, il a stoppé sa voiture et a créé un embouteillage majeur. Il rapporte avoir subi un accident de la route il y a un an dans un tunnel, embouti par un poids lourd dont le conducteur s'était endormi au volant. Depuis, il est dans l'incapacité de prendre le métro, les tunnels ou même de monter dans un ascenseur.

Depuis le traumatisme de l'accident, il souffre d'une angoisse fixée sur une situation, celle de l'enfermement. On parle de trouble phobique ou claustrophobie, l'angoisse étant condensée ici dans les situations d'enfermement.

Définition

La névrose regroupe un ensemble de symptômes pouvant altérer le comportement et la personnalité sans perte de notion de la réalité. Ces symptômes sont souvent la traduction d'une angoisse non verbalisée.

La névrose est le terme général pour désigner des troubles psychiques généralement peu invalidants dont le sujet a conscience. La gravité des symptômes présentés est variable et la frontière entre le normal et le pathologique est subjective, fonction du retentissement dans la vie du sujet.

La conscience du caractère pathologique du trouble, sa relative bonne tolérance chez le sujet et son entourage ainsi que l'absence d'expérience délirante ou hallucinatoire associée l'opposent à la psychose.

Ce concept a été largement développé au XIXe siècle par Sigmund Freud, l'inventeur de la théorie psychanalytique, qui relie les symptômes de la névrose à l'expression symbolique d'un conflit psychique inconscient puisant ses origines dans l'histoire du sujet.

Il existe en effet une relation de compréhension entre le trouble, l'histoire du sujet et sa personnalité.

Classiquement, à un type de personnalité correspondent des symptômes rattachables à l'un des sous types de névrose (névrose obsessionnelle, phobique, hystérique, d'angoisse, post-traumatique etc.).

Depuis les trente dernières années, l'émergence d'autres modèles théoriques a conduit la communauté médicale psychiatrique, dans sa volonté de parler ensemble un langage commun sans théorie *a priori*, à proposer des outils de classification des maladies mentales et troubles mentaux (le DSM, outil d'origine américaine et la CIM, créé par l'OMS) dans lesquels le concept unitaire de névrose a naturellement disparu.

Malgré cela, cet ancien concept apporte un éclairage sur la génèse de ces troubles et permet de les articuler autour d'un facteur commun : l'anxiété.

Aujourd'hui, la névrose ne constitue donc plus une unité clinique, mais se retrouve dans plusieurs troubles, dont :

– Les troubles obsessionnels compulsifs ou TOC (ex-névrose obsessionnelle)
– Les troubles panique et l'anxiété généralisée (ex-névrose d'angoisse)
– Les troubles phobiques (ex-névrose phobique)
– Les troubles conversifs où les symptômes évoquent des affections organiques sévères (ex-névrose hystérique)

Citations

« Un psychotique, c'est quelqu'un qui croit dur comme fer que 2 et 2 font 5 et qui en est pleinement satisfait. Un névrosé, c'est quelqu'un qui sait pertinemment que 2 et 2 font 4 et ça le rend malade ! »

Pierre Desproges, *extraits de textes de scènes*

Michel Thomas

Norme/Normal

→ Liens : *Fatigue, Folie, Guérison, Nature, Représentations, Stigmatisation*

Exemples concrets

1 M. X, est venu consulter parce qu'il a maigri. Il est porteur d'une lésion du poumon droit qui a toutes les caractéristiques d'un cancer. M. X qui a 50 ans, fume depuis l'âge de 18 ans plus d'un paquet de cigarettes par jour : « M. X est un gros fumeur, il a un cancer du poumon, c'est dans la norme ».

Le tabagisme est de loin la première cause du cancer du poumon (et d'ailleurs d'autres cancers). La survenue d'un tel cancer chez un gros fumeur, si elle n'a rien d'obligatoire, est donc tout sauf surprenante. C'est la raison pour laquelle on peut dire que c'est dans la norme.

2 Au cours d'une visite des hospitalisés, l'assistant du service affiche une radiographie du bassin d'un patient se plaignant de douleurs de la hanche droite. Après l'avoir soigneusement examinée, il se contente de déclarer « bon, elle est normale » alors que les étudiants hospitaliers de 2e cycle, et plus encore les stagiaires de 1er cycle suivant cette visite auraient bien voulu qu'on leur montre pourquoi cette radiographie était « normale ».

Le caractère normal d'une image ne peut s'apprécier qu'à partir d'une connaissance des constituants de cette image, et de leur normalité. C'est-à-dire que l'on doit avoir appris quelle est l'image normale de chacun de ses constituants, ici pour l'essentiel, les os iliaques, les cols et les têtes des fémurs, le sacrum et le coccyx, les dernières vertèbres lombaires, ainsi que les articulations coxo-fémorales, sacro-iliaques, etc.

3 Mme K présentait depuis quelques jours un comportement anormal : elle prétendait avoir toujours soif et se levait même la nuit pour boire et uriner. Son mari trouvait qu'elle n'allait pas bien et estimant qu'il n'y avait vraiment aucune raison à cela, n'était pas loin de penser que « c'était dans la tête ». Elle consulte son médecin qui lui fait faire une prise de sang qui révèle une glycémie très anormale.

L'anomalie d'une situation, d'une donnée est définie par son écart à la normale. Ici, le mot anormal dans l'esprit du mari était un peu péjoratif, traduisant la crainte que trop d'hommes et de femmes ont de ce qui est différent de leur vécu quotidien et de ce qu'ils ignorent. L'anomalie décelée par le médecin (une hyperglycémie franche) est venue confirmer le diagnostic clinique qu'il avait porté.

Définition

La norme est ce qui définit un fait (ou un ensemble de faits, un objet, une situation) tel qu'il est observé le plus habituellement, dans le cadre d'un équilibre dont il est partie prenante.

« Norme », « normal » sont deux mots voisins de signification dont l'origine étymologique renvoie au latin *norma*, équerre.

Ces deux mots ont vite quitté le domaine mathématique, même si « normal » y garde une signification précise (qui forme un angle droit avec).

Le mot « norme » est utilisé dans de nombreuses situations avec des sens variés : en sociologie et en politique, la norme renvoie autant à la conformité du modèle majoritaire qu'à une règle qu'il convient de suivre (A. Rey). L'adjectif normatif qui en découle est encore plus connoté d'une signification répressive.

En médecine, la distinction de ce qui relève de la norme, de ce qui est normal, de ce qui est pathologique est un des problèmes les plus difficiles à résoudre. Il a justifié et justifie de nombreux travaux dont le livre célèbre de G. Canguilhem, *Le Normal et le Pathologique*.

En pratique, il est parfois difficile d'affirmer que la texture d'une chevelure, l'intensité des bruits perçus à l'auscultation d'un cœur, la vivacité d'un réflexe… sont normaux.

En matière d'examens biologiques, la norme est définie par une fourchette de valeurs souvent assez large (par exemple, le taux du calcium dans le sang est normal s'il est compris entre 2,20 et 2,50 mmol par litre).

En psychologie*, un comportement normal est encore bien plus délicat à définir et la frontière entre le normal et le pathologique est souvent très incertaine.

Si la notion de norme, de normalité semble tomber sous le coup de l'évidence, du bon sens, il n'est pas difficile de voir, entre autres en médecine et en biologie, que les limites du concept* sont bien difficiles à cerner.

Citation

> *Pour nous présenter une espèce, nous avons choisi des normes qui sont en fait des constantes déterminées par des moyennes. Le vivant normal est celui qui est conforme à ces normes. Mais devons-nous tenir tout écart pour anormal ?*
>
> G. Canguilhem

Norme intime

→ Liens : *Récits de vie, Guérison, Ontologie*

Exemples concrets.

1 Dans une île du pacifique, un homme ressent soudainement comme écœurantes les odeurs de la nature tropicale et de la mer, que jusqu'ici il aimait. Il dit ressentir en lui un trouble profond.

Cette sensation définit la perte de la norme intime.

2 Le médecin dit à un patient qui a 20 kg d'excédent pondéral qu'il doit absolument maigrir. La réponse est « je me sens très bien comme cela ».

Cet homme a élaboré, dans une culture familiale, une norme autonomique qui se distingue de la norme médicale.

3 Sur une plage bretonne l'oncle sportif sort de l'eau en disant « elle est bonne ! »

Objectivement l'eau est à 16 °C. L'oncle a pris plaisir à l'agression du froid, et il a fait « sa réaction ». Il a dû se forcer mais il est content de lui et plein d'appétit. Cet état mitigé est conforme à sa norme intime, amalgame de sensations physiques et de valeurs.

4 Il a un cancer du pancréas. Il demande quelle erreur dans son mode de vie a pu « lui donner le cancer ». Le médecin lui dit que c'est seulement la malchance.

Dans sa culture expier est normal. Ses souffrances feraient partie de sa norme intime si elles étaient la punition d'une faute. Le médecin ne lui a pas rendu service en lui affirmant qu'il était innocent. Sûr d'avoir fauté, n'ayant pas expié, il redoute le jugement de Dieu. Il approche de la mort avec une angoisse accrue. Coupable de sa maladie, il aurait été plus proche de sa norme intime.

5 Monsieur vous avez 18/12 de tension artérielle ; il va falloir vous soigner. « Mais je ne me sens pas malade ! »

La norme intime discorde de la norme médicale. Il y a désaccord sur la maladie.

6 Madame vous avez été opérée de votre thyroïde, vos dosages hormonaux sont corrects vous avez eu un arrêt de travail assez prolongé, vous êtes guérie. « Mais comment ! je me sens très fatiguée. »

La norme médicale est retrouvée ? mais pas la norme intime. Il y a désaccord sur la guérison.

7 Monsieur Superjeune a 85 ans. Il avait gardé des activités de jeune homme ; mais il vient de faire un infarctus... il va falloir changer beaucoup de choses.

Pour retrouver sa norme intime il va falloir qu'il se crée des normes de son âge, adaptées à ses goûts et à son environnement. Un travail de normativité s'annonce.

Définition

C'est le ressenti de la norme, qui ne se superpose complètement ni à la norme médicale ni à la norme sociale, ni à une norme personnelle consciemment élaborée. La norme intime retrouvée rejoint le sentiment d'être guéri.

Éléments de réflexion

Nous avons tous un profond besoin d'ordre intérieur, de normes. Dans le développement de la personne, l'élaboration de normes correspond à une sortie du chaos originel. Nommer fait partie de ce travail.

La perte de cette sensation intime d'ordre est ce que formule un patient quand il dit « il y a en moi quelque chose de pas normal ». (ex. 1). Elle s'accompagne d'un malaise. C'est ce qui justifie ce concept de *norme intime* dans un ouvrage s'adressant à des étudiants en médecine. Si ce patient pense que l'anomalie ressentie est d'ordre corporel, il consulte un médecin pour se confronter à la norme médicale et veut alors qu'on nomme ce désordre.

Cette norme autonomique (élaborée par le sujet) ne peut se passer des normes hétéronomiques (imposées de l'extérieur) médicales et sociales, mais elle en est partiellement indépendante.

La perte d'une norme médicale peut être intégrée dans l'élaboration réfléchie et personnelle d'une autre norme corporelle. (ex. 2). Il n'y a pas alors de souffrance. Cette norme personnelle, autonomique comme la norme intime, ne se confond avec elle que quand tout va bien. Elle est réfléchie alors que la norme intime est un ressenti immédiat.

La sensation d'être dans sa norme intime ne correspond pas nécessairement à un état agréable (ex. 3) car elle n'est pas que physique. C'est un état global : on peut éprouver comme normal de souffrir pour une valeur, ou encore pour expier, ou pour supporter un traitement bien accepté.

La guérison suppose que le patient puisse dire « je ne sens plus en moi d'anomalie », ce qui peut ne pas coïncider avec les normes médicales et sociales. Selon G. Canguilhem, du fait que la vie est un perpétuel mouvement, il n'y a pas de retour à l'état antérieur, et la guérison suppose donc l'élaboration de nouvelles normes, souvent plus adaptées aux changements du corps et de l'environnement. C'est ce qu'il appelle « normativité ».

Citation

Quant à la troisième norme, je la nomme la norme intime, c'est-à-dire celle qui, dans chaque individu, établit un modus vivendi plus ou moins satisfaisant et viable entre deux mondes. Ces deux mondes sont d'une part celui des images et des mots, et de l'autre le monde organique.

Pierre Benoît, Psychanalyste

Karl Mondon

Nosologie

➔ Liens : *Anatomo-clinique, Maladie*

Exemples concrets

1 La démence de type Alzheimer se définit dans la nosologie actuelle par l'association : 1) d'une altération de la mémoire ; 2) d'une ou plusieurs perturbations suivantes (perturbation du langage, altération de la capacité à réaliser une activité motrice, impossibilité à reconnaître ou à identifier des objets, perturbation des fonctions exécutives) ; 3) l'ensemble étant responsable d'une altération significative du fonctionnement du sujet.

La vérification de chacun des critères permet de poser le diagnostic de maladie d'Alzheimer. L'absence d'un d'entre eux ne permet pas de retenir le diagnostic, il faudra alors rechercher dans un autre cadre nosologique.

2 La syphilis évolue en trois phases : une phase primaire caractérisée par une ulcération cutanée ou muqueuse, une phase secondaire caractérisée par une éruption cutanée généralisée, une perte des cheveux, des lésions de la langue, une phase tertiaire caractérisée par une démence et un délire. Cette dernière phase survient plusieurs années après la phase primaire.

Dans ce cas, c'est la mise en évidence de l'agent pathogène de la syphilis (le tréponème pâle) qui a permis de rattacher tous ces symptômes, d'apparence très éloignés dans leur expression et dans leur délai de survenue, à une seule et même entité nosologique : la syphilis.

3 Le foie a son orifice aux yeux. Quand le sang du foie est insuffisant : yeux secs, vision faible, héméralopie. Si le vent-chaleur pénètre dans le méridien du foie : yeux rouges, douloureux, parfois enflés.

Cet exemple illustre le fait qu'un même symptôme (l'atteinte oculaire) peut renvoyer à des cadres nosologiques différents en fonction de la culture* : maladie du foie en médecine traditionnelle chinoise dont est extrait cet aphorisme, atteinte ophtalmologique en médecine occidentale.

Définition

La nosologie est l'étude des caractères distinctifs permettant de définir les maladies en vue de les classer.

La nosologie comprend deux aspects (ex. 1) : 1) un aspect pratique par l'établissement de critères permettant de poser un diagnostic (« vous avez telle ou telle maladie car vous présentez tel et tel symptôme ») ; 2) un aspect théorique par le classement des maladies en groupes homogènes (« les cadres nosologiques »).

La nosologie varie en fonction de l'état des connaissances (cf. Idéologie) : ainsi, les critères utilisés permettant de définir aujourd'hui une maladie peuvent-ils être très différents de ceux utilisés quelques années plus tôt. De même, de nouveaux cadres sont sans cesse définis (ainsi, le nombre de maladies a été multiplié par 2 en 50 ans).

Le plus souvent, l'individualisation d'un cadre nosologique repose sur les données de la physiopathologie : par exemple, la découverte au XIXe siècle des microbes a permis de définir des cadres nosologiques des maladies infectieuses, non pas en fonction des symptômes observés chez les patients (parfois très différents), mais en fonction de l'agent causal (ex. 2).

Quand les mécanismes physiopathologiques restent incompris, ou s'il n'est pas possible de mettre en évidence directement le mécanisme pathologique, les cadres nosologiques sont définis en fonction de critères consensuels généralement admis (ex. 1).

La nosologie est influencée par les facteurs culturels et ethniques :

1) une même maladie est classée différemment selon la tradition médicale dans laquelle elle s'inscrit (ex. 3) ;

2) le caractère pathologique d'un symptôme qui distingue une maladie est différent en fonction des cultures.

Citation

Il n'y a rien de plus irritant que les choses dont on ne peut saisir la nature. Elles mettent au défi notre manie de tout nommer, de tout ranger par catégories précises.

Irène de Buisseret, *L'Homme périphérique*

Maël Lemoine

Objet/Objectiver

➔ Liens : *Connaissance, Perception, Qualité de vie*

Exemples concrets

1 Des patients séropositifs sous traitement antirétroviral, subissant de lourds effets secondaires physiologiques et psychologiques, décident de ne pas suivre leur traitement, prenant ainsi le risque de développer un sida. Le médecin décide de déterminer les raisons de ce refus, à partir d'une série d'entretiens.

Les effets physiologiques d'un traitement ont un versant objectif et un versant subjectif. Par exemple, l'analyse sanguine est objective. Mais la fatigue* qu'elle est censée expliquer est subjective : c'est un vécu individuel et privé.

Les effets psychologiques d'un traitement peuvent être objectivés, c'est-à-dire exprimés, extériorisés, avec une méthode définie et rigoureusement appliquée. Cela permet de comparer la situation de plusieurs malades.

2 Dans l'aile de soins continus d'un service d'oncologie, on prescrit de la morphine aux patients pour soulager leur douleur (soins palliatifs*). Mais au lieu que l'équipe médicale décide simplement de la fréquence et du dosage, on demande au patient d'évaluer lui-même l'intensité de sa douleur sur une petite réglette graduée de 1 à 10.

La douleur* n'est pas « objectivement » mesurable, c'est-à-dire que le médecin n'a aucun moyen de comparer deux états de souffrance sans passer par le vécu subjectif du malade.

Cette méthode, utilisée dans certains services, oblige à distinguer entre souffrance « objective », que nous pourrions peut-être, un jour, mesurer sans demander au patient, comme nous mesurons la glycémie, par exemple, et souffrance « objectivée », c'est-à-dire exprimée par le malade qui cherche à l'évaluer par lui-même.

3 Une femme de 50 ans se met à maigrir de manière inexpliquée. Elle n'éprouve aucun malaise, aucune fatigue, et, se réjouissant plutôt de ce qui lui arrive, se trouve bien plus en forme qu'auparavant. Inquiet, le médecin généraliste prescrit un examen qui révèle une grave maladie. La femme refuse tout soin, parce qu'elle « ne s'est jamais sentie aussi bien ».

Le sentiment de son corps que cette femme éprouve est en totale contradiction avec l'état objectif de son corps.

Elle refuse de reconnaître que le corps* qu'on lui dit malade et celui qui lui renvoie des signaux et une image de bien-être sont le même. Le corps malade n'est qu'un objet, celui qu'elle voit sur les radiographies. « Son corps » est une partie de sa subjectivité, invisible au dehors.

Définition

Par « objet », on entend quelque chose d'observable par tous de l'extérieur, qui se prête à une détermination rigoureuse et à une évaluation quantitative. « Objectiver », c'est modifier, extérioriser ce qui n'est pas un « objet » — par exemple, le vécu d'un patient — pour lui trouver les propriétés d'objet.

Éléments de réflexion

La médecine n'aurait jamais pu acquérir une méthode scientifique si elle avait refusé de recourir à l'objectivation. Il fallait qu'elle accepte : 1) de considérer le vécu du patient comme négligeable à côté des résultats de l'observation ; 2) de dépersonnaliser le corps du patient pour le réduire à un « objet » ; 3) de postuler que le cas du patient n'est pas unique comme sa personnalité, mais n'est que le cas particulier d'une règle générale, éventuellement non encore découverte.

Toutefois, le médecin demeure conscient de ce qu'il fait ainsi subir à son patient. D'une part, il se rend capable de comprendre le comportement de celui-ci (ex. 3), ce qui peut lui conférer un pouvoir thérapeutique supplémentaire — un malade qui refuse de se laisser soigner est un échec pour la médecine. D'autre part, il évite la prétention de croire que ce à quoi il a réduit un homme pour davantage d'efficacité, c'est ce que cet homme est vraiment, et cela seulement.

L'entretien que le psychologue mène (ex. 1) peut être libre, directif, ou semi-directif. Plus un entretien psychologique est objectif, plus il s'éloigne de la spécificité des cas individuels (cf. Qualité de vie).

La méthode d'appréciation subjective de la douleur à l'aide d'une réglette (ex. 2) fait preuve d'une réelle efficacité. Des soins palliatifs qui ne s'adresseraient qu'au corps objectif du malade, indépendamment de son vécu, seraient absurdes. Le corps « objet » ne souffre pas, il fonctionne, bien ou mal, ou ne fonctionne pas. C'est la subjectivité qu'il faut mesurer, et, par définition, le sujet individuel est seul à pouvoir le faire. Le patient n'est pas tenté d'évaluer d'emblée sa douleur au maximum, car il sait qu'il n'aura pas davantage de morphine au-delà d'un certain seuil, dangereux pour lui, et déterminé objectivement. On l'invite à traiter lui-même objectivement ce qu'il ressent.

Citation

> [Le corps comme] *objet de* [nos] *expériences fut ce qui a conduit la* **science** *moderne, dans son évolution méthodique, à procéder par objectivation, recherche à laquelle la science ne saurait se soustraire* [...]. *Mais cela n'empêche pas que nous percevions les limites de ce mode de connaissance ni que s'éveille en nous une conscience* [...] *des limites de ce qu'il est possible d'objectiver.*
>
> H.-G. Gadamer, *Philosophie de la santé*

Bertrand de Toffol

Ontologie

→ Liens : *Conscience, Épistémologie, Personne, Guérison*

Exemples concrets

1 J'ai en ce moment une douleur très intense dans le dos.

Cet énoncé est objectif*, au sens où il correspond à un fait réel. Cette douleur a aussi un mode subjectif d'existence, c'est ma douleur, je l'éprouve : la définition de la subjectivité dans cet exemple est ontologique.

2 Je m'interroge sur ce que je peux savoir de l'existence de ce patient, sur la manière dont il ressent sa maladie : je lui propose de renseigner des échelles de qualité de vie, qui consistent en une série de questions standardisées qui évaluent son bien-être, son degré de fatigue, la perception qu'il a de son environnement familial, professionnel et social, parmi d'autres facteurs. Ces échelles me permettent de calculer un score global de qualité de vie*.

Pour savoir, je mesure et je compare un score obtenu chez un patient particulier à une norme calculée chez un grand nombre de sujets : je suis dans le registre épistémologique. Mais l'existence de l'être singulier qui me fait face reste opaque par essence à toute mesure : elle appartient au registre ontologique. Ce que je mesure, ce sont les apparences de l'existence et non l'existence en tant que telle.

3 Les douze patients que j'ai vus ce matin en consultation ont tous une épilepsie. Je peux définir médicalement leurs crises, spéculer sur le point de départ des décharges au sein de telle ou telle partie du cerveau chez chacun d'entre eux. Je peux également évaluer le retentissement de leur maladie sur leur vie professionnelle, préciser qui est au chômage, qui a dû limiter ses activités, qui a dû changer de travail.

Cet exemple issu de la pratique quotidienne d'un spécialiste illustre que ce qui échappe à la prise en charge médicale (et la complique singulièrement) est ce qui fait de chacun des patients, pour soi-même, un épileptique.

4 « Cher Monsieur, vous êtes guéri ! » annonce le médecin en souriant, après avoir pris connaissance des derniers résultats d'examens.

Cette assertion, émanant de la bouche du médecin est un abus de langage fréquent. Pourtant, la seule personne qui puisse se déclarer guérie ne peut-être que le patient : la définition de la guérison* est ontologique.

Définition

Ontologie : partie de la philosophie qui s'applique à « l'être en tant qu'être » (Aristote). Métaphysique de la personne.

Éléments de réflexion

La notion d'ontologie a une grande importance méthodologique en médecine pour l'élaboration d'un questionnement. Elle est complémentaire de la notion d'épistémologie. L'ontologie se rapporte à ce qui est, l'épistémologie à ce qu'on peut savoir. Ce qu'on peut savoir a structurellement tendance à écraser ce qui existe, parce que la méthode scientifique ne s'applique qu'à l'objectif, au testable, au mesurable. L'ontologie est le concept* de la personne.

L'étude de la conscience offre un exemple privilégié de l'intérêt de la notion d'ontologie (ex. 1). Une douleur* est un fait réel, objectif mais également une modalité subjective d'existence. Donner une définition ontologique de la conscience permet d'échapper aux apories (contradictions insolubles) cartésiennes qui considèrent la pensée comme une substance immatérielle et inconnaissable par essence.

Conserver une approche ontologique de l'existence permet d'échapper au réductionnisme de la mesure (ex. 2) et au risque de scientisme*. La qualité de vie n'est pas simplement une mesure du bien-être. L'existence de l'être échappe à l'approche médicale (ex. 3) et concourt à la symétrie de la relation médecin-malade intrinsèquement menacée par la science (où l'un sait, l'autre subit). Le malade, en tant qu'être, est aussi ce que je suis, nous sommes dans une position d'équivalence éthique pour des raisons ontologiques.

L'exemple 4 illustre la compétition permanente bien qu'implicite établie entre deux champs de référence distincts éclairée par la notion d'ontologie : la guérison vue par le médecin correspond schématiquement au contrôle ou à la disparition de la maladie qui peuvent être définis objectivement… Mais la guérison considérée par le patient apparaît comme une conviction subjective indépendante de la définition médicale de la maladie : on peut fort bien se sentir toujours malade malgré la normalisation complète des examens.

Citation

Descartes oscille : tantôt il fonde la preuve ontologique sur l'idée de l'infini, tantôt sur celle du parfait […] *; cet effort ne saurait réussir par la seule logique.*

J. Lagneau, *Célèbres leçons et fragments*

Philippe Bagros

Paradigme

➔ Liens : *Guérison, Progrès*

Exemples concrets

1 Semmelweis, il y a un siècle et demi, a montré dans une maternité que la surmortalité des femmes qui venaient d'accoucher était due à ce que les accoucheurs passaient de la salle d'autopsie à la salle de travail sans se laver les mains correctement. Les femmes mouraient d'infection.

À court terme, cela n'a rien amélioré, car il n'a pas convaincu, et il s'est fait rejeter. Il devait y avoir des raisons à cela :

- cette affaire de nettoyage ne correspondait pas à l'image qu'on se faisait de la science en pleine période scientiste ;
- on ne pouvait pas imaginer qu'un médecin, bon par vocation, puisse être mortifère. Là est le paradigme.

2 Les séquelles radiologiques des fractures récidivantes des enfants dues à la maltraitance ont longtemps été prises pour une maladie mystérieuse (la maladie de Silvermann, 1953) dont on cherchait la cause par les moyens de la biomédecine.

On ressentait l'interdit de penser que des parents pouvaient être des tortionnaires, d'autant qu'ils n'avaient pas l'air méchant et que ces enfants battus paraissaient les aimer. Il fallait pour cela renoncer à des valeurs rassurantes.

3 On passe actuellement d'une relation entre médecins et malades fondée sur la confiance, le pacte tacite, à une relation fondée sur la protection par un contrat contre une éventuelle défaillance ou malhonnêteté médicale.

Ces trois exemples relèvent d'un même paradigme ; ce sur quoi on voudrait pouvoir s'appuyer avec confiance : une mère, un médecin, peut servir le Mal.

4 Le Dr Bonica, anesthésiste dans l'armée américaine, s'est intéressé à des patients qui manifestaient des douleurs atroces, sans qu'on trouve de lésion correspondante. Il a pris le parti de traiter la douleur subjective.

Il a fallu pour cela qu'il renonce au paradigme anatomo-clinique* selon lequel à chaque maladie correspondent des lésions objectivables.

Le nouveau paradigme est celui du vécu du sujet : ce n'est pas parce qu'on ne trouve pas de lésion que le sujet a tort quand il dit avoir mal. Il en a découlé depuis l'utilisation d'échelles d'évaluation subjective de la douleur, et le concept* de qualité de vie*.

5 Selon Freud l'humanité a subi 3 paradigmes majeurs : il n'est pas le centre du monde (c'est la Terre qui tourne autour du Soleil) ; ses ancêtres sont des animaux (Darwin) ; enfin son inconscient* le gouverne à son insu.

Définition

Un paradigme est une découverte, un fait, ou une théorie, qui génère un système nouveau bouleversant le champ de la recherche, et souvent la conception que l'on se fait de la vie.

Éléments de réflexion

Ce terme est habituellement utilisé en médecine pour exprimer le caractère discontinu des avancées de la recherche.

Il y a deux sortes de progression de la recherche.

L'une est continue : les chercheurs se groupent dans un champ fructueux qu'ils approfondissent ; une zone de lumière où sont réunis les moyens. C'est la recherche sédentaire.

L'autre procède par paradigmes : un chercheur isolé trouve un champ nouveau, ou méconnu. C'est la recherche aventurière. Puis ce champ attire les sédentaires qui l'exploitent méthodiquement.

Le paradigme surprend. On attendait un signal lumineux, et c'est une radiation inconnue qui le révèle. On lui oppose au début tout le système de pensée qui est en vigueur. Il peut ne pas correspondre à l'idée qu'on se fait de la science*... Le paradigme peut ressembler à de la philosophie*.

La science n'a pas le monopole des paradigmes, mais les chercheurs les désirent, même s'ils les font souffrir.

Nous avons tous besoin de repères solides. Nous redoutons les grands changements... (ex. 1, 2 et 3) et imaginons que la science emmagasine des certitudes. Les paradigmes bousculent les certitudes.

La plupart des nouveautés ne sont pas des paradigmes, parce qu'elles sont éphémères. Un paradigme a une vertu organisatrice : fonctionnant comme un modèle, il génère une nouvelle organisation de la recherche, de la pensée, ou de la vie. Mais il finit un jour par être remplacé par un autre paradigme.

Les paradigmes ne sont pas toujours si nouveaux qu'il paraît : du fait qu'ils dérangent les idées reçues, on y résiste tant qu'ils n'apportent pas d'utilité évidente. La circulation du sang a été envisagée par Michel Servet (1511-1553) bien avant que Harvey en fasse un paradigme.

Ils ne sont pas nécessairement produits avec des moyens spectaculaires, précisément parce que ceux-ci nécessitent des investissements financiers que l'on ne fait que si la recherche entreprise rencontre un consensus, ce qui est à l'opposé d'un paradigme. On ne cherche pas un paradigme ; on le trouve.

Citation

Pour voir que c'est bien le soleil qui tourne autour de la terre, il suffit tout de même d'ouvrir les yeux. Il n'y a pas besoin de calculs, il suffit de notre gros bon sens espagnol !//...Vous l'avez dit, cavalier ! Il devrait y avoir des lois pour protéger les connaissances acquises.

Paul Claudel, *Le Soulier de satin*, troisième journée, scène II

Patrick Chérin

Pauvreté/Précarité

→ Liens : *Social, Stigmatisation*

Exemples concrets

1 Vous recevez pour ébriété un homme de 48 ans, ouvrier métallurgique depuis 14 mois au chômage. Les difficultés conjugales (son épouse vient de partir avec leurs 2 enfants), la faible sociabilité familiale, l'absence de qualification l'inquiètent fortement.

Cet homme est en train de basculer vers la précarité. Il existe 3 étapes de disqualification sociale dans les populations vulnérables :

- *phase de fragilité*, par précarité professionnelle, avec risque de difficultés conjugales et repli sur soi, avec l'apprentissage de la disqualification sociale, la fréquentation des services sociaux. La personne conserve une motivation à l'emploi ;
- *phase de dépendance*, l'entrée dans l'assistanat et le découragement. L'espoir de retrouver un emploi devient faible. Le statut d'assisté, la dévalorisation liée à l'absence de travail deviennent flagrants ;
- *phase de rupture des liens sociaux*, avec la famille, la société, les aides sociales. Sans espoir, avec un fort sentiment d'inutilité au monde, la réinsertion est une gageure.

Cet homme, en phase de fragilité, doit bénéficier de la prise en charge médicale de son intoxication et de son état dépressif probable, mais surtout de toutes les aides pour obtenir un emploi.

2 Un homme d'origine malienne, en France depuis 4 mois, se présente à la Permanence d'accès aux soins de santé (PASS) pour lombalgies. Le bilan est normal. L'homme s'effondre en pleurs. Il n'a plus d'hébergement, pas de revenus.

La demande de consultation dans une PASS constitue un moment unique pour faire un point global. La plainte allouée correspond à une demande d'aide, tant médicale (syndrome dépressif...) que sociale (régularisation de ses droits, recherche d'un toit, vêtements chauds, repas réguliers...) qu'il n'ose aborder. D'où l'intérêt du travail social associé.

3 Une femme de 32 ans souffre depuis plusieurs mois de douleurs abdominales. Mère célibataire, elle bénéficie d'un revenu faible et craint de se soigner car elle n'aura pas les moyens d'avancer le prix des examens et des médicaments.

La Couverture maladie universelle (CMU), mise en place le 1er janvier 2000 a rétabli deux droits fondamentaux pour l'accès aux soins : un droit* immédiat à l'assurance-maladie pour tout sujet en résidence stable et régulière sur le territoire (couverture de base) ; et un droit pour les précaires, sous condition de ressources, à une couverture complémentaire gratuite, avec dispense d'avance de frais. L'enquête sociale fera le point sur les autres prestations possibles (allocation pour jeune enfant...). L'Aide médicale d'État est destinée aux personnes non rattachées aux régimes obligatoires (étrangers en situation irrégulière...).

DÉFINITION

La pauvreté est définie par divers indicateurs essentiellement monétaires (revenus), croisés avec d'autres indicateurs (logement, emploi, santé...), définissant un minimum vital fondé sur la satisfaction des besoins physiologiques.

La précarité est l'absence d'une ou plusieurs des sécurités permettant aux personnes et aux familles d'assumer leurs responsabilités élémentaires et de jouir de leurs droits fondamentaux : logement, nourriture, santé, emploi...

Éléments de réflexion

Pauvreté et vulnérabilité

La population vulnérable est constituée d'enfants déscolarisés, de jeunes non qualifiés, de chômeurs de longue durée, de populations avec bas revenus, d'emplois précaires... La pauvreté se conjugue dans tous les aspects de la vie quotidienne, du travail, du logement, de la santé, de la vie affective, sexuelle et familiale.

Le risque de passage vers l'exclusion

Le risque majeur est l'exclusion, c'est-à-dire le passage vers l'irréversible. Le précaire désigne ce qui n'est pas fait pour durer. L'exclusion, c'est ne pas travailler, parce que l'emploi se dérobe, ne pas jouir d'un toit permanent, se nourrir avec peine, ne plus lire, ne plus rire, ne plus se soigner, ne plus rien faire, et bientôt, ne plus trouver le regard des autres.

Qui est pauvre ?

Selon une définition économique, la pauvreté monétaire concernait, en France en 2000, environ 10 % des ménages. Ceux-ci avaient un niveau de vie inférieur à la demi-médiane des revenus de l'ensemble de la population, soit environ 5 millions de sujets pauvres dont 1 million d'enfants.

Santé et précarité : la mission première et historique de l'hôpital

C'est dans cette population que la morbi-mortalité est la plus importante. Pourtant, notre système hospitalier a longtemps été la pierre angulaire du soutien à cette population. Autrefois, hôpital et hospice ne faisaient qu'un : lieux de charité et de solidarité, ils soignaient, nourrissaient et entretenaient les malades, pauvres, chômeurs, infirmes, vieillards, mères et enfants abandonnés. Au XVIIe siècle, il est devenu un lieu d'hébergement, de contrôle social, puis le lieu privilégié du progrès médical, et maintenant c'est l'hôpital-entreprise, avec les contraintes et les conflits d'intérêts inhérents à une gestion purement économique. Site privilégié de la lutte contre l'exclusion, l'hôpital s'est détourné d'une de ses missions premières.

Implications des acteurs de la santé

Notre système de santé, l'un des plus coûteux au monde, n'est plus le plus efficace. L'enseignement de la médecine doit retrouver certaines valeurs essentielles et humanistes d'autrefois. Agir pour la santé des plus démunis implique un investissement personnel. Mais les besoins et les manques dépassent largement le domaine de la santé.

Citations

Les aspirations des pauvres ne sont pourtant pas très éloignées des réalités des riches.

Pierre Desproges

Bertrand de Toffol

Perception

→ Liens : *Connaissance, Évidence, Représentations, Sens*

Exemples concrets

1 Je rentre dans la chambre d'un malade : il est couché dans son lit, couvert d'un drap blanc et me parle d'une voix faible et éraillée. Une odeur me saisit, caractéristique, prenante, celle du pyocyanique et je me concentre sur le goût du bonbon à la menthe encore dans ma bouche. Je touche le front fiévreux, du revers de la main. Qu'est-ce qui me permet de décrire cette scène banale ? Ce que je vois, ce que j'entends, ce que je touche, ce que je sens, ce que je goûte : tout est intégré harmonieusement, sans effort.

Les sensations qui me sont données par mes 5 sens sont à l'origine de ma connaissance de l'environnement. Tout est intégré dans le flux de ma conscience* et semble instantané. En réalité, une série d'opérations perceptives, très complexes, ont été traitées inconsciemment en parallèle par certaines régions spécifiques de mon cerveau et m'ont fourni une représentation immédiate du monde.

2 Je peux reconnaître une pièce de monnaie en la regardant, en la manipulant dans ma main les yeux fermés, en l'entendant tomber sur une surface dure sans la voir ni la toucher, ou en la plaçant sur la langue, ce qui détermine un goût métallique assez désagréable.

Il existe cinq modalités sensorielles élémentaires dont quatre sont proposées dans cet exemple (à l'exception de l'odorat). Les travaux de psychophysiologie sensorielle, discipline appartenant à la neurobiologie, ont permis de décrire de manière très approfondie les étapes successives intégrées de la perception : le sens moderne du terme est désormais restreint à cette acception technique neurophysiologique.

3 Le malade est terrorisé : il semble lutter contre des ennemis invisibles qu'il accuse de l'insulter.

Ce malade est seul à percevoir quelque chose que les autres ne voient pas et n'entendent pas. Il est halluciné : l'hallucination est une perception sans objet à percevoir, une perception pathologique.

4 Je plonge un crayon intact dans un verre d'eau et je regarde. Je perçois clairement qu'il est brisé à l'interface de l'air et du liquide.

La perception est trompeuse, au sens où je sais que ce crayon est toujours intact et qu'il m'apparaîtra tel quand je le sortirai du verre. La perception du crayon brisé est cependant on ne peut plus réelle : la connaissance n'est pas la conséquence directe de la perception.

Définition

Perception : représentation neuronale du monde qui résulte du traitement spécifique par le cerveau d'informations captées par des récepteurs spécialisés de différents types situés à l'interface entre l'extérieur et l'intérieur.

Éléments de réflexion

La perception est un processus de traitement neuronal de l'input d'origine externe (ex. 1 et 2). Il existe en outre un certain nombre d'informations d'origine interne (dilatation des viscères, douleurs, position des membres dans l'espace…) ou liées à l'activité mentale (mémoire, affects, plaisant ou déplaisant…), l'ensemble étant intégré dans le flux de la conscience.

Au cours du rêve, il existe une modalité d'activité du cerveau de type hallucinatoire (ex. 3), les images intensément vécues caractéristiques de l'activité onirique ne correspondant pas à une perception externe mais à une activation particulière des réseaux neuronaux qui supportent l'activité perceptive à l'état de veille.

Réduire de manière délibérée la perception à l'activation d'un groupe de réseaux neuronaux qui ne constituent qu'une partie de l'ensemble du cortex a une conséquence philosophique et pratique importante : la perception est source d'erreurs (ex. 4) qui peuvent être étudiées de manière objective. Les notions de vérité et de réalité n'appartiennent pas au champ de l'activité perceptive : ce que l'on voit, ce que l'on entend, ce que l'on perçoit doit toujours faire l'objet d'une évaluation critique, alors même que la perception s'accompagne d'un puissant sentiment d'évidence et de réalité. L'activité médicale correspond à une véritable éducation déformante de la perception : pour citer des exemples extrêmes, le chirurgien apprend à palper, le radiologue apprend à voir, le psychiatre à entendre… et il en résulte une conception spécifique de la réalité qui ne saurait en aucun cas prétendre à l'universalité.

Citation

Dans la perception, j'observe les objets. Il faut entendre par là que l'objet ne m'est jamais donné que d'un côté à la fois. On doit apprendre les objets, c'est-à-dire multiplier sur eux les points de vue possibles.

J.-P. Sartre, *L'Imaginaire*

Personne

→ Liens : *Individu, Ontologie*

Exemples concrets

1 L'étudiant a bien travaillé et connaît désormais parfaitement son cours sur les fonctions médullaires et la recherche des réflexes ostéo-tendineux. Le voici en présence d'un vieux monsieur alité qui se plaint du dos et qui ne peut plus bouger ses jambes : les réflexes sont vifs et diffusés, le signe de Babinski est bien présent, le niveau sensitif est aussi remarquablement net que dans les livres. C'est donc une compression médullaire, sans l'ombre d'un doute : l'étudiant est souriant, heureux de la qualité de son examen clinique et de la maîtrise de son nouveau savoir. Le vieux monsieur grimaçant semble indifférent, réfugié dans un profond mutisme.

L'enthousiasme de l'étudiant est compréhensible : il progresse dans l'acquisition du savoir technique nécessaire à la pratique future de son métier. Mais l'être humain qu'il vient d'examiner ne saurait être réduit à l'illustration privilégiée d'un modèle pathologique : c'est une personne qui souffre. Un médecin s'adresse toujours à une personne, chez laquelle se pose éventuellement le problème d'une maladie. Il ne s'agit ni plus ni moins que du fondement même de l'activité médicale.

2 Le médecin est ennuyé : le traitement prescrit à une jeune femme contrôle parfaitement son problème médical, mais elle ne le suit pas convenablement. Elle estime, à tort ou à raison, que le médicament lui fait prendre du poids. Il n'y a pourtant pas beaucoup d'alternatives.

Le patient sait au moins aussi bien que le médecin ce qui est bon pour lui. C'est une personne, c'est-à-dire que c'est elle qui décide en dernier ressort de la nature de son traitement, après avoir reçu toutes les informations nécessaires. Le médecin est au service de la personne.

3 C'est un cancer, et un lourd traitement par chimiothérapie et radiothérapie s'avère indiqué pour espérer ralentir son évolution. Plusieurs consultations ont été nécessaires pour bien expliquer la situation au patient et à sa famille, et l'information, claire et intelligible, est désormais parfaitement comprise. Le patient décide d'arrêter là les soins et de partir dans le Sud pour y finir ses jours. Le médecin s'en veut de son manque de persuasion et considère l'interruption des soins comme un échec.

Cet exemple pose des questions complexes, mais si la décision du patient est le résultat d'un dialogue authentique entre deux personnes (le médecin et le malade) mené jusqu'à son terme, elle s'impose comme libre et éclairée.

Définition

Plus petite unité indivisible sur laquelle porte toute action médicale. Être individuel, libre, indissociable d'un monde personnel, familial et social considéré globalement.

Éléments de réflexion

Cette définition a plusieurs conséquences simples : la personne n'est pas un assemblage d'organes ni un réceptacle singulier de processus pathologiques pouvant être abordés séparément (ex. 1).

La dimension **éthique** fondamentale de la médecine est liée au fait primordial que toute action médicale implique en dernier ressort la personne puisqu'il s'agit de la plus petite unité indivisible. La relation médecin-malade est organisée par la demande qui émane d'une personne et qui ne peut se déployer pleinement que dans le dialogue.

Le dialogue précède l'information : cette dernière présuppose la connaissance préalable du monde global constitutif de la personne (ex. 2) sous peine d'être inappropriée.

Répondre à la demande d'aide d'une personne qui s'adresse au champ médical reste intrinsèquement complexe : il faut rester attentif à subordonner la technique médicale à une vision globale de la personne (ex. 1) (la technique est un moyen et non une fin), et s'assurer de l'authenticité du dialogue (ex. 3).

Citations

Quand on qualifie de pathologiques un symptôme ou un mécanisme fonctionnel isolés, on oublie que ce qui les rend tels c'est leur rapport d'insertion dans la totalité indivisible d'un comportement individualisé.

G. Canguilhem, *Le Normal et le Pathologique*

La personne, c'est l'homme d'une totale responsabilité. Radicalement séparée de toute masse, de toute collectivité, elle n'existe pourtant que liée, par sa responsabilité même, à ce qui l'entoure. Elle est un acte autant qu'une présence, une présence autant qu'un acte. Ce qu'elle apporte à soi-même, elle l'apporte au monde. Ce n'est pas dans une glorification de son égoïsme qu'elle trouve sa signification profonde, c'est dans la puissance de son rayonnement parmi les autres vivants.

Daniel-Rops, *Ce qui meurt...*

Catherine Draperi

Philosophie

→ Liens : *Anthropologie, Épistémologie, Éthique*

Exemples concrets

1 Le médecin dit à un diabétique : « ce régime, votre vie en dépend ». Lui pense aussitôt : « ce régime va me gâcher la vie ».

Le mot vie* a ici deux sens : l'un biologique, et l'autre existentiel. Percevoir cette ambivalence, s'interroger sur l'interaction entre ces deux réalités, c'est déjà philosopher.

2 L'amputation s'impose pour cette tumeur maligne du genou qui envahit le nerf et l'artère. Le chirurgien calcule en technicien avant de parler. Mais il voit que la patiente redoute l'amputation plus que la mort. Il apprend en appelant le cancérologue qu'il y a plusieurs métastases cérébrales, ignorées de la patiente. Il ne dit rien mais les regards se croisent. Il n'amputera pas. Maintenant elle sait que sa mort est proche et accepte. Elle est reconnaissante et fait le lendemain une demande de soins palliatifs*...

Ce qui émanait de cette consultation émouvante, c'était le respect. E. Kant nomme respect la reconnaissance de l'autre, non pas seulement en tant qu'objet de l'action, mais aussi en première personne (comme « je »), comme sujet visant son propre accomplissement (« fin en soi »).

Dans ce moment de silence, où se créait l'espace thérapeutique, le chirurgien a compris que sa logique* technique (amputer) rencontrait en pratique une autre logique : celle d'un sujet qui vit son corps propre impliqué dans une existence, irréductible au biophysique (l'artère, le nerf, la tumeur). Car la pratique médicale, c'est une relation intersubjective dont découle une action.

Le praticien a alors exercé un jugement prudentiel **:** au regard de cette situation singulière **;** la règle de l'amputation rencontrait sa limite ; il y a renoncé, respectant l'autonomie* de cette femme et la laissant se donner ses propres lois pour aborder la perspective de sa mort.

3 Le Dr H est appelé au domicile de M. D par ses voisins, inquiets du comportement de cet homme estimé, de sa pâleur, de ses rires intempestifs, de ses éveils nocturnes. Il semble se moquer des affaires publiques. Après un long entretien, au cours duquel M. D, entouré de livres, évoque ce qui l'occupe, le Dr H le quitte, après avoir conclu qu'il avait affaire, non à un malade, mais à un sage.

L'anecdote concernant la présumée rencontre d'Hippocrate et du philosophe Démocrite met en évidence l'importance d'une *interrogation sur les critères du jugement* dans la définition d'un état comme normal* ou pathologique.

Définition

La philosophie est un mode de questionnement rationnel de l'être, des phénomènes, de l'existence et des connaissances, qui s'élabore en une étude critique et réflexive.

Éléments de réflexion

La médecine, à la fois théorique et pratique, partage avec la recherche de la sagesse (*sophia*) (ex. 3) définissant la philosophie, une double exigence : l'acquisition d'une connaissance organisée, et l'apprentissage d'un art de bien vivre (ex. 1).

La philosophie présente trois grandes orientations d'interrogation sur l'activité médicale :

- épistémologique, en tant qu'elle procède à l'étude critique des diverses sciences, pour interroger leur valeur et leur portée objective ;
- anthropologique, dans la mesure où elle étudie l'homme dans son devenir concret. (ex. 2) ;
- éthique dans la mesure où elle problématise la finalité de la médecine, et le rapport des moyens mis en œuvre avec cette finalité (ex. 2).

En quoi le jugement médical n'est-il pas réductible à une application systématique et aveugle de connaissances ? Le philosophe P. Ricœur parle de jugement prudentiel (ex. 2), pour souligner que l'originalité de chaque cas appelle l'attitude réflexive.

Quels modèles déterminent le choix d'une stratégie thérapeutique (ex. 2) ? Le paradigme* mécaniste (modèle de connaissance fondé sur l'assimilation de l'organisme à une machine, ex. 2), conduit à omettre une partie de l'objet de la médecine ; celui-ci n'est pas seulement l'organisme conçu comme objet, mais bien l'individu, sujet d'une existence.

Quelle est la nature de l'action médicale ? Celle-ci n'intervient pas seulement dans le monde objectif des phénomènes biologiques, mais s'exerce toujours dans l'intersubjectivité (rapport réciproque entre les consciences) : elle implique la relation entre des êtres qui sont à la fois des sujets rationnels (capables d'autonomie*), des êtres sensibles (susceptibles de souffrance*), et des individus incarnés (corps* propre).

Cette situation inhérente à l'action soignante pose aussi, dans la recherche comme dans la pratique au quotidien, la question éthique des normes communes et de la solidarité avec soi-même qui orientent l'action.

Citations

Il n'y a de science que du général ; mais seul le particulier existe concrètement.

Aristote, *Métaphysique*, A1

Il n'y a pas de pathologie objective.

G. Canguilhem, *Le Normal et le Pathologique*

Le sujet n'a pas son corps, il est son corps.

M. Merleau-Ponty, *Le Visible et l'Invisible*

Maël Lemoine
et Hugues Rousset

Philosophies

→ Liens : *Comportement, Douleur, Sens*

Exemples concrets

1 Mme B, grande hypocondriaque*, est rapidement affaiblie par une banale grippe. Devant la mort qui s'approche inéluctablement, elle refuse tout traitement anxiolytique, et trouve une surprenante sérénité : résignée, elle ne cherche ni à se battre, ni à accélérer sa mort. Elle semble observer tranquillement son approche.

Mme B fait preuve d'une étonnante absence de troubles, tranquillité d'esprit que les philosophes stoïciens appellent ataraxie.

2 André C. s'était taillé une petite gloire locale en écrivant des lettres de consolation philosophiques à ses voisins qui avaient perdu un être cher. Face à ses propres soucis, il faisait preuve d'un détachement exemplaire. Mais il n'est pas vraiment mort en héros philosophique : il prenait en cachette un peu d'alcool pour multiplier l'effet des médicaments qu'on lui avait prescrits, et a préféré s'assommer que de regarder en face la maladie et la mort.

Si elle ne devient pas une attitude, la philosophie n'est qu'un discours.

3 M. A est un malade bien atypique. À 49 ans, atteint d'une arthrose cervicale qui ne lui laisse de répit ni le jour ni la nuit, il se plaint peu de sa nuque, mais refuse systématiquement toute forme de soulagement.

À un mal contre lequel la médecine n'a pour l'instant trouvé aucun remède efficace, ce patient oppose un raisonnement de sage : si j'accepte le soulagement temporaire que m'apporteraient des infiltrations, se dit-il, je supporterai moins facilement le retour de la douleur. Si au contraire je m'habitue à vivre avec cette douleur, je la supporterai forcément mieux.

4 Le Dr E s'est fait une règle de ne jamais affirmer ce qu'il ne sait pas avec certitude. De fait, constatent ses patients exaspérés, il ne leur dit jamais rien et les laisse toujours dans l'expectative.

C'est la règle du scepticisme : suspendre son jugement tant que rien n'est certain. Mais qu'est-ce qui est certain ?

5 Yvette F., hospitalisée pour quelques jours, sème la pagaille dans le service de cardiologie. Elle encourage les aides-soignantes à ne pas s'occuper d'elle ou de sa chambre, et exige des médecins qu'ils fassent le ménage ou lui changent son pansement.

Militante marxiste, Yvette voit une véritable lutte des classes dans la relation entre le médecin d'une part, les infirmières, les aides-soignantes et les patients de l'autre.

Le « paternalisme » déplacé du médecin n'en fait pas pour autant un « patron ».

Définition

Les différents courants philosophiques de la tradition se définissent par une attitude pratique dans l'existence : elles peuvent animer la démarche du médecin ou être rencontrées dans le cadre de son exercice.

Éléments de réflexion

Dans sa réflexion, le philosophe retient de l'exercice de la médecine ce qui l'intéresse, sans y rechercher toujours la précision requise. De même, dans sa pratique, le médecin éprouve le besoin de se référer à une tradition philosophique, sans se soucier beaucoup de la précision de l'historien de la philosophie.

La douleur, la maladie et la mort, que le médecin côtoie quotidiennement, sont l'inspiration et la raison d'être de son travail ; ce sont également les deux grandes sources des philosophies, au sens de recherche de la sagesse.

Lorsqu'elle est incompatible avec notre absence de sagesse ordinaire, la pose philosophique exaspère (ex. 4) : elle passe pour de la prétention.

L'épicurisme n'est pas la recherche à tout prix du plaisir. Chercher à diminuer sa souffrance par la réflexion (ex. 3) est une forme d'épicurisme ; cela ne peut non plus se confondre avec l'attitude du stoïcisme, qui consiste plutôt à l'endurer sans broncher.

Le sceptique (ex. 4) ne fait pas profession d'affirmer à toute occasion qu'il ne sait rien et que personne ne sait rien ; comme le disait Montaigne, sa devise est plutôt la question : « que sais-je ? »

Le plus philosophe n'est pas toujours celui que l'on croit (ex. 2 et 3).

Les courants philosophiques plus théoriques, qui se définissent davantage par une doctrine que par une sagesse, comme le marxisme, le structuralisme, la phénoménologie, etc., conduisent tous finalement à des attitudes pratiques (ex. 5). Philosopher, ce n'est pas simplement penser, c'est choisir un genre de vie.

L'attitude philosophique aide le médecin à exercer son métier. Il ne choisit pas « son » courant dans un « self-service » des religions et des philosophies, en fonction de ses goûts ; il le choisit en fonction de ce qui lui semble le plus vrai et le plus efficace, dans le respect non pas des goûts des autres pour telle ou telle manière de penser, mais dans le respect de leurs réflexions sur la vie.

Aucune attitude n'est philosophiquement neutre : par exemple, l'acte de prescrire un psychotrope ou de refuser de le prescrire, de recourir à la morphine ou non, n'est pas une affaire « scientifique », c'est une affaire philosophique.

Citation

Je remets à la mort l'essai du fruit de mes études. Nous verrons là si mes discours me partent de la bouche, ou du cœur.

Montaigne, *Essais*, I, XIX

Placebo

→ Liens : *Croyance, Incertitude, Médicament, Méthodes, Preuve, Psychosomatique, Représentations*

Exemples concrets

1 Relevé dans la presse spécialisée : « Pour démontrer l'efficacité clinique d'un nouvel hypnotique, le laboratoire va le comparer à un placebo ».

Depuis les années 1950, seul l'essai clinique randomisé contrôlé en double aveugle contre placebo du principe actif testé, permet de valider scientifiquement l'utilisation clinique d'une molécule pour une indication donnée. Au départ de tels essais, le prescripteur et le patient savent (ayant accepté tous deux le principe d'une telle étude) qu'il peut s'agir d'un placebo, tout en ignorant (théoriquement) si c'en est effectivement un : le hasard en a décidé l'administration. Le placebo est cependant de moins en moins sollicité directement dans la mesure où, pour une indication thérapeutique donnée, il existe souvent une molécule de référence : il ne serait plus éthique de continuer d'y recourir ; néanmoins la comparaison initiale de cette molécule de référence a été effectuée contre placebo.

2 Entendu à la cafétéria médicale de l'hôpital : « Tous les examens cliniques, biologiques et radiologiques n'ont rien donné chez cette malade qui continue de se plaindre de douleurs abdominales diffuses, je ne vais quand même pas lui donner un placebo... ».

Face à des maladies sans substratum organique ni fonctionnel, notamment dans le cadre de troubles relevant de la médecine psychosomatique, la tentation est quelquefois forte, pour le thérapeute, d'envisager de prescrire un placebo : soit une gélule de lactose, soit un complément nutritionnel (vitamines, oligoéléments...) hors des indications validées. À la différence de la situation propre à l'exemple précédent (l'essai clinique), il y a tromperie initiale du patient... sauf si le praticien se laisse abuser quant à l'efficacité de sa thérapeutique. C'est l'effet placebo qui serait recherché ici.

3 Capté dans le métro : « Elle y croit dur comme fer à l'action de ses aimants sur ses rhumatismes, moi j'suis sûr que c'est l'effet placebo... »

La tentation est grande désormais d'assimiler les actions thérapeutiques (éventuelles) des autres médecines à l'effet placebo défini par la biomédecine : l'efficacité symbolique* et l'effet placebo s'expliquent-ils mutuellement ?

Définition

Placebo : substance inerte présentée comme médicament pour tester une molécule active ; médicament sans principe actif validé.

Effet placebo : effet thérapeutique s'ajoutant à l'effet explicable rationnellement.

Se référer au sens latin de *placebo* (je plairai) ne permet pas de situer aisément les origines récentes de l'utilisation du placebo non pas comme instrument thérapeutique mais comme référence dans les essais cliniques. Ces essais sont devenus indispensables après la Seconde Guerre mondiale pour valider l'utilisation des nouvelles molécules actives, notamment des antibiotiques (cf. Probabilité).

S'ils ont permis de mieux caractériser et hiérarchiser l'action des médicaments en « soustrayant » la part de l'effet placebo, ils n'ont pas permis d'augmenter sa connaissance, mais ils ont révélé que la perception de la prise en charge par le patient (le fameux effet blouse blanche) intensifie l'effet pharmacologique propre de la substance ou que la présentation des formes pharmaceutiques (notamment la couleur) joue un rôle non négligeable. L'effet placebo n'est ni reproductible ni modélisable par définition : c'est la part non rationalisable de l'efficacité thérapeutique de la biomédecine que l'essai clinique contrôlé en double aveugle contre placebo occulte par la statistique* (cf. Évidence).

Tenter alors d'expliquer à nouveau, comme à la préhistoire de la psychanalyse (les écoles de Paris — Charcot — et de Nancy — Bernheim —), l'effet placebo par la suggestion est probablement moins fructueux que de le comparer à l'efficacité symbolique relevée par Claude Levi-Strauss lors des cures chamaniques primitives ; mais de telles approches nécessitent de solides connaissances tout à la fois de la psychanalyse*, de l'anthropologie* et de l'ethnopsychiatrie, sans oublier néanmoins les bases rationnelles et les succès indéniables de la biomédecine. Ce champ passionnant d'investigation bénéficierait alors de l'apport des sciences humaines et sociales pour compléter le postulat de base de la biomédecine (la nature donc les pathologies résultent de lois indépendantes de l'histoire et de l'ordre social).

Citation

Le placebo et l'effet placebo ne sont des notions utiles que dans le cas de la médecine contemporaine… et toute tentative de leur faire jouer un autre rôle rend les choses plus obscures au lieu de les éclairer.

P. Pignarre, « Placebo »
in *Dictionnaire de la Pensée médicale*

Catherine Draperi

Positivisme

➔ Liens : *Causalité, Épistémologie, Raison, Scientisme*

Exemples concrets

1 Nous sommes au XVIe siècle ; souffrant de la lèpre, M. T est déclaré « ladre » et isolé dans une léproserie ; son mal est défini par la pensée médicale comme un mal vénérien et perçu par la société comme la rançon d'une faute commise.
Nous sommes au XIXe siècle. M. T contracte la tuberculose : il est soigné dans un sanatorium : le bacille de la tuberculose a été mis en évidence, et l'on est passé d'une conception morale à une conception sanitaire des épidémies.

La mise en évidence des processus physiologiques à l'œuvre dans la maladie substitue une explication rationnelle à une interprétation à partir de présupposés religieux ou moraux.

2 Mme T présente depuis de nombreuses années divers troubles : asthénies, céphalées, douleurs rétro-sternales... Depuis quatre ans, elle souffre d'une sensation d'écoulement rhino-pharyngé ressentie comme invalidante et provoquant des troubles du sommeil. Elle verra successivement un oto-rhino-laryngologiste (ORL), un gastro-entérologue, un neurologue, un allergologue et passera par des bilans spirométrique, allergologique, cliché de poumons, scanner, fibroscopie, une ponction lombaire, un examen par Imagerie par résonance magnétique (IRM) encéphalique, une série d'examens biologiques... sans résultats.

La position positiviste dominante dans l'horizon biomédical conduit à penser la maladie comme une *réalité ontologique**, c'est-à-dire une entité en quelque sorte autonome à l'égard de l'individu qu'elle affecte ; cette représentation permet d'établir des classifications nosologiques* fécondes du point de vue opérationnel.

Néanmoins, le praticien est souvent confronté à des affections non reconductibles à des atteintes organiques. Celles-ci requièrent une approche *fonctionnelle*, c'est-à-dire orientée sur la prise en considération du malade dans sa globalité, et sur l'inscription de ses syndromes dans son histoire personnelle.

Il apparaît indispensable de pouvoir aborder le malade à travers différents prismes disciplinaires. Cela conduit à dépasser l'attitude positiviste stricte, en admettant que l'objet de la connaissance physiologique (l'organisme) n'est pas identifiable à l'objet existant concrètement (l'individu) : chaque regard disciplinaire construit son objet d'une façon partielle, et un même phénomène peut recevoir plusieurs éclairages, dont l'articulation sera féconde.

Définition

Historiquement, le positivisme d'Auguste Comte se définit comme la recherche de lois permettant d'établir une constance des événements naturels ; le positivisme définit la position épistémologique dominante, suivant laquelle le savoir scientifique explique objectivement les choses telles qu'elles sont.

Éléments de réflexion

Le positivisme s'élabore dans l'exigence de dépasser les interprétations religieuses et philosophiques de l'être, pour rendre compte des faits donnés par l'expérience (ex. 1) ; à ce titre, il marque la libération du savoir à l'égard de tout système de représentation *a priori*. C'est la fécondité critique du positivisme que reprendra G. Bachelard en définissant la construction du savoir scientifique par le dépassement des obstacles épistémologiques, c'est-à-dire de tous les facteurs qui entravent la connaissance, en conditionnant notre rapport au monde : croyances, préjugés, sensations, etc.

L'épistémologie positiviste repose sur deux hypothèses essentielles :

- l'hypothèse ontologique, suivant laquelle l'objet de la connaissance est postulé indépendant des observateurs qui la décrivent ;
- l'hypothèse déterministe, suivant laquelle une cause A donnée engendre toujours un effet B donné.

Or, les phénomènes auxquels est confrontée l'activité médicale déjouent parfois ce schéma.

La maladie n'est pas nécessairement autonome à l'égard du malade qu'elle affecte : l'approche du mal-être nécessite parfois la prise en compte des conditions d'existence du malade, voire de son histoire personnelle (ex. 2).

D'autre part, les mêmes causes n'engendrent pas toujours les mêmes effets : suivant le vécu du malade, les mêmes objets peuvent ou non engendrer une émotion, qui va parfois avoir des implications sur l'état du malade (ainsi, une émotion peut, chez un patient épileptique, provoquer une crise).

Le positivisme fonde aussi une classification des sciences, empruntée à A. Comte, qui définit les diverses sciences par la nature de leur objet, et postule une méthodologie* commune. La confrontation à l'être souffrant montre de façon exemplaire que la réalité peut nécessiter d'être éclairée à travers divers prismes.

La reconnaissance du caractère construit de tout objet de connaissance conduit à orienter l'attention vers la diversité de facteurs qui participent à la construction d'un phénomène.

Citations

Considéré dans son acception la plus ancienne et la plus commune, le mot positif désigne le réel par opposition au chimérique.

A. Comte, *Cours de philosophie positive*

Le sujet connaissant ne représente pas des choses, mais des opérations…

J.-L. Le Moigne, *Les Épistémologies constructivistes*

Pascal Auquier

Preuve

→ Liens : *Évidence, Méthodologie*

Exemples concrets

1 Zébulon a la grippe. Son voisin lui conseille de boire le soir une infusion de panse de brebis à la menthe. Dix jours plus tard, il est guéri. L'épidémie se propage et Zébulon, devant l'évidence de l'efficacité du traitement, le recommande vivement à ses amis à leur tour touchés.

L'évolution spontanée de la grippe est la guérison sous huit jours. En l'absence de comparaison à un groupe de sujets grippés ne prenant pas de traitement, on ne peut pas conclure à l'efficacité de l'infusion proposée. On évite ainsi le sacrifice de nombreuses brebis ainsi que les files d'attente dans les boucheries.

2 Une étude a grand écho dans la presse : 35 % des adolescentes enceintes lors d'un premier rapport sexuel seraient consommatrices de cannabis. Le cannabis est donc un facteur de risque de grossesse non désirée, élément supplémentaire renforçant l'argumentaire contre la légalisation de sa consommation.

Seule la comparaison à des adolescentes de même âge ayant eu un premier rapport sexuel et n'étant pas enceintes permettrait de montrer un lien éventuel entre la consommation de cannabis et l'augmentation du risque de grossesse chez l'adolescente. Sous réserve que ce lien soit démontré, il resterait à prouver la relation de causalité* en multipliant les études sur le même sujet, en constituant des enquêtes prospectives comparatives consommatrices de cannabis/non consommatrices, en étudiant la relation entre la dose et l'effet, en confrontant ce résultat aux mécanismes explicatifs suspectés...

3 Une étude récente montre que comparativement à des témoins, les femmes de plus de 60 ans présentant une fracture du col du fémur faisaient plus de sport entre 25 et 45 ans. Cette étude contredit les résultats d'une enquête menée chez des sportives et des non-sportives suivies pendant 20 ans.

C'est la multiplication de faits et d'expérimentations convergents qui font qu'un facteur potentiel peut être affirmé comme facteur de risque*. Il conviendra de confronter ces deux résultats aux autres études publiées, ainsi qu'à la logique physiopathologique du modèle avant d'affirmer que le sport à l'âge adulte est un facteur de risque (ou protecteur) de fracture du col du fémur.

Définition

La preuve est ce qui démontre, établit la vérité. L'accumulation de preuves autour d'une question de recherche, permet d'aboutir à une connaissance manifeste, non discutable en l'état de la science ; elle constitue l'***évidence***.

Éléments de réflexion

La preuve en science est basée sur l'expérimentation. En médecine, la preuve sera établie au travers d'enquêtes visant à démontrer les relations d'un événement (facteur) avec la survenue d'un phénomène de santé. Les facteurs étudiés sont rarement maîtrisables, car ils caractérisent directement l'individu. On ne peut pas décider pour montrer les relations entre consommation de tabac et survenue d'une pathologie, d'imposer à une partie de la population de fumer et à l'autre non.

Quand le facteur est maîtrisable (étude d'un nouveau médicament, étude d'un programme d'éducation à la santé) il est possible de mettre en œuvre un plan expérimental basé sur l'allocation aléatoire (au hasard) des facteurs étudiés : un groupe prenant le nouveau médicament, un groupe prenant un placebo (substance inerte, pharmacologiquement inactive). Sous réserve que les deux groupes soient comparables au début de l'étude, que la comparabilité soit maintenue pendant toute la durée de l'étude, et que la différence retrouvée à la fin soit statistiquement significative, alors on pourra imputer cette différence au seul élément différenciant ces 2 groupes : le facteur étudié.

Le plus souvent, le facteur n'est pas maîtrisable. On pourra relever dans une population des sujets exposés ou non à un facteur (amiante par exemple), suivre ces sujets dans le temps et comptabiliser si les sujets exposés présenteront plus de maladies que les sujets non exposés. Cette stratégie peut s'avérer longue et coûteuse. On peut alors décider d'étudier chez des sujets présentant une maladie donnée et chez des témoins l'existence antérieure de facteurs surreprésentés (comme l'amiante par exemple) chez les sujets malades. Par ces deux plans d'étude, des facteurs seront identifiés comme des facteurs de risque (ou protecteurs) potentiels de survenue de maladie. Pour autant, il n'y aura aucune assurance de lien de causalité.

C'est dans tous les cas la multiplication des expériences et la confrontation aux savoirs antérieurs qui permettront d'établir un lien indiscutable entre un facteur et une maladie.

Citation

Un fait n'est rien par lui-même, il ne vaut que par l'idée qui s'y rattache ou par la preuve qu'il fournit.

Claude Bernard,
Introduction à l'étude de la médecine expérimentale

Pascal Auquier

Probabilité

→ Liens : *Décision, Risque, Statistiques*

Exemples concrets

1 On annonce à une femme de 55 ans qu'elle présente une masse tumorale suspecte du pancréas. Le médecin lui précise que des examens complémentaires sont nécessaires pour préciser le diagnostic.

On est ici dans une situation d'incertitude diagnostique. La masse tumorale présente est-elle de nature cancéreuse ou non ?

2 Les examens confirment le diagnostic de cancer du pancréas. La patiente, demande à son médecin si elle va « s'en sortir ». Le médecin lui répond que l'espérance de vie à 5 ans est de 45 %.

La patiente souhaite une réponse sous la forme oui-non (certitude du devenir) alors que le médecin répond ici en termes de probabilités : chez 100 patients de même âge et même diagnostic, 45 d'entre eux seront toujours vivants au bout de 5 années. Il faudra lui expliquer qu'on ne dispose d'aucune certitude individuelle. Les chiffres avancés viennent d'observations faites sur des groupes de patients identiques et que de nombreux facteurs connus (la nature du traitement, la rapidité des soins…) et inconnus (facteurs liés au patrimoine génétique, facteurs liés à l'environnement…) peuvent expliquer des résultats différents.

3 On vous rapporte qu'une étude vient d'être conduite auprès de 100 patients présentant une grave maladie neurologique dégénérative (sclérose latérale amyotrophique, SLA) pour laquelle les solutions thérapeutiques sont limitées. La moitié des patients prenait une nouvelle molécule mise au point (TN) et l'autre moitié, le traitement symptomatique (non curateur) classiquement proposé (TC). Au bout de 12 mois, 55 % des patients sous TC et 45 % des patients sous TN présentent une aggravation. Peut-on proposer que la nouvelle molécule soit donnée de façon systématique ?

La différence de résultat observée sur les 2 sous-populations est réelle mais pour autant serait-elle retrouvée sur d'autres sous-populations issues de la population générale de SLA ? En d'autres termes, cette différence observée est-elle due au hasard ou non ? Il convient de faire ici un calcul de probabilité. Si la probabilité que cette différence s'explique par le hasard est très faible (on fixe en général le seuil admissible à 5 %), alors on pourra discuter du rôle de la nouvelle molécule.

Définition

La probabilité exprime et mesure la chance qu'a un événement de se produire. C'est une grandeur numérique comprise entre 0 et 1. Un événement certain a une probabilité de 1.

Éléments de réflexion

En médecine comme en sciences humaines, on peut recourir au calcul de probabilité pour de multiples raisons. On peut vouloir quantifier un risque de survenue d'une maladie lié à un facteur : la survenue du cancer de la vessie est-elle liée à l'exposition à certains agents chimiques ? De même, on souhaite savoir s'il existe un lien entre deux variables d'observation : la taille du rein chez l'enfant est-elle liée au genre masculin ou féminin ?

Le calcul de probabilité interviendra à deux niveaux essentiels dans le domaine médical.

À titre individuel, la probabilité est un élément d'information du patient quant à son devenir, de même que cette probabilité peut être un élément de la décision médicale partagée entre le sujet et son médecin : quelle est la probabilité de survie à douze mois d'un patient âgé de 55 ans et présentant un cancer de l'œsophage ?

À titre collectif, la probabilité sera un élément de décision. En effet, la connaissance scientifique repose sur l'observation de sous-populations ou échantillons pour lesquelles on observera par exemple que le candidat médicament nouvellement mis au point par un laboratoire pharmaceutique entraîne une diminution de la glycémie (taux de sucre dans le sang) supérieure de 20 % à la diminution observée dans un groupe témoin de patients diabétiques utilisant le traitement de référence recommandé. La question est alors de savoir si cette différence observée sur deux échantillons est le seul fait du hasard de la constitution de ces échantillons ou si cette différence est probable dans la population plus générale dont sont issus ces deux sous-groupes : on effectuera alors un calcul de probabilité.

Citations

Le hasard a des caprices, jamais on ne lui vit d'habitudes.

Joseph Bertrand, *Calcul des probabilités*

La connaissance est une navigation dans un océan d'incertitudes à travers des archipels de certitudes.

Edgar Morin,
Les Sept Savoirs nécessaires à l'éducation du futur

Maël Lemoine
et Hugues Rousset

Progrès (médical)

➔ Liens : *Civilisation, Mythes, Paradigme, Science*

Exemples concrets

1 L'*hémochromatose* est une maladie caractérisée par une surcharge ferrique, avec fibrose secondaire des organes vitaux : le foie aboutissant à un processus de cirrhose. Le système neuro-endocrinien, le cœur, la peau prennent progressivement un teint plus foncé.

On peut résumer comme suit les différents « progrès » pour cette maladie.

C'est grâce à l'observation de cliniciens confrontés aux données autopsiques que cette affection a pu être individualisée (sous le terme de diabète bronzé ou de cirrhose pigmentaire).

La physiopathologie a été comprise lorsque l'on a pu doser le fer dans le sang, dans les organes vitaux. Plus récemment on a pu mettre en évidence une protéine responsable de l'hyper-absorption du fer (l'hepcidine).

S'il est bien conduit, le traitement (des saignées) assure une vie tout à fait normale.

Le caractère génétique (affection génique récessive) a été rapidement mis en évidence et on peut depuis peu rechercher par biologie moléculaire les gènes responsables.

Lorsque l'affection est dépistée à un stade évolué (ce qui ne devrait plus se voir), une greffe de foie (véritable prouesse technique) peut être envisagée.

La maladie doit être dépistée assez tôt (enquête familiale plutôt que dépistage systématique).

La voie dans laquelle se produit une percée est imprévisible : il peut s'agir d'un simple procédé connu depuis des millénaires (la saignée), ou d'un procédé sophistiqué (greffe de foie), ou d'une enquête de nature sociologique, ou de recherches génétiques, etc.

2 M. G, 40 ans, a été hospitalisé dans un service de soins intensifs pour un infarctus du myocarde extrêmement sévère avec arrêt cardiaque lorsqu'il est rentré en soins intensifs. Il a pu être réanimé et sort quelques jours plus tard de l'hôpital cardiologique. Il rentre chez lui, il est seul, déprimé, sans travail et va très probablement reprendre le tabagisme intensif qui est un facteur de risque majeur pour lui, de récidive.

Où est le progrès ?

3 M. D conduit à toute vitesse sa moto. Il a un accident assez dramatique, une rupture de rate, il est « sauvé » par des transfusions massives de sang frais. Malheureusement quelques années plus tard on s'aperçoit qu'il a une infection virale par le virus de l'hépatite C.

Le progrès est ambivalent : il n'apporte jamais que du positif.

Définition

Le progrès médical est le processus, quantitatif et qualitatif, de prolongation et d'amélioration de la vie humaine, sous l'effet de découvertes techniques dans le domaine de la santé.

Éléments de réflexion

Les découvertes cliniques (dans le diagnostic et dans le traitement) et les sciences fondamentales sont très intimement liées : tantôt c'est de l'un, tantôt c'est de l'autre que vient le progrès (ex. 1).

Le progrès peut venir d'un changement de paradigme ou de l'exploration d'un paradigme existant (ex. 1) : dans le premier cas, on parle de révolution (ex. : la révolution pastorienne), alors que dans le second, on parle plutôt d'avancée (ex. : la découverte de l'hepcidine).

L'amélioration et la prolongation de la vie humaine ne signifient pas nécessairement une amélioration de l'existence humaine (ex. 2) : le progrès peut rendre la vie à la fois plus longue et plus désagréable.

Les progrès médicaux ont eu pour conséquence inattendue de rendre la perspective de la maladie et de la mort moins tolérable ; ils font considérer à chacun une certaine espérance de vie comme un dû, et le fait de ne pas l'atteindre comme une injustice.

Le même progrès technique global, où le progrès spécifiquement médical prend sa source, produit directement un lot de nouvelles pathologies inconnues ou plus rares qu'auparavant. Il en est ainsi de la découverte et de l'usage de la radioactivité : probablement responsable de l'incidence accrue des cancers de la thyroïde, elle sert au traitement des tumeurs malignes (radiothérapie), avec un succès limité, mais incontestable. En outre, la radiothérapie est elle-même responsable de l'apparition de certains cancers (« cancers induits »).

Il ne faut pas confondre les effets pathogènes directs du progrès avec les effets « d'optique » dus à la disparition de maladies jadis au premier plan. Depuis que nous soignons la tuberculose et la syphilis, causes majeures de mortalité au XIXe siècle, certaines maladies autrefois de second plan passent naturellement au premier plan, comme le cancer ; et comment la maladie d'Alzheimer aurait-elle pu se développer dans une population dont l'espérance de vie n'atteignait pas 50 ans ?

Le progrès dans la reconnaissance et le dépistage des maladies donne l'illusion d'un accroissement brutal des cas. On disait par le passé, de celui qui mourrait d'un cancer ou d'un infarctus, qu'il était mort « de mort naturelle ».

Citation

La science est inachevée par essence, quant à la pratique, elle exige des prises de décision instantanées.

H.-G. Gadamer, *Philosophie de la santé*,
« La grande raison »

Michèle Guigot

Proxémie

→ Liens : *Communication, Intimité*

Exemples concrets

1 T est soigné en gériatrie. Les visites du médecin, suivi de son équipe, sont les seuls événements de ses journées. Soucieux de créer une relation chaleureuse, ce médecin va s'asseoir au chevet du malade, ayant pris soin auparavant de régler la situation de chacun : l'infirmière est de l'autre côté du lit avec l'interne, les étudiants sont en face, mais en recul, ménageant un *no man's land* malgré l'étroitesse du lieu.

Les efforts de mise en scène du médecin n'empêchent pas le malade de se sentir le point de convergence des regards et le mauvais acteur d'une triste pièce de théâtre.

2 Le Dr B, pédiatre, reçoit un enfant et ses parents. Il les invite à s'asseoir et en s'accroupissant dit à l'enfant : « Tu viens me faire un bisou ? ». Tandis que le petit trottine vers le médecin, la mère s'assoit, le père choisissant de rester debout, en retrait.

Le baiser à l'enfant se veut le symbole du lien affectif avec la famille. Quant aux parents, ils se positionnent selon leur degré d'implication ou d'autorité dans la consultation.

3 Un néphrologue reçoit S pour une visite de contrôle après greffe de rein. La consultation se déroule dans un climat de confiance et de sympathie. Tous deux sont assis de part et d'autre d'un angle du bureau, séparés par quelques dizaines de centimètres ; ils échangent des informations sur un ton de simple conversation. Mais à quelques plaintes proférées par S, le médecin perçoit un relâchement dans sa détermination à suivre son traitement. Il se lève alors, s'écarte, se retourne vers S et, tout en se tenant à distance de son patient, lui rappelle avec la plus grande fermeté, les clauses du contrat moral passé avant la greffe.

L'exercice de l'autorité s'accommode mal d'une trop grande proximité, réservée à la complicité.

4 G est en phase terminale de son cancer de l'utérus. Elle est dans une unité de soins palliatifs* ; elle vient de passer une nuit agitée et a confié ses angoisses à une infirmière. Alerté, le médecin lui rend visite. Il s'approche doucement du lit. D'une voix très faible et les yeux noyés de larmes, elle lui propose de s'asseoir. Il se sent autorisé (invité ?) à venir au plus proche d'elle et après quelques propos, chuchotés, il prend sa main dans les deux siennes.

L'annulation de la distance semble souhaitée par les deux protagonistes, mais l'initiative du contact est prise par le médecin.

Définition

La proxémie étudie les relations spatiales des individus.

La distance entre deux personnes est porteuse de sens* et permet de comprendre leur relation. Le premier chercheur qui se soit préoccupé de cette grammaire de l'espace est un Américain, E. T. Hall.

Le positionnement répond à des codes culturels intégrant différents paramètres : rang social, situation psycho-affective, message à délivrer ou effet à produire… La hiérarchie y est déterminante : dans un moment d'émotion, le médecin se rapproche du patient, rarement l'inverse.

Chaque individu ménage un espace personnel autour de son corps, un territoire protégé qu'il accepte difficilement d'ouvrir. L'examen médical l'y contraint. Habituellement, les corps se tiennent à plus ou moins grande distance et participent à une mise en scène convenue : l'espace co-occupé devient lieu d'échange et d'observation réciproque.

E. T. Hall définit 4 zones signifiantes selon l'écart entre les individus :

- la zone publique ; la distance, importante, distingue un individu au statut social fort (le médecin) et un groupe plus ou moins indifférencié (les étudiants en amphithéâtre) ;
- la zone sociale ; c'est le lieu des négociations impersonnelles ou de l'échange professionnel ; la relation affective y est faible ;
- la zone personnelle ; en tendant les bras on pourrait se toucher, c'est une bulle où la relation à deux est protégée et généralement harmonieuse ;
- la zone intime ; à moins d'un mètre l'un de l'autre, on échange des paroles murmurées et on partage des émotions.

La proxémie en médecine présente de fortes particularités :

- la mobilité ; un médecin, selon les nécessités, modifie son rapport spatial, de la distance 0 (contact physique) à un écart notable (le contact oculaire s'intensifie) ;
- les stratégies spatiales ; elles s'appliquent pour influencer la relation selon que le médecin souhaite partager l'émotion (contact), instaurer la confiance (proximité) ou réprimander (éloignement) ;
- les lieux d'exercice ; cabinet médical, chambre d'hôpital, domicile du patient ? La proxémie varie au bénéfice du propriétaire, la chambre d'hôpital étant un lieu mixte au caractère ambigu.

Citation

> *Debout ? Accroupi ? J'hésitais. Rester debout m'éloignait de lui, me privait d'une nécessaire proximité ; m'accroupir, c'était prendre le risque de me laisser embarquer dans les arcanes de son délire.*
>
> Loïc Étienne, *Tranches de nuit*

Frédéric Dubas

Psychanalyse

→ Liens : *Altérité, Inconscient, Langage, Psychothérapies, Symbolique, Transfert*

Exemples concrets

1 Un homme de 50 ans consulte pour des maux de tête, dont il dira qu'ils sont « très anciens... ils sont en moi... je dois faire avec... je n'arrive pas à m'en passer ».

Le lapsus « m'en passer » au lieu de « m'en débarrasser » dévoile un moment de vérité du Sujet. Le symptôme est parfois structurant, « béquillant » pour l'existence d'un Sujet. L'insistance médicale à vouloir faire disparaître ce type de symptômes est naïve et possiblement délétère.

2 Un homme de 73 ans souffre de maux de tête depuis plusieurs mois. La douleur occupe les deux tiers de son crâne dans le sens longitudinal. Il fera part, lors de l'entretien, du sentiment d'échec qu'il éprouve à l'égard de ses trois fils : deux ont divorcé et le troisième va se marier prochainement.

Un symptôme peut être l'expression corporéisée, métaphorisée (son crâne est « comme » ses trois fils), d'une souffrance psychique indicible par la parole. Permettre au patient de faire un lien entre sa douleur et ses fils peut être thérapeutique.

3 Une femme de 37 ans se plaint de maux de tête à gauche. Comme sa mère, qui fut frappée d'hémiplégie gauche à l'âge de 37 ans et mourut il y a quelques années, elle est hypertendue et hypercholestérolémique. Un médecin a demandé un examen par Imagerie par résonance magnétique (IRM) encéphalique qui montrerait « une lacune temporale ». Il s'agit en fait d'un artefact.

Il est fréquent que le symptôme traduise une identification imaginaire (ici, à la mère). La pulsion scopique, ce besoin de voir qui caractérise la biomédecine, conduit à renforcer l'angoisse de cette patiente, d'autant plus inutilement que l'anomalie était artefactuelle.

4 Un homme de 48 ans est hospitalisé en urgence pour une paralysie de la jambe droite, survenue une heure après une violente douleur dorsale, angoissante. Le médecin qui accueille ce malade conclut à une conversion hystérique. Le psychiatre confirme ce diagnostic, prenant appui sur le fait qu'il lui a semblé qu'une hernie inguinale, opérée 2 ans auparavant, aurait été vécue par le malade comme une grossesse imaginaire. En fait, un examen clinique rigoureux aurait permis de mettre en évidence des signes d'atteinte de la moelle épinière.

Le manquement à la clinique biomédicale et le « plaquage » d'une interprétation psychanalytique trop rapide aboutissent à une grave erreur de diagnostic.

Définition

La psychanalyse est une pratique thérapeutique mobilisant les processus psychiques de l'inconscient. La théorie psychanalytique concerne la structure et les expressions de l'inconscient (rêves, lapsus, etc.).

Éléments de réflexion

Dans la pratique psychanalytique, l'analysant, allongé, doit appliquer la règle fondatrice : dire tout ce qui lui vient à l'esprit. L'analyste, dépositaire de la parole, n'intervient que très peu. C'est par le jeu des associations libres que les faits traumatiques du passé, refoulés, peuvent émerger à la conscience et rendre compte, rétrospectivement, des orientations d'une existence, succès ou impasses. Idéalement, le Sujet analysé peut « faire avec » son symptôme, c'est-à-dire s'en servir pour se conduire.

Bien que la psychanalyse soit née de la médecine, précisément lorsque Freud, médecin neurologue, donna la parole aux hystériques*, tout ou presque la sépare de la médecine, comme pratique. La médecine s'efforce de traduire l'énoncé du patient en signes cliniques, préinscrits en syndromes et maladies dans le vaste registre de la nosologie*. À l'inverse, ce sont les signifiants (les mots) de l'énoncé d'un Sujet qui constituent le seul registre, *a priori* inconnu, de la psychanalyse. L'écoute d'une existence et d'un corps symbolique (mis en mots), s'oppose à la visualisation des organismes, pour y identifier la lésion, macroscopique, microscopique ou moléculaire. Un Sujet, avec une histoire absolument unique, ne peut être réduit aux paramètres mesurables, reproductibles et universels de la science biomédicale.

Malgré des coordonnées radicalement différentes, la psychanalyse peut enrichir la pratique médicale : très souvent, les « patients » adressent à la médecine, et donc sous la forme de symptômes médicaux, une souffrance psychique ou une difficulté existentielle trop difficile à exprimer en tant que telle. Par mesure d'économie psychique, le corps est investi symboliquement (il parle), notamment à partir de locutions populaires : « j'en ai plein le dos », « ça me prend la tête », etc. Dans ces cas, la réponse biomédicale, méconnaissant le statut métaphorique du symptôme, est nécessairement inadéquate (radiographies, prise de sang, médicaments). L'attention portée à cette existence singulière, où surgit ce symptôme-métaphore, peut constituer l'amorce ou l'essentiel d'une thérapeutique. Cette approche psychanalytique de la pratique médicale se discréditerait si elle n'était assortie d'une vigilance de chaque instant quant à la sémiologie* biomédicale.

Citation

Je est un autre.

Arthur Rimbaud

Maurice Ferreri

Psychologie

→ Liens : *Cognition, Comportement, Psychanalyse*

Exemple concret

1 J. L. 25 ans, est angoissé lorsqu'il doit prendre la parole dans des réunions professionnelles. Envahi par une inhibition majeure, il bafouille, bégaye et ne peut de ce fait accéder à un poste supérieur. Lorsqu'il est dans son bureau, en compagnie d'un collègue, il s'exprime sans difficulté.

J. L. est fils unique, élevé par une mère anxieuse, « comme sa propre mère », passive, obéissante à un époux obsessionnel fier de son statut d'expert-comptable, qui endigue ses propres angoisses par une maîtrise morbide sur autrui. La famille est soumise à des règles de vie strictes. Tout projet personnel est dévalorisé.

J. L. a été placé comme interne dans un lycée privé. Le professeur principal, sévère, ne s'intéressait qu'aux élèves brillants. Le travail de J. L., élève passable, était l'objet de commentaires dévalorisants, inducteurs de maux de tête ou de vomissements d'origine anxieuse, d'où des absences réitérées, particulièrement quand il y avait des interrogations orales.

La phobie sociale de J. L. peut s'expliquer selon différents registres de connaissance.

L'*abord cognitivo-comportemental*

Il évalue le comportement et fournit une explication centrée sur un déficit d'apprentissage en milieu familial peu dynamisant.

Le milieu scolaire a conforté J. L. dans sa dévalorisation. Les absences répétées lors des interrogations orales ont renforcé son comportement phobique en ne lui permettant pas d'affronter la situation anxiogène.

La psychothérapie cognitivo-comportementale vise par un apprentissage structuré à élaborer un comportement adapté à des situations stressantes.

L'*abord psychanalytique* et le *rôle de l'inconscient*

L'attitude du professeur renvoie à l'enfance du sujet : l'image du père obsessionnel qui est source de pulsions agressives inconscientes et d'inhibition.

Le soubassement du comportement anxieux de J. L. en public est la mésestime de soi, la dévalorisation ancienne mais aussi la crainte qu'émerge l'agressivité retenue à l'égard de toute figure rappelant l'image du père.

L'*approche bio-psychosociale*

Elle intègre une vulnérabilité biologique familiale du côté maternel, la psychologie personnelle de J. L., et l'impact de la dimension sociale au travers du culte de la performance, qui explique aussi l'exigence d'excellence du professeur principal qui se rassure sur son statut de bon pédagogue par la réussite de ses élèves.

Définition

Psyché, l'âme ; ***logos***, discours rationnel ou science.

La psychologie est la science de l'âme. Il faut entendre l'âme actuellement au sens d'esprit dont le support biologique est le cerveau.

La psychologie se propose d'analyser les facultés de l'esprit.

Éléments de réflexion

Il faut considérer trois registres de connaissance complémentaires.

- **L'abord cognitivo-comportemental insiste sur la prévalence de l'apprentissage.**

Lors de l'apprentissage comportemental spontané, le sujet avec son savoir et ses croyances modifie son comportement en fonction de ses conséquences plaisantes ou déplaisantes. Le conditionnement opérant utilise les renforcements aversifs (désagrément) pour s'opposer aux comportements inadaptés et les renforcements positifs (plaisir) pour favoriser les comportements souhaités.

Lors de la maladie, le degré de savoir médical du sujet et ses représentations personnelles et culturelles de la maladie, modulées par la personnalité, déterminent son comportement.

- **L'abord psychanalytique postule la prévalence de l'inconscient*.**

La théorie considère que l'inconscient qui explique un certain nombre de nos comportements, est constitué de forces instinctives et répressives et de représentations* inacceptables liées à un conflit entre désir et interdit. Il rappelle le conflit de la période œdipienne (3 à 6 ans) où le désir tendre « incestueux » du petit garçon envers sa mère s'oppose à l'interdit du père.

Les représentations refoulées dans l'inconscient peuvent réapparaître, marquant le retour du refoulé qui s'exprime par les symptômes névrotiques. Ils sont un compromis entre désir et interdit et ont un sens qui est à comprendre en fonction de la biographie du patient.

- **L'abord clinique global s'inspire du modèle bio-psycho-social.**

Il considère que le sujet est en équilibre avec son milieu. Il existe des événements majeurs (agression, accident de santé) ou mineurs (soucis) mais répétitifs, dont l'impact est traumatique et déstabilise cet équilibre sujet-milieu.

Le sujet en fonction de sa robustesse ou de sa vulnérabilité biologique, psychologique ou sociale tente par ses capacités adaptatives d'aménager la situation traumatique : conflit ou stress. Il existe donc trois aspects à considérer pour comprendre l'apparition des troubles : l'événement, l'individu avec sa personnalité et ses possibilités adaptatives, le contexte social.

Citation

Tout ce qui est refoulé est inconscient, mais nous ne pouvons affirmer que tout ce qui est inconscient soit refoulé.

Freud, « Délire et rêves dans la Gradiva de Jensen »

Michel Marie-Cardine

Psychologie médicale

➔ Liens : *Maladie, Psychosomatique*

Exemples concrets

1 « [...] Vos médicaments ne m'ont rien fait... et puis j'avais du mal à avaler ces gros comprimés... aussi je les ai arrêtés et j'ai toujours mal... »

Le médecin se heurte très souvent à la mauvaise observance thérapeutique, c'est-à-dire à la manière dont le patient prend son traitement. Elle fait intervenir de très nombreux facteurs, dont les uns sont objectifs (tolérance, effets indésirables des médicaments) et les autres subjectifs ; ainsi dans cet exemple, il est possible que le malade ne puisse pas exprimer directement son agressivité à son médecin ; il le fait par l'intermédiaire du traitement médicamenteux qui le symbolise.

2 « Docteur, j'ai quelque chose à vous dire, mais je ne sais pas comment... » Il s'installe un silence gêné, il regarde par terre, tourne la tête, soupire, change de position.

De nombreux patients ont des difficultés à parler à leur médecin, qu'ils soient timides, inhibés, dépressifs, suicidaires, schizophrènes, atteints de troubles de la personnalité ou d'autres formes de pathologie psychiatrique ou qu'ils veuillent parler de sujets qu'ils estiment gênants, craignant d'être jugés, de faire l'objet de reproches (peur d'avoir un cancer, de parler de la menace d'une maladie grave — atteinte par le VIH ou toxicomanie — difficultés d'ordre sexuel ou malentendu avec le médecin, etc.). Il importe que ce dernier fasse preuve d'attitudes psychologiques auxquelles il devrait se préparer pendant sa formation, telles que les attitudes facilitatrices ou autres techniques de communication.

3 M. X vient d'apprendre qu'il a contracté une blennorragie (maladie infectieuse sexuellement transmissible). Le médecin lui remet son ordonnance. Il la prend et lui dit, l'air angoissé : « [...] mais qu'est-ce que je vais dire à ma femme ? ».

Des difficultés psychologiques sont très souvent liées à l'apparition de la plus commune des maladies organiques. Le médecin doit se préparer à les prendre en charge également. Il n'a évidemment pas, ici, à dicter sa conduite au malade. Mais l'envoyer chez un psychologue ou un psychiatre serait inadapté. Il est important qu'il puisse aider ce malade à réfléchir à sa situation et à trouver lui-même la réponse.

Définition

Il s'agit de l'étude et de la prise en compte par la médecine, du fonctionnement psychique du malade, préalablement considéré comme normal, mais modifié par la maladie.

Il s'agit donc d'une psychologie appliquée à la situation médicale.

Alors que la psychologie générale étudie le fonctionnement psychique de l'homme normal, la psychologie médicale étudie celui du malade. Toutes les maladies, notamment les plus graves, et toutes les grandes thérapeutiques ont des répercussions psychiques importantes. Les méconnaître entraîne des risques d'aggravation ou de résistance aux traitements. Ceci a été prouvé par de très nombreuses études.

Le médecin est lui aussi profondément influencé par ses études, par l'ambiance que crée autour de lui l'institution médicale, par la profession qu'il exerce, par le fait qu'il est confronté pour une part importante de sa vie à l'expérience de la maladie.

Alors qu'elle va représenter une part essentielle de son exercice, malheureusement, la psychologie médicale lui est très peu enseignée.

Elle doit être différenciée de la psychiatrie qui, elle, est une spécialité chargée d'étudier et de traiter les maladies mentales. Mais elle est très liée à ce que l'on appelle la psychiatrie de liaison ; celle-ci aborde les très nombreux malades mentaux, qui se présentent, dans les hôpitaux généraux, sur un mode d'expression corporelle, pouvant faire croire à l'existence d'une lésion organique. Ces malades doivent recevoir l'aide d'équipes psychiatriques qui travaillent en liaison (d'où la dénomination) avec les équipes de médecine dite organique.

Mais souvent, quand les difficultés psychologiques liées à la maladie ne sont pas prises en charge, celles-ci peuvent conduire à une véritable décompensation psychiatrique.

La psychologie médicale n'est donc pas une spécialité : elle devrait faire partie intégrante de l'exercice de la médecine et d'une manière générale, des pratiques de soins.

Citation

Nous retrouvons là l'opposition entre une médecine de la maladie, centrée sur l'organe malade, et une médecine plus globale, centrée sur l'homme malade…

Ph. Jammet et *al.*, *Psychologie médicale*

Nicolas Franck

Psychoses

→ **Liens :** *Folie, nosologie, comportement, cognition*

Exemples concrets

1 Une femme de 26 ans est hospitalisée depuis deux semaines en psychiatrie. Elle a pu progressivement confier aux soignants les motifs de l'angoisse très intense qu'elle ressent depuis plusieurs mois et qui l'ont contrainte à s'isoler totalement. Elle entend depuis plusieurs mois une voix qui lui donne souvent des ordres et lui fait très peur. Elle a l'impression qu'il s'agit de la voix de son sèche-cheveux. Les ordres concernent principalement sa coiffure et sa toilette : ils l'amènent fréquemment à faire plus de 5 brushings par jour et à se changer plusieurs fois par demi-journée. Ils lui interdisent aussi formellement de rester assise. Elle décrit cela de manière très détachée.

Des hallucinations acoustico-verbales sont fréquemment au centre du vécu psychotique. Elles prennent généralement un caractère de réalité indiscutable pour celui qui les vit. Elles peuvent – assez rarement – conduire le sujet à se faire du mal ou à faire du mal à autrui (des hallucinations impératives de ce type représentent un critère de gravité et doivent conduire à une hospitalisation dans les plus brefs délais).

2 Une femme de 45 ans est convaincue qu'un chanteur célèbre est amoureux d'elle et va l'épouser. Elle assiste à tous ses concerts. Elle fonde la confiance en ses sentiments sur un regard « évocateur » qu'il lui aurait jeté lors d'un spectacle. Ils n'ont jamais échangé un mot. Tous ses courriers enflammés lui sont retournés.

La conviction délirante a pour particularité de ne pas être fondée sur des éléments de réalité et de ne pas se corriger en fonction d'eux. Ainsi elle ne comprend pas que le retour de ses lettres constitue un rejet de ses avances. Une conviction délirante peut être fondée sur une intuition délirante (comme dans ce cas), mais aussi sur une interprétation pathologique de la réalité ou sur un vécu pathologique (comme dans l'exemple 1).

3 Un jeune homme passe plusieurs heures par jour à s'observer dans la glace. Il a l'impression que son corps se modifie au fil des jours : que son visage s'allonge, que ses yeux s'enfoncent dans ses orbites... Lorsqu'il s'exprime, il utilise des mots n'appartenant pas au vocabulaire français et il ne semble pas adresser un message à l'interlocuteur.

La dysmorphophobie (altération de l'image du corps) et les anomalies du langage qui caractérisent ce cas sont deux modes d'expression fréquents de la psychose.

Définition

Ensemble de troubles mentaux, évoluant de manière continue ou épisodique et caractérisés par une altération du sens de la réalité.

Les psychoses regroupent un ensemble hétérogène de troubles dont la caractéristique commune est l'absence d'adéquation à la réalité. Auparavant, ceux-ci auraient été qualifiés d'insensés, d'aliénés ou de fous. L'entrée « folie » dans ce même ABCDaire évoque l'aspect nosographique en distinguant la schizophrénie du trouble bipolaire et des psychoses induites par la prise de substances toxiques. La présente entrée est, elle, centrée sur le trouble du vécu (exemples 1 & 3) et les convictions inadaptées (exemple 2) qui fondent l'expérience psychotique.

Le vécu psychotique se caractérise en particulier par une perte des frontières entre soi et autrui. Le sujet peut ainsi projeter une partie de son discours intérieur sur le monde extérieur et l'attribuer à autrui. Il a alors l'impression qu'une personne connue ou inconnue s'adresse à lui, de manière généralement fort désagréable. Des hallucinations de ce type peuvent conditionner son comportement soit parce qu'il obéit aux ordres (exemple 1), soit parce qu'il cherche à échapper à quelque chose d'insupportable, parfois par le suicide.

Le sujet peut, dans le même registre, être victime d'hallucinations cénesthésiques (hallucinations de la sensibilité profonde ; par exemple avoir l'impression que quelque chose se trouve dans son abdomen) ou avoir l'impression qu'on place des pensées dans son esprit ou qu'on lui en vole. Il considère ces expériences comme complètement réelles. Il n'a aucune conscience qu'il s'agit de symptômes d'une maladie (on dit qu'il souffre d'anosognosie ou inconscience des troubles).

Un délire peut se construire à partir de ces expériences psychotiques (il est alors destiné à donner un sens à un vécu indicible) ou à partir d'une intuition. Dans les deux cas, le sujet n'est pas en mesure de remettre en cause ses convictions.

Citations

« Oui. J'entends des voix dans ma tête. Des centaines de voix, différentes, nouvelles, proches ou lointaines. Tous les jours, partout, ici, maintenant. Comme des murmures venus de nulle part, des menaces, des insultes, des cris ou des sanglots, des voix surgies des grilles du métro, des voix flottant dans les bouches d'égout, grondant derrière les murs… »

Henri Lœvenbruck, *Le Syndrome Copernic*

« Un sujet normal est essentiellement quelqu'un qui se met dans la position de ne pas prendre au sérieux la plus grande part de son discours intérieur. »

Jacques Lacan, *Les Psychoses*

Hugues Rousset

Psychosomatique

➔ Liens : *Maladie, Psychologie*

Exemples concrets

1 Plusieurs écrivains contemporains ont décrit dans des récits autobiographiques leur expérience personnelle d'états dépressifs. Chaque fois, ils ont noté des manifestations somatiques : grande fatigue, palpitation, gêne thoracique, amaigrissement...

Dépression et anxiété appartiennent à la classe des *maladies « psychiatriques »*, cependant elles comportent un dérèglement neuro-végétatif, dont l'expression clinique est parfois prédominante (manifestations somatiques). Une maladie chronique peut s'associer à un authentique état dépressif : *psyché* et *soma* sont étroitement intriqués.

2 M. B est chauffeur de car. Quelques semaines après un accident grave dont il était responsable, il présente une hyperthyroïdie *Basedowienne*.

La maladie de Basedow est souvent considérée comme psychosomatique, puisqu'il est assez fréquent qu'elle survienne après un stress aigu, mais il est fréquent qu'on puisse aussi incriminer un terrain familial, et d'autres causes associées.

3 On raconte que Friedmann et Rosenman, il y a une cinquantaine d'années, travaillant sur les facteurs de risque de la pathologie coronarienne responsable d'infarctus du myocarde, s'intéressaient essentiellement aux facteurs métaboliques (cholestérol en particulier), et que leurs épouses, pleines de bon sens... ont fait remarquer que des facteurs psychologiques pouvaient intervenir. Ces auteurs ont ainsi décrit un facteur de personnalité disposant à ce type d'affection : *le type A* marqué par un caractère impulsif, hostile, imprégné de l'urgence du temps qui passe, en un mot un tempérament de « gagneur ».

4 Il y a une nouvelle de Michel Tournier, *Le Coq de bruyère*, qui rapporte l'histoire de la cécité fluctuante d'une épouse en rapport avec l'infidélité de son mari ; tout se passe comme si elle ne voulait pas « voir » la réalité (de façon inconsciente...). Ce syndrome typiquement psychosomatique est appelé *symptôme de conversion* (hystérique).

Par extension et alors même que les cas de symptôme hystérique* sont actuellement rares (paralysie, troubles de la sensibilité), on désigne sous le terme de somatisation, des symptômes fonctionnels (douleur par exemple) dont l'origine psychogène est probable.

Définition

Nom commun ou adjectif, le terme de psychosomatique (avec ou sans trait d'union) désigne l'intrication très étroite du corps et de la psyché : ce que l'on pense, ce que l'on ressent... et conditionne l'attitude de prise en charge globale des patients.

La médecine psychosomatique prend en charge le patient dans une perspective **bio-psychosociale**, qui fait prendre en considération :

– les **facteurs psychogènes** (exemples 1, 2 et 4) qui sont souvent assimilés au stress*. Il faut tenir compte de la vulnérabilité individuelle (stress ressenti) qui fait qu'un événement comme le décès d'un proche a un retentissement différent d'une personne à l'autre ;

– la **nécessité de prendre en charge la part organique** de la maladie en même temps que l'élément psychologique. Ainsi l'asthme est une maladie psychosomatique authentique, mais cela ne dispense pas de prescrire des médicaments actifs contre l'asphyxie, et de rechercher un mécanisme allergique ;

– le **retentissement psychique** de troubles fonctionnels inconfortables, comme une colopathie fonctionnelle (constipation, douleurs abdominales, sans lésion organique décelable), dans lesquelles il n'est pas facile de distinguer ce qui est cause ou conséquence.

Sur le **plan des mécanismes en cause**, il existe une intrication très étroite du système nerveux avec le système immunologique et endocrinien, qui constitue une base de recherche passionnante (psycho-neuro-immunologie et psycho-neuro-endocrinologie).

Sur le **plan thérapeutique**, l'essentiel reste une bonne maîtrise de la relation médicale, associée éventuellement à une thérapeutique psychologique plus spécifique (relaxation, psychothérapie, ou un traitement médicamenteux).

Les études les plus récentes sur la psychosomatique, s'intéressent à la prévention et bien sûr aux facteurs de risque psychologique, également à la qualité de vie, et le terme de « psychologie de la santé » désigne un champ d'intérêt qui est proche de la psychosomatique.

Citation

J'ai décidé d'être heureux, c'est meilleur pour la santé.

Voltaire

L'homme ne peut concevoir ce que c'est que corps, et encore moins ce que c'est qu'esprit, et moins aucune chose comment un corps peut être uni à un esprit.

Blaise Pascal

Les symptômes somatiques sont une voie finale commune à travers lesquels les troubles émotionnels, les troubles psychologiques, et la pathologie organique s'expriment ensemble et poussent le malade à consulter un médecin.

A. J. Barsky

Michel Marie-Cardine

Psychothérapies

→ Liens : *Cognition, Psychanalyse, Psychologie, Transfert*

Exemples concrets

1 Un malade qui présente des troubles de ses relations avec les autres, vient chaque semaine pour faire une séance de psychothérapie d'inspiration psychanalytique. Comme pour une psychanalyse, il est allongé sur un divan, devant le psychothérapeute, qui lui est assis derrière dans un fauteuil ; il s'astreint à suivre la règle de libre association des idées qui l'amène à livrer progressivement des coupes transversales de sa vie psychique dans laquelle il recherche, avec l'aide de son psychothérapeute, l'explication de ses troubles.

Les psychothérapies d'inspiration psychanalytique (PIP) sont une forme réduite de psychanalyse. Le cadre, le protocole en sont moins rigoureux. La technique plus souple, s'inspire des mêmes principes théoriques mais l'exploration de l'inconscient s'y fait moins en profondeur. Les modalités du protocole peuvent varier ; par exemple, dans des cas assez fréquents, les séances se déroulent en position de face à face ou de côte à côte, selon les indications techniques. Il existe aussi des techniques de PIP brèves, centrées, non pas sur une étude en profondeur de la personnalité, mais sur l'étude d'une situation de crise passagère.

2 Une jeune fille, souffrant d'anorexie mentale, vient tous les mois, avec les principaux membres de sa famille, pour participer à une séance de psychothérapie familiale systémique.

Cette technique s'inspire de la théorie systémique selon laquelle un trouble comme celui-ci résulterait d'un dysfonctionnement du système de communication utilisé par les membres de la famille. La technique vise à prendre conscience de ce mode de fonctionnement pour pouvoir progressivement y remédier.

3 Une malade souffrant d'une agoraphobie, c'est-à-dire de la peur de sortir de chez elle, reçoit chaque semaine une infirmière qui vient lui faire faire des exercices qui lui ont été prescrits par le thérapeute qu'elle a d'abord consulté, après l'analyse de son comportement actuel.

Il s'agit d'une thérapie comportementale qui vise, progressivement, à l'aider à apprendre à surmonter sa peur et à pouvoir à nouveau sortir.

4 Un malade, déprimé, bénéficie de séances de psychothérapie cognitive.

Il s'agit de l'aider à comprendre que ses pensées tristes résultent d'erreurs de raisonnements appelées biais cognitifs. Leur prise de conscience l'amène à les modifier et donc à se sentir moins malheureux.

DÉFINITION

Les psychothérapies sont des techniques de soins qui utilisent des moyens psychologiques pour traiter les maladies mentales ou des troubles psychiques moins définis y compris dans leurs modalités d'expression corporelle.

Éléments de réflexion

Le mot est facile à comprendre ; il est composé de la racine *psycho*, qui désigne l'esprit, et celle de thérapie, qui désigne le traitement. Il a été créé à la fin du XIXe siècle par le médecin de l'école de Nancy, H. Bernheim, auteur de travaux sur la suggestion qui ont été connus de S. Freud.

Les maladies sont aussi traitées par des médicaments employés seuls, ou, de préférence, en association avec une psychothérapie.

Ces psychothérapies sont des techniques d'intervention psychologique. Elles sont très nombreuses (plus de 400, mais avec beaucoup de variantes). Des études scientifiques ont montré qu'elles utilisent toutes des facteurs communs, employés dans des proportions variées et des facteurs spécifiques qui caractérisent chacune d'entre elles. Ces facteurs communs rendent compte, à eux seuls, de la majeure partie de leurs effets. Parmi eux, le plus important est la relation qui s'établit entre le psychothérapeute et le malade et notamment ce que l'on appelle l'alliance thérapeutique. Elle en conditionne à plus de 80 % l'issue positive. On cite encore la motivation du patient et du thérapeute, le désir de changement, l'expérience émotionnelle correctrice, l'acquisition ou le développement d'une meilleure connaissance de soi (introspection ou en anglais, *insight* — vue à l'intérieur de soi). En ce sens, la psychanalyse en fait partie.

Mais il en existe bien d'autres techniques (courant psychanalytique, systémique, cognitivo-comportemental, etc.)

Citation

Mais « [...] dans un sens plus étroit, la psychanalyse est souvent opposée aux diverses formes de psychothérapie, ceci pour toute une série de raisons, notamment en ce qu'elle utilise la fonction majeure de l'interprétation du conflit inconscient, l'analyse du transfert tendant à sa résolution... »

« Sous le nom de "psychothérapie analytique", on entend une forme de psychothérapie qui s'appuie sur les principes théoriques et techniques de la psychanalyse, sans cependant réaliser les conditions d'une cure psychanalytique rigoureuse. »

J. Laplanche et J. B. Pontalis

Alain Coulomb

Qualité

→ Liens : *Qualité de vie, Santé, Soins*

Exemples concrets

1 Aux États-Unis, dans les années 1950, une organisation de santé a mis en place un groupe de travail pluridisciplinaire pour analyser les dysfonctionnements du dépistage du cancer du sein après 50 ans. Deux actions en ont résulté à titre d'essai :
- inciter les médecins à prescrire des mammographies aux consultations « tout venant » ;
- réaliser davantage de bilans de santé complets.
Une deuxième enquête a montré l'amélioration du dépistage.

On appelle cette méthode *Plan Do Check Act* : on planifie, on met en œuvre, on contrôle ses résultats et on améliore.

C'est la qualité pour améliorer la prévention.

2 Un hôpital psychiatrique souhaite analyser la pertinence des journées d'hospitalisation. Après une revue de la littérature et un questionnement des professionnels, une liste de critères est définie pour évaluer la pertinence d'admission et de maintien en milieu hospitalier. La grille est utilisée pendant trois mois et 83 patients font l'objet d'une évaluation de leur séjour. Près de 15 % des journées sont jugées non pertinentes.

Une étude complémentaire montre que les journées non pertinentes correspondent à la fin d'un séjour. Les résultats constatés montrent un déficit de l'offre en matière d'assistance psychosociale.

C'est la qualité comme instrument médico-économique

3 Mlle D, asthmatique, avait un traitement de fond par aérosols. Elle est hospitalisée en urgence. Était-elle suivie correctement ? Qu'en est-il des autres asthmatiques suivis régulièrement dans le cabinet ?

Mon associé dont le profil de clientèle ressemble au mien prescrit beaucoup plus d'analyses biologiques que moi. Mes patients sont-ils insuffisamment surveillés ?

Ces médecins se posent la question de la qualité de leur pratique professionnelle. Ils peuvent participer à des actions de formation médicale continue, s'engager dans une évaluation de leurs pratiques réalisée sous forme d'audit médical de leurs dossiers de patients (dispositif Unions régionales des médecins libéraux [URL] / Agence nationale d'accréditation et d'évaluation en santé [ANAES]) ou encore participer à des groupes d'évaluation des pratiques. Ils pourront ainsi comparer leur pratique à des recommandations professionnelles, expression de l'état de l'art sur une pathologie donnée.

C'est la qualité pour faire progresser le service médical rendu au patient.

DÉFINITION

La qualité des soins peut être définie comme le niveau auquel parviennent les organisations de santé en termes d'accroissement des chances d'atteindre des résultats souhaités pour les individus et les populations et de concordance avec l'état des connaissances actuelles (*Institute of Medicine USA*).

Éléments de réflexion

En un siècle, la qualité, apanage des ingénieurs, a quitté les bureaux d'étude et de contrôle pour intéresser les managers. Elle a irradié de la sphère industrielle vers celle des services, et a progressivement gagné les organisations non marchandes comme le secteur social ou la santé. D'un modèle linéaire où la qualité était aux mains des experts, l'approche est dorénavant systémique et la qualité est devenue l'affaire de tous.

Définir la qualité est un exercice complexe. Comme disait Bernard Shaw pour l'amour : « mieux vaut aimer que définir l'amour » ; en qualité reprenons ce principe et considérons qu'il faut agir plutôt que conceptualiser. C'est dans l'action que la qualité prendra son sens (ex. 1).

En santé aussi, la qualité est abordée comme un processus plus que comme un attribut. C'est la partie dynamique qui est intéressante, c'est-à-dire la dimension de l'amélioration de la qualité. Apprécier la qualité en santé revient à évaluer les structures (matériel, ressources humaines, organisation), les processus (modalités de prise en charge) et les résultats (mortalité, morbidité, etc.) suivant des dimensions caractéristiques qui sont l'efficacité, l'acceptabilité, l'efficience, l'accessibilité, l'équité et la pertinence.

Citations

La qualité a beaucoup en commun avec le sexe. Chacun est pour (sous certaines conditions naturellement). Chacun a le sentiment de comprendre ce dont il s'agit (même s'il est incapable de l'expliquer). Chacun pense que, pour passer à l'acte, il suffit de se laisser aller à un penchant très naturel (« après tout c'est bien ce que nous faisons déjà, d'une manière ou d'une autre »). Et bien sûr, chacun pense que, quand il y a un problème, c'est la faute de l'autre (« si seulement il voulait mettre un peu de bonne volonté pour faire les choses comme il faut »).

Crosby

Le lendemain s'instruit aux leçons de la veille.

Publius Syrus, *Sentences*

Ne pas prévoir, c'est déjà gémir.

Léonard de Vinci

Maël Lemoine

Qualité de vie

→ Liens : *Douleur, Objet, Ontologie*

Exemples concrets

1 En 1995, le philosophe français Gilles Deleuze, 70 ans, souffrant d'asthme sévère, met fin à ses jours en se défenestrant.

Même pour un philosophe, la souffrance ou le mal-être font préférer la mort à la vie. Ce n'est pas la mort qui semble préférable, c'est la vie qui n'est plus supportable.

2 M. G, 87 ans, est un vieil homme anxieux. Veuf depuis 17 ans, il suit très scrupuleusement des traitements de confort pour prévenir des pathologies qui l'épargnent pourtant.

Ce n'est pas la longueur de la vie qui la rend agréable, c'est sa qualité.

3 Suite à un grave accident sur un chantier, un ouvrier de 34 ans est conduit aux urgences. Plaie ouverte dans le bas de l'abdomen, estomac perforé, hémorragie interne : il doit sa survie à un véritable exploit médical. Seule ombre au tableau, le pénis, broyé dans l'accident, n'a pu être sauvé. Contre toute attente, guéri, l'homme s'en porte très bien et avoue même à son médecin généraliste qu'il s'en trouve « soulagé »

Ce qui rendrait la vie insupportable au plus grand nombre peut la rendre agréable à quelques-uns. La mesure de la qualité de vie doit permettre d'apprécier cette qualité quantitativement, en s'appliquant à des cas très différents les uns des autres.

4 Un patient séropositif de 43 ans suit un traitement antirétroviral dont les effets secondaires sont très difficiles à supporter : lipodystrophie (répartition aberrante des masses graisseuses du corps), diarrhées, troubles du sommeil. De temps à autre, lorsque la charge virale est basse, mais au risque de le voir développer une souche résistante, son médecin lui propose des pauses thérapeutiques de plusieurs semaines où il voit son état s'améliorer.

Au vu des effets secondaires et du profil psychologique du patient, le médecin estime que de toute façon, tôt ou tard, ce patient abandonnera, au moins temporairement, son traitement.

Si le patient décidait lui-même quand il doit arrêter son traitement, il risquerait de le faire en moment inopportun.

En évaluant objectivement la qualité de vie du patient, qui devient une donnée parmi les autres dans le tableau psycho-socio-biologique, le médecin prend en charge la responsabilité d'arrêts périodiques du traitement.

Définition

La qualité de vie est l'ensemble de satisfaction des besoins et désirs d'un individu. Réparti en dimensions quantifiées distinguées et pondérées selon les choix de l'enquêteur, cet ensemble est jugé par un indice global.

La qualité de vie jugée par le médecin ou par le sens commun n'est pas pertinente : seule compte la perception de sa situation par le patient lui-même (ex. 3).

La qualité de vie dépend de nombreux facteurs dont certains n'ont rien à voir avec la santé*, mais dont tous retentissent sur sa perception* : relations sociales, histoire personnelle, condition professionnelle, religion, culture, etc.

La médecine s'intéresse à la qualité de vie depuis qu'elle a appris à ne plus viser que la simple longévité : le prolongement de la vie à tout prix n'est pas un but en soi (ex. 2). L'espérance de vie est parfois mesurée en années de vie pondérées par la qualité (QALYs, *quality-adjusted life years*).

Paradoxalement, on utilise l'expression de **qualité** de vie depuis qu'on cherche à la **quantifier**.

La notation globale de la qualité de vie conduit à abraser les singularités des individus. Deux situations très différentes peuvent être quantifiées de la même manière : un homme dont le sommeil, la santé, la sexualité, la vie sociale sont moyens, peut avoir la même « qualité de vie » qu'un autre dont le sommeil est excellent, la santé et la vie sociale moyennes, mais la sexualité défaillante. Pourtant, à notes égales, presque tout le monde choisira la première situation.

L'appréciation de l'existence, bonne ou mauvaise, se fait dans un acte soudain, alors que l'état jugé est continu, stagne ou progresse. Le patient qui évalue mal sa qualité de vie un jour peut prendre une décision brutale (ex. 1), alors que 24 heures avant, dans une situation similaire, il ne l'a pas prise.

La mesure de la qualité de vie est peut-être une déformation de ce qui n'est pas mesurable, mais elle a fait la preuve de son efficacité, même relative (ex. 4). En cherchant à améliorer ces mesures, la médecine cherche à améliorer, au-delà de sa santé, le bien-être du patient.

Citation

> *La quantification de la qualité de vie a seulement pour objectif de développer une connaissance moins ambitieuse, mais plus efficace peut-être que certaines analyses qualitatives. Sa seule légitimité ne peut donc se trouver que dans la considération de ses effets : il faut et il suffit qu'elle autorise des interventions plus efficaces, qui permettent d'améliorer la santé et le bien-être des individus et des populations.*
>
> A. Leplège, *Les Mesures de la Qualité de vie*

Pascal Cathébras

Race

➔ Liens : *Culture, Identité, Idéologie, Inné, Stigmatisation*

Exemples concrets

1 Une jeune femme souffre depuis son enfance d'épisodes de fièvre élevée accompagnée de douleurs abdominales, qui n'ont jamais été expliqués de façon satisfaisante. Le médecin consulté s'enquiert de son histoire familiale et découvre que ses parents sont d'origine arménienne. Il évoque alors le diagnostic de maladie périodique (ou fièvre méditerranéenne familiale) qui sera confirmé ensuite par un test génétique.

Certaines maladies génétiques sont plus fréquentes dans des groupes humains ayant vécu longtemps en isolement, ou ayant favorisé l'endogamie, c'est-à-dire le mariage à l'intérieur du groupe. La recherche de l'appartenance d'un malade à un groupe « racial » ou « ethnique » peut donc être pertinente en médecine.

2 Dans un article médical, il est fait mention de patients dont 45 % sont « caucasiens », 25 % « hispaniques », 20 % « noirs », et 10 % « asiatiques ».

Ces catégories n'ont pas de pertinence biologique : le terme de « caucasien » désigne la race « blanche » depuis le XVIIIe siècle, mais nul ne peut dire aujourd'hui ce que ce terme recouvre au plan génétique ; le terme « asiatique » désigne les sujets d'origine chinoise et extrême-orientale aux États-Unis, et le plus souvent des sujets venus du sous-continent indien en Grande-Bretagne, etc. Ces catégories sont le témoignage désuet d'une idéologie raciste déguisée par le conformisme, et n'ont plus leur place dans la littérature scientifique.

3 Aux urgences, une patiente âgée originaire du Maghreb manifeste sa douleur avec des gémissements, des cris, et des pleurs. Sa nombreuse famille l'entoure de sa sollicitude et fait montre également d'une grande inquiétude. Tout cela est perçu comme exagéré par le personnel soignant qui parle de « syndrome méditerranéen ».

Les « conduites de maladie » (*illness behavior*) sont déterminées par des facteurs psychologiques individuels, mais aussi par des habitudes culturelles. Lorsqu'elles sont différentes des comportements ethniques majoritaires des soignants, des stéréotypes « raciaux » péjoratifs sont souvent mis en œuvre. Plusieurs études menées dans les pays du Nord ont ainsi montré que les groupes minoritaires, exprimant souvent la douleur d'une manière perçue comme exagérée par les soignants, recevaient paradoxalement moins d'antalgiques pour les mêmes pathologies que les patients issus du groupe dominant.

Définition

Subdivision d'une espèce fondée sur des critères morphologiques et biologiques, de nature héréditaire ou perçus comme tels.

Le **concept** de race sert à désigner une subdivision de l'espèce humaine fondée sur des critères **biologiques**, et prétend, plus ou moins explicitement, ordonner la diversité humaine du point de vue de ce qui serait génétiquement déterminé (« inné* »). Mais il est frappant de constater que le mot « race » dans la littérature anthropologique et populaire du XIXe siècle pouvait désigner aussi bien un groupe de couleur, un type régional, un groupe linguistique, une tribu, etc. Aux critères morphologiques ou biologiques se trouvaient donc mêlés de nombreux traits **culturels**.

La diversité biologique de l'espèce humaine ne fait aucun doute. Mais l'anthropologie moderne et la génétique des populations ont rendu obsolète toute classification raciale. Aucune population n'est génétiquement homogène dès lors que plusieurs traits biologiques sont pris en compte, et les variations biométriques et génétiques sont considérablement plus importantes à l'intérieur d'une même population qu'elles ne le sont entre deux « races ». Enfin, il n'existe pas de relation causale démontrable entre le patrimoine génétique et les traits culturels, même si la fréquence d'un marqueur biologique coïncide parfois avec une aire linguistique ou culturelle.

Malgré l'invalidité scientifique du concept de race, le terme n'en reste pas moins en usage dans le langage commun, désignant un statut **social** fondé sur un mélange hétéroclite de caractéristiques physiques, d'origine géographique, et pratiques culturelles ou affiliations religieuses supposées en découler. Dans la littérature médicale, les termes de race et d'ethnicité sont souvent utilisés de façon interchangeable, et traités comme allant de soi, ne nécessitant ni définition ni mesure. Or, contrairement à la race censée être définie objectivement, l'**ethnicité** désigne l'appartenance perçue par un individu à un groupe social et culturel, et a donc la valeur d'une identité subjective, flexible et dynamique.

Citation

En cherchant un fondement biologique aux pratiques d'exclusion, comme en s'appuyant sur un discours biologique ou génétique pour les refuser, on persiste dans la même confusion : chercher des fondements biologiques à une éthique.

Jean Benoist, *L'Autre et nous*

Maël Lemoine

Raison

→ Liens : *Croyance, Logique*

Exemples concrets

1 Un patient consulte son médecin pour un ulcère à l'anus. Il s'avère qu'il observe un régime alimentaire excessivement épicé. Quelques semaines plus tard, malgré les conseils du médecin qu'il prétend avoir suivis, l'état du patient n'a pas changé. Par un interrogatoire plus poussé, le médecin devine que le patient est atteint de troubles de l'érection, qu'il cherche à dissimuler, et qu'il croit pouvoir soigner par une nourriture « forte ».

Le comportement du patient est rationnel et déraisonnable en même temps : il a une raison connue et voulue du patient, mais le mène à des actes disproportionnés.

Ce qui semble irrationnel relève en réalité d'une autre rationalité (fausse) : associer érection et piment, poivre, etc., c'est faire le lien entre la « force » masculine et l'aliment « fort » que seuls les « durs » peuvent supporter.

2 Un médecin urgentiste, un gynécologue-obstétricien et un psychiatre essaient d'éviter d'être de garde un week-end de pleine lune, car ils ont observé que ces week-ends connaissent une affluence plus importante que les autres. Ce n'est que superstition, affirme une étude statistique* s'appuyant sur les données de vingt ans d'activité dans un service d'urgences.

La croyance de ces médecins ne s'appuie pas sur la superstition, mais sur des observations, bien que celles-ci ne soient pas fondées et établies par une méthode scientifique.

Lorsque l'on pense observer un fait, il est rationnel d'y croire.

L'étude scientifique de l'affluence aux urgences est fondée elle aussi sur une méthode rationnelle. Elle met en évidence qu'il n'y a aucune raison à chercher à ce « fait », puisque ce « fait » n'est pas établi. Il est également rationnel de penser qu'elle vaut aussi pour les services de maternité et les services psychiatriques. Toutefois, on ne conclurait pas rigoureusement.

3 Un gynécologue et un psychiatre opposent deux explications possibles aux précédentes observations : l'influence (inconnue) de la lune, et la croyance des femmes enceintes et des malades en l'influence de la lune.

La seconde explication n'est pas plus rationnelle que la première. Simplement, la première oblige à postuler un phénomène encore inconnu.

La seconde explication suppose qu'on fasse appel à un fait connu — le « psychosomatique* ». Mais cela ne prouve pas pour autant que c'est bien ce fait qui produit ces effets.

Définition

La raison est notre pouvoir d'expliquer les phénomènes par l'enchaînement des causes qui pourraient les produire ou les produisent effectivement.

La raison désigne à la fois la sagesse (ou la modération, la tempérance, etc. : être raisonnable) et la pensée cohérente (raisonner, avoir des raisons, être rationnel). L'un ne va pas nécessairement avec l'autre (ex. 1).

Les superstitions sont le plus souvent des théories rationnelles reposant sur des faits ou des principes erronés. Est irrationnel, au sens strict, ce qui est admis sans aucun fondement, sans aucune raison, non pas sans aucune raison **valable** (ex. 1).

Il ne faut pas considérer que c'est nécessairement faire preuve de raison que de s'opposer à un comportement conforme aux superstitions : ce comportement peut être rationnellement préférable, même si ce n'est pas pour les raisons que celui qui se comporte ainsi lui donne.

La médecine a hérité du siècle des Lumières un attachement à la « raison ». Mais c'est seulement au XIXe siècle, lorsqu'elle fait de l'expérience la pierre de touche de la raison, que la médecine devient scientifique.

Lorsque le médecin fonde une conviction sur ses habitudes, c'est une connaissance simplement **empirique** (ex. 2). Lorsque son expérience est soumise à un examen rationnel, elle devient connaissance **expérimentale**.

La raison est avant tout l'exigence de trouver des raisons à un fait donné observé. Cette exigence est remplie somme toute assez aisément, puisqu'il ne s'agit que de trouver une explication. Toutefois, **une explication** n'est pas toujours **l'explication** (ex. 3). Il ne suffit pas d'avoir une démarche rationnelle, pour que les résultats reflètent la vérité*.

Dans un sens abusif, on tend à considérer comme rationnels seulement les faits et hypothèses qui semblent intégralement expliqués par des faits et des hypothèses déjà admis. Cette forme de conservatisme — le « rationalisme » étroit — est nuisible au progrès scientifique.

Citation

La science rationnelle, [...] fondée sur un déterminisme nécessaire, ne doit jamais répudier un fait exact et bien observé ; mais par le même principe, elle ne saurait s'embarrasser de ces faits recueillis sans précision [...] qu'on fait servir d'arme à double tranchant pour appuyer ou infirmer les opinions les plus diverses.

Claude Bernard,
Introduction à l'étude de la médecine expérimentale

Michel Thomas

Réalité

→ Liens : *Altérité, Objet, Perception, Représentations*

Exemples concrets

1 M. B est de nouveau hospitalisé dans le service de médecine interne où il est connu et soigné pour une cirrhose alcoolique du foie. Il affirme aux médecins ne pas comprendre pourquoi son ventre a de nouveau gonflé, alors qu'il suit parfaitement son régime. Un après-midi, Mme B, son épouse, confie à l'infirmière : « en réalité, il boit toujours et mange salé ».

C'est parce qu'elle le constate quotidiennement dans son foyer que Mme B utilise avec justesse l'expression « en réalité », en la démarquant des dires de son mari. Les signes cliniques présentés par le malade pouvaient d'ailleurs constituer pour l'équipe soignante une réalité en contradiction avec les affirmations d'abstinence de M. B.

2 M. D se plaint de violentes douleurs, ce qui ne l'empêche pas de répondre calmement et en souriant aux questions des médecins qui doutent de la réalité de son symptôme.

La douleur, comme les autres signes fonctionnels, est ressentie par le patient. Il est toujours très difficile de savoir quelle est la réalité d'un signe fonctionnel et quelle est son intensité. En dehors de la simulation, les dires du malade traduisent toujours son ressenti, mais la douleur peut être en réalité plus morale que physique et correspondre à un profond malaise du sujet plus qu'à une cause organique précise.

3 Y a 21 ans, il se traîne pour la 2e fois en terminale ES où ses résultats dans les matières scientifiques sont très médiocres sinon mauvais. Il dit à tous qu'il veut faire médecine. Il n'a pas le sens des réalités, se lamentent ses parents.

Avoir le sens de la réalité traduit la capacité d'un individu à évaluer correctement une situation réelle et à en tirer les conclusions adaptées pour l'action, ce qui n'est vraiment pas le cas de Y.

Définition

Ce qui existe objectivement, en dehors de tout rêve, de toute interprétation.

Éléments de réflexion

La réalité n'est pas aussi facile à appréhender qu'il n'y paraît. Il ne suffit pas de voir, car la vue est une perception humaine et laisse déjà la place à la subjectivité. Par exemple, en dehors de toute altération de la vision comme le daltonisme (incapacité à distinguer le rouge du vert), la perception des couleurs est différente selon les individus, si l'on veut bien s'attacher à la nuance, aux couleurs intermédiaires. Ce qui contribue à expliquer la sensibilité inégale des gens devant une peinture, un paysage.

Pour le philosophe Kant, nous connaissons la réalité telle qu'elle est pour nous, qu'il nomme le phénomène, et non telle qu'elle est en soi qui constitue le noumène.

Il est particulièrement important en médecine d'essayer d'approcher au plus près la réalité au sens du noumène, ce qui, concernant par essence un rapport entre deux humains, le médecin et le malade, est toujours plus difficile qu'il n'y peut paraître.

La connaissance des antécédents comme de l'histoire de la maladie, c'est-à-dire de la réalité historique du malade, se heurte aux défauts de mémoire du patient, de curiosité du médecin et à la subjectivité des deux. Il n'est pas non plus toujours simple d'apprécier la réalité physique d'un patient, même en l'examinant cliniquement avec soin et en utilisant les explorations complémentaires disponibles. Et que dire de l'appréciation de la réalité psychologique d'un sujet ?

Quant aux examens biologiques, le fait que le résultat d'un dosage soit rendu avec deux décimales n'élimine pas les erreurs-standard de la méthode, rarement inférieures à 5 % : ils n'apportent au mieux qu'un angle de vue très restreint de la réalité biologique d'un sujet. Enfin les diverses imageries actuellement disponibles, même quand leurs résultats ne sont pas « opérateur-dépendants » comme les échographies, ne donnent par définition qu'une image médiée de la réalité anatomique.

Citation

Nous pensons tous que l'herbe est verte et la neige froide. Mais ce réalisme naïf conduit à la physique, et la physique montre que le réalisme naïf est faux.

Bertrand Russel

Philippe Bagros

Récits de vie

→ Liens : *Accompagnement, Herméneutique, Mythes, Identité, Guérison*

Exemples concrets

1 Un philosophe se promène en devisant avec un jeune disciple. On parle des collègues. Le maître dit « tu parles toujours de toi ». « comment ? mais pas du tout ! ». « Surtout quand tu parles des autres ! ».

Le récit doit être décrypté ; c'est l'herméneutique

2 Un homme questionné sur les résultats de sa fibroscopie gastrique dit « on m'a trouvé une petite liaison ».

Ce lapsus (liaison au lieu de lésion) dont il est aussitôt conscient, est un récit de vie qui explique peut-être les douleurs gastriques. Les récits de vie peuvent être très courts ! Ici c'est de la maïeutique.

3 Une équipe décide de raconter collectivement l'histoire du service hospitalier créé ensemble. Chacun se soucie à la fois de son rôle constructif et de ses insuffisances. Certains s'attribuent tout. Au terme du travail on a peut-être un peu oublié la part de la chance ! La vérité historique est peut-être écornée… mais on a trouvé ensemble du Sens, sur lequel tous sont d'accord. De plus chacun a pu voir que ses insuffisances ont parfois laissé de la place à la compétence d'un autre.

On a fait coexister les mythes individuels, et le mythe collectif laborieusement élaboré dans le temps du récit soudera davantage l'équipe. Il aura été plus utile que l'histoire réelle.

4 Dans un taxi qui file vers l'aéroport il y a un homme important qui va communiquer à un congrès aux USA. C'est un aboutissement de sa carrière, qui a donc du sens. Son beau costume et son billet de première racontent cela aussi. Mais voilà le taxi renversé, et lui à plat ventre sur la chaussée, costume déchiré, visage en sang, papiers dispersés sous la pluie. Il n'y a plus de congrès (plus de déroulement du sens vers un avenir). Le fil du récit de vie est rompu et les significations qui s'y attachent sont perdues. Billet inutile, ainsi que la réservation d'hôtel… Il vomit et voit qu'il dégoûte les passants.

C'est une crise qui doit se résoudre en renouant le fil du récit de vie autrement. Les secouristes seront les premiers témoins de ce travail. Déjà

Définition

Récit intérieur que chacun se fait de sa vie pour construire et maintenir son identité.

Nous nous racontons notre histoire personnelle comme une suite cohérente, pourvue de Sens. En fait le hasard y tient beaucoup de place, et ceux qui nous ont connu ne sont pas toujours d'accord avec l'image que nous avons gardé de nous-même.

Notre histoire est une sorte de légende personnelle. Chacun a la sienne. Elle fonctionne comme un mythe, c'est-à-dire qu'elle est bien plus porteuse de Sens que la réalité historique. Nous en vivons. Elle constitue notre identité.

Cette histoire est extrapolée vers l'avenir, comme une suite logique, de telle sorte que nos choix de vie, et des décisions bien réelles sont fondés sur ce mythe. Il peut être réellement utile d'aider un sujet en difficulté à se raconter.

La construction identitaire permanente par le récit de vie ne peut être solitaire : il y faut des témoins qui nous reconnaissent tels que nous nous racontons… et qui corrigent les trop grands écarts à la réalité, mais nous confrontent à leur propre imaginaire car il faut que les mythes cohabitent.

Le récit de vie ne s'exprime pas (sauf exceptions) par un flot de paroles. Il est intérieur, non formulé, assez inapparent même à soi-même ; les attitudes, les comportements, l'habillement, y contribuent. Le témoin n'a pas non plus besoin de parler beaucoup. Il suffit souvent qu'il voie, et ne réagisse pas.

Le Sens s'articule avec le récit de vie de deux manières. Ce récit est comme un tissage, dont les fils de trame se continuent vers le futur (c'est le Sens compris comme un devenir) tandis que les fils transversaux, fixés sur la trame, soutiennent toute la symbolique du moment présent (le Sens compris comme signification).

La maladie, l'accident, mais aussi le chômage, les séparations, brisent le fil de la vie, comme un tissu déchiré. Ce fil rompu, le Sens du devenir disparaît, et le réseau de significations est profondément perturbé. La crise peut être due à une défaillance du corps, mais cette dernière peut aussi être la conséquence d'un drame de la vie.

Le vieillissement est douloureux si l'image de soi est décalée par rapport la réalité du corps et de l'environnement. Le récit de voie doit suivre.

La guérison ne peut être vécue subjectivement comme telle qu'au moment ou le récit de vie s'est réparé en tenant compte des réalités nouvelles.

Le médecin est alors le témoin privilégié, qui par son empathie va permettre ce travail.

Citation

La pratique du récit constitue « une provocation à être et à agir autrement »

Paul Ricœur

Mireille Martin

Religion

→ Liens : *Croyance, Sens*

Exemples concrets

1 M. X est hospitalisé, en urgence, pour un malaise. L'aide-soignante lui apporte le repas-type du service qui ce jour-là contient de la charcuterie, un légume, une tranche de rôti de porc, du fromage et un flan. À son retour, le plateau est non entamé.

M. X, de religion juive, ne peut pas manger de viande de porc. De plus, les laitages ne doivent pas être servis aux mêmes repas que les viandes.

2 Un enfant est hospitalisé d'urgence en réanimation et décède, après l'admission, de cause inexpliquée. Le médecin demande une autopsie pour préciser les causes du décès. La famille d'origine asiatique s'y oppose farouchement.

Pour cette famille de religion bouddhique, la mort met longtemps à s'installer, elle s'effectue par étapes. L'esprit du défunt habite le corps encore 3 jours après la mort, ce qui s'oppose à toutes manipulations.

Le médecin aurait dû s'enquérir des croyances religieuses de la famille avant de demander une autopsie qui paraît indispensable pour le corps médical.

3 Mme Y vient en consultation pour une douleur à la hanche. L'infirmière lui demande de se déshabiller dans la cabine pendant que le chirurgien, un homme, finit son entretien avec le patient précédent. Lorsque l'infirmière vient chercher Mme Y, celle-ci est restée habillée et refuse de quitter ses vêtements.

Mme Y est de religion musulmane, ce qui lui interdit de se présenter déshabillée devant un homme.

La barrière culturelle et religieuse doit être appréhendée dès le premier contact par le personnel soignant. Ce qui évite des situations embarrassantes et permet d'adapter les soins à chaque patient.

4 Après un accident de la route, M. Z est transporté à l'hôpital. Une transfusion sanguine semble indispensable. Le patient intervient en expliquant qu'il est témoin de Jéhovah et qu'il refuse toute transfusion.

Les témoins de Jéhovah refusent toute transfusion sanguine.

Malgré l'intime conviction du médecin et du personnel médical de la nécessité de faire ce geste, un acte médical ne peut être pratiqué qu'avec le consentement libre et éclairé du patient adulte.

Définition

Ensemble d'actes et de croyances qui déterminent la relation entre l'humain et le divin.

Un paradoxe

Une religion qui n'aide pas l'être humain à trouver un certain épanouissement dans son quotidien risque de n'être qu'une aliénation, c'est pourquoi santé et religion sont liées. Toutes les religions sont préoccupées par la gestion de la maladie chez leurs fidèles, soit pour proposer des explications en termes d'origine divine ou de sanctions pour manquement aux règles édictées, soit pour fonder des thérapies sur la mobilisation des forces divines ou d'autres forces surnaturelles.

Mais d'autre part, religion et science médicale se placent sur deux registres différents. La science médicale se produit par théorie et expérimentation sur un discours humain, elle est toujours provisoire parce qu'elle n'a pas de critère de vérité. La religion quant à elle se présente comme un discours du Verbe Divin, un discours définitif qui ne saurait passer et même si la formulation doit être adaptée, le contenu doit être préservé comme un trésor.

Un constat

Toute notre culture occidentale, nos institutions, nos lois, nos valeurs et notre médecine sont imprégnées et structurées par le christianisme, au point que nous n'en avons plus conscience, elles sont devenues naturelles et laïques. Cela fait que nos comportements sont totalement adaptés à notre propre système de soins.

La place du soignant

Religion, ce mot abstrait fait référence à la manifestation d'une confiance fondamentale du sujet humain dans une altérité, même s'il est entendu *a priori* comme institution et système de lien social ; malade, ce mot concret fait référence au sujet humain souffrant, être singulier. Le soignant ne peut ni nier, ni refuser la dimension culturelle, sociale, affective et spirituelle du patient car il n'aurait qu'une vision partielle de la personne et ne prendrait pas en considération son intégrité pluridimensionnelle qui est le signe du respect de la dignité humaine.

Citation

Le malade n'est pas un corps, n'est pas une âme, c'est un homme.

Montaigne

La religion et la médecine sont, de fait, les institutions sociales qui gèrent ce qui hante l'humanité depuis son origine : le maintien et la transmission de la vie.

B. Ugeux, *Guérir à tout prix ?*

Christophe Niewiadomski
et Philippe Bagros

Représentations

➔ Liens : *Perception, Social*

Exemple concret

1 C'est un homme fruste, âgé, qui demande abruptement : « est-ce que j'ai un cancer ? ». Il a une tumeur maligne du rein, et de plus, une insuffisance rénale chronique qui nécessite la dialyse. Il n'était pas préparé à ces nouvelles.
Par les aides-soignantes, on sait qu'il a perdu sa femme il y a quelques années, d'un cancer du sein, chez leur fils, après des mois de cachexie et de douleurs. C'est ainsi qu'il se *représente* le cancer : une lente dégradation, et un poids pour son fils.
Le médecin répond : « non, vous n'avez pas un cancer », et il commence à lui expliquer la nécessité de la dialyse, plus urgente que l'acte chirurgical, en lui disant que sa vie en dépend. Le choix lui est laissé. Effectivement, s'il refuse la dialyse, il mourra d'urémie bien avant que le cancer lui soit subjectivement perceptible. Or il répond : « Mais si vous ne me dialysez pas, vous ne vous occuperez plus de moi ! » Ainsi il se *représente* la dialyse comme une concession qu'il faudrait faire aux médecins pour qu'on ne l'abandonne pas à la charge de son fils. On sait aussi que son passé d'alcoolique désintoxiqué lui a laissé une forte culpabilité vis-à-vis de ce fils. On lui promet qu'on le soignera jusqu'à sa mort, même s'il refuse la dialyse. « Alors je vais mourir bien tranquille. »
On parle alors de sa mort prochaine. Il dit : « ce qui me soucie, c'est que je ne verrai pas la table ». Il s'agit d'une table faite par son petit-fils, apprenti ébéniste. Une cérémonie initiatique qui met fin à sa formation doit avoir lieu autour de cette réalisation. C'est ainsi qu'il se *représentait* la mort : être privé d'une étape essentielle à la réalisation symbolique de sa vie. La conclusion de son récit de vie. On a fait la cérémonie dans sa chambre, et il est mort à côté de « la table », sans s'en apercevoir.

La représentation que le sujet se fait du cancer est ici plus importante pour la décision médicale que la réalité d'une tumeur encore latente. Les mots appellent des représentations. Ils constituent souvent une violence symbolique.

La représentation de la dialyse, et celle de la mort ne sont pas du même ordre : le système de représentations sociales de la médecine en vigueur dans notre société fait de la mort ce qu'il y a de pire, et de la technique médicale le moyen de miracles. Ce patient n'y adhère pas.

Définition

Terme issu de la philosophie et de la psychologie, la représentation désigne « ce que l'on se représente, ce qui forme le contenu concret d'un acte de pensée ».

Située au carrefour de l'individuel et du collectif, la notion de représentation est une notion particulièrement complexe qui intéresse plusieurs disciplines des sciences sociales. On distingue habituellement les représentations individuelles et les représentations collectives ou sociales.

Les **représentations individuelles** désignent le processus de représentation du réel propre à chacun. Représentation d'un objet par un sujet singulier, la représentation recouvre le mécanisme d'élaboration intra-psychique, souvent instable et éphémère, qui définit notre manière « personnelle » de voir le monde qui nous entoure. Néanmoins, si la représentation est ici considérée comme un phénomène subjectif propre à un sujet singulier, il reste que ce dernier doit également être considéré comme un « individu social » dont les comportements se trouvent pour partie surdéterminés par son inscription dans la société. Héritier d'une tradition qu'il n'a pas choisie, le sujet est en effet toujours profondément marqué par son environnement. Dès lors, les processus à l'origine des phénomènes de représentation doivent également être envisagés au travers de la dialectique « interne-externe ».

C'est à ce point précis que l'étude des **représentations sociales** s'avère essentielle. Ces dernières recouvrent le domaine des formes de connaissance partagées par un ou plusieurs groupes sociaux. Ces représentations collectives organisent notre psychisme en fonction de normes* qui se construisent à l'interface du psychologique et du social. Elles proposent des modèles d'attitudes et de conduites qui nous permettent de décrire et d'interpréter la réalité qui nous entoure. Il s'agit en fait d'un processus complexe d'interaction dynamique entre l'individuel et le collectif permettant de définir un « mode d'emploi collectif » pour décoder le réel et lui donner un sens*. Ces représentations sociales définissent ainsi un ensemble de valeurs, de modes de pensée qui vont servir de cadre de référence aux individus et légitimer les comportements de groupes sociaux.

Citation

Les représentations peuvent être définies comme « une forme de connaissance, socialement élaborée et partagée, ayant une visée pratique concourant à la construction d'une réalité* commune à un ensemble social. »*

D. Jodelet, *Les Représentations sociales*

Catherine Attale

Résilience

→ Liens : *Accompagnement, Guérison, Identité*

Exemples concrets

1 Martin, 11 ans, est hospitalisé pour un diabète insulino-dépendant récemment découvert. Son père, immigré polonais, est maçon et travaille actuellement dans un chantier lointain. Sa mère ne cesse de pleurer sur le malheur qui s'abat ainsi sur son fils unique. Au bout d'une semaine, Martin sait faire lui-même ses analyses d'urine, calculer ses besoins en insuline et se l'injecter correctement.

Peu soutenu par son père, indisponible, et par sa mère semblant incapable de prendre en charge le traitement, Martin s'est cependant adapté à sa maladie et a acquis rapidement une autonomie quant aux soins. Il a fait preuve de résilience.

2 Luc, 7 ans, orphelin depuis 3 ans, est recueilli par une famille unie dans les Alpes. À son arrivée, il ne savait plus parler, se balançait et s'auto-agressait à la moindre tentative de relation. En quelques mois, il a récupéré son langage, il fait rire toute la famille avec des saynètes improvisées et décide de devenir professeur de ski.

Confronté à la souffrance morale intense d'avoir perdu ses parents, Luc parvient à surmonter et à formuler des projets d'avenir dans une véritable dynamique existentielle.

Cette amélioration sera-t-elle durable ? Dans le domaine de la résistance psychique, tout peut toujours basculer de manière imprévisible, notamment sous l'effet d'une expérience existentielle comme le décès d'un proche, l'éloignement d'un être cher ou même un simple déménagement.

3 Sofia, 14 ans, maltraitée par un père alcoolique, déclare à son professeur : « je ne suis pas très bonne à l'école, mais je n'ai pas peur de travailler. Pour moi, le bagne, ce n'est rien. Quand j'aurai mon bac, je deviendrai assistante sociale. »

Quand la famille est le lieu de maltraitances, l'école peut devenir celui de l'espoir, de la chaleur, de la gaieté, surtout si un adulte tisse un lien avec l'enfant. L'école permet la confluence de plusieurs mécanismes de défense : l'idéalisation, l'intellectualisation, l'activisme, la revalorisation de soi.

Sofia aura peut-être eu quelqu'un à qui parler, se confier et qui aura pu la rassurer sur ce qu'elle vaut. Elle pourra se projeter dans l'avenir. En revanche, son petit frère, qui subit les mêmes sévices, restera dans le silence, trop meurtri.

Définition

Capacité à se reprendre, à rebondir, à aller de l'avant après une maladie, un traumatisme, un stress. C'est surmonter les épreuves et les crises de l'existence, c'est-à-dire y résister, puis les dépasser pour continuer à vivre le mieux possible.

Éléments de réflexion

La résilience n'est pas simplement quelque chose dont certains enfants ont l'avantage. Cela se développe et évolue dans le temps.

La résilience englobe deux concepts fondamentaux : le risque et les facteurs de protection.

Le **risque** inclut les caractéristiques de l'individu ainsi que le milieu environnant.

Les **facteurs de protection** comprennent les compétences, les facteurs de personnalité et les mécanismes de soutien (soutien familial, réseau social fiable) ambiants qui contribuent à la résilience. Ces facteurs agissent comme un tampon et procurent un réservoir de ressources qui permet à l'individu de faire face efficacement au stress.

Les **mécanismes psychologiques** d'adaptation des résiliants incluent à la fois le sens de l'humour, l'imagination, la créativité, une bonne estime de soi, l'investissement affectif, l'idéalisme, l'engagement, l'altruisme…

La résilience résulte de l'interaction de facteurs de risque et de facteurs de protection. Mais un même facteur peut constituer un risque ou une protection selon les contextes, la nature et l'intensité du stress, selon les personnes, les périodes de la vie du même individu.

La résilience est-elle durable ? C'est plutôt une capacité fluctuante, au long du cycle de vie d'un sujet, variant en fonction des situations rencontrées, des conditions de vie et de l'entourage du moment.

Le passage de la blessure à la résilience se façonne par les différents appuis que la personne recevra du tissu social et surtout par la possibilité qu'elle aura d'être comprise et acceptée dans son histoire.

Dans la relation avec le patient, la tâche des professionnels de santé doit être de donner du sens, d'aider le sujet — et particulièrement les enfants — à mettre une signification parlante et libérante sur les épreuves traversées.

Citation

Ce qui étonne chez nous, ce n'est pas tant cette fange si grasse et si féconde, mais le fait qu'à travers elle germe malgré tout quelque chose de clair, de sain et de créateur, quelque chose de généreux et de bon qui fait naître l'espérance invincible d'une vie plus belle et plus humaine.

Maxime Gorki, *Enfance*

Pascal Auquier

Risque

→ Liens : *Causalité, Décision, Probabilité, Statistiques*

Exemples concrets

1 On vous rapporte qu'une étude vient d'être conduite auprès de 100 patients présentant une grave maladie neurologique dégénérative (sclérose latérale amyotrophique) pour laquelle les solutions thérapeutiques sont limitées. La moitié des patients prenait une nouvelle molécule mise au point (TN) et l'autre moitié le traitement symptomatique (non curateur) classiquement proposé (TC). Au bout de 12 mois 55 % patients sous TC et 45 % des patients sous TN présentent une aggravation.

La différence observée est-elle due au hasard ? En d'autres termes, est-il possible que cette différence existe réellement autrement que sur ces seules observations ? Il convient de faire ici un calcul de probabilité qui permettra de conclure que la différence observée est statistiquement significative au risque 5 % de se tromper.

2 Dans sa consultation, un médecin voit successivement deux hommes de 45 ans ayant fait un infarctus du myocarde. Il propose à ces patients, soit un traitement très efficace reposant sur un acte chirurgical comportant un risque de décès de 1/10 000, soit un traitement médicamenteux moins efficace mais sans risque. Le second patient accepte le geste chirurgical alors que le premier le refuse.

Les deux patients de ce médecin ont des perceptions différentes d'un même risque. Il ne peut donc y avoir d'attitude définitive sans prise en compte de l'opinion du patient.

3 Zébulon, 44 ans, vous consulte très angoissé. Il a lu dans une revue grand public que la sédentarité multiplie le risque d'infarctus du myocarde par 2. Il n'a plus d'activité sportive depuis son entrée dans la vie active il y a 23 ans.

Il existe de nombreux facteurs susceptibles de favoriser les accidents cardio-vasculaires, dont la sédentarité. L'absence d'activité physique chez un sujet n'est pas un signe de certitude de survenue d'infarctus du myocarde. C'est un facteur de risque : comparativement à une personne présentant le même profil que lui mais ayant une activité physique régulière, Zébulon à 2 fois plus de risque de présenter un infarctus du myocarde dans les années à venir. Zébulon sera surveillé plus régulièrement qu'un individu sans risque à titre préventif.

Définition

Le risque est un synonyme de probabilité. On parle de risque d'être malade comme la probabilité d'être malade pendant une période donnée. Le risque est un nombre sans unité.

La notion de risque est importante en sciences biologiques et humaines. L'absence de risque est l'absence de possibilité de survenue d'événement. En médecine, la notion de risque décrit la probabilité statistique de survenue d'un événement conditionnellement à la présence de certains facteurs. La survenue d'un événement morbide (maladie) est liée à l'existence d'un (ou plusieurs) facteur(s) de risque connu(s) et inconnu(s). Ainsi, il convient de préférer dans une optique pragmatique la notion de maîtrise des risques plutôt que de non-risque.

Risque, statistique et recherche

Lors de la mise en œuvre d'une recherche, les médecins sont confrontés à deux types de risques. Le premier est le risque de conclure à tort qu'un facteur est un facteur de risque alors qu'il ne l'est pas : on l'appelle le risque de première espèce (ou risque alpha). Le second est de ne pas arriver à démontrer qu'un facteur est un facteur de risque sachant qu'il l'est : c'est le risque de seconde espèce (ou risque bêta). Plus ce dernier risque est important, plus la puissance de l'étude est faible.

En santé, les facteurs liés aux événements morbides peuvent être endogènes ou exogènes. Les facteurs de risques endogènes sont ceux liés au fonctionnement physiologique, à la génétique, alors que les facteurs exogènes sont ceux liés à l'environnement, au contexte social et culturel, aux ressources économiques…

Quand les maladies sont liées à plusieurs facteurs de risque on parle de maladie pluri-factorielle. Dans ce cadre, le risque général peut être la somme de chacun des risques liés à un facteur (risque cumulatif), ou une combinaison multiplicative de ces risques : risque multiplicatif de l'alcool et du tabac dans la survenue de certains cancers de l'adulte.

Le risque restant un concept abstrait (probabiliste), la perception d'un même risque est variable d'un individu à l'autre ou dans le temps chez un même individu. Le risque de survenue de cancer du poumon chez un même sujet fumeur varie selon qu'il ait 20 ans ou 55 ans.

L'identification des risques est à la base des politiques de prévention.

Citations

On risque autant à croire trop qu'à croire trop peu.

Diderot

Il vaut mieux pomper même s'il ne se passe rien que de risquer qu'il se passe quelque chose de pire en ne pompant pas.

J. Rouxel

Philippe Bagros

Rites/Cérémonies/Fêtes

→ Liens : *Culture, Mythes, Sens, Symbolique*

Exemples concrets

1 Vêtue d'une toge noire, en présence de ses proches, debout devant ses maîtres en toges rouges, elle va prêter le serment d'Hippocrate. À ce moment solennel, en promettant de respecter l'éthique médicale, elle se rattache à une tradition venue de l'Antiquité.

C'est une cérémonie qui donne du sens à la fin de longues études, et entoure le passage émouvant de l'état d'étudiant à celui de médecin. D'ailleurs, elle s'est un peu angoissée. C'est un rituel de passage, qui favorise la fierté d'être médecin.

2 Soudain c'est la visite. La chambre se remplit de blouses blanches. On voit tout de suite qui est le patron. On se dispose selon la hiérarchie. Les paroles prononcées devant le malade couché entre son urinal et ses chaussons ont une grande importance.

C'est une mise en scène bihebdomadaire de la hiérarchie (réelle), et du pouvoir (démodé) du patron. Elle a beaucoup d'inconvénients et même de ridicule. Mais le malade n'a pas envie de faire de mauvais esprit. Il veut y croire. Il faut le mettre au centre.

3 Après le décès, la chambre est dépersonnalisée. Le corps recouvert d'un drap paraît inexistant. Les effets personnels sont dans un sac. Dans le service, la vie continue. La famille est furtive.

On a fermé sa bouche et ses yeux pour éloigner le drame de la mort. On a fait sa toilette mortuaire comme s'il était encore vivant. À la morgue, ayant un peu heurté la tête du cadavre sur la table dure, le préposé lui dira : « excusez-moi ». Ceci va plus loin que le respect de la dignité : on cherche à compenser l'absence de rites. C'est à l'enterrement qu'il y aura des rites funéraires.

4 Les blouses vertes se côtoient dans le bloc opératoire. Des chirurgiens sont venus chercher le cœur pour une jeune fille de Hambourg, d'autres le foie, d'autres les reins. Tout paraît réglé comme une imposante cérémonie. Mais tout est utilitaire. Cela pourrait être un rituel célébrant la poursuite de la vie dans d'autres corps. Mais rien n'en est dit, et quand tout est fini, deux aides-soignantes se retrouvent seules avec le cadavre. Il faut quelque chose. Le dernier médecin s'approche pour dire le nom de cet homme, et le don consenti par la famille. Il remercie.

Peut-être ce besoin fera-t-il naître un jour dans ce contexte un rituel nouveau, dont on comprendra le sens.

Définition

Les cérémonies sont des comportements collectifs matériellement inutiles, mais ***symboliquement*** nécessaires qui se répètent dans des circonstances particulières, ou à des dates commémoratives, toujours avec la même mise en scène. Parmi les cérémonies, les fêtes sont plutôt libératoires, les rites soutiennent des ***croyances*** partagées, ou accompagnent un changement d'état.

Les fêtes et les cérémonies (comme les inaugurations) répondent au besoin de se réunir. Les rites se sont raréfiés. Les médecins, visant au rationnel, rejettent les croyances. Mais puisque les rites sont courants dans toutes les sociétés, ils doivent répondre à un besoin humain. Pourquoi n'existeraient-ils pas chez nos malades ? On peut penser que les rites existent en médecine sous des formes appauvries.

Les caractéristiques des rites

Il y a une mise en scène (ornements, discours) qui ne se justifie pas matériellement ; leur caractère est répétitif selon un déroulement fixé par la tradition ; surtout, les rites agissent sur ceux qui les accomplissent physiquement, suscitant en eux une croyance, ou un réconfort, sans qu'on leur demande de comprendre.

Les circonstances dans lesquelles ils sont accomplis

Les rites de passage accompagnent l'entrée dans un groupe (ex. 1 : la thèse) ou une nouvelle période de la vie (par exemple le mariage), nécessitant l'abandon de l'état antérieur. Ce sont des moments de crise, propices aux grands changements (cf. Guérison) ; les cérémonies religieuses ; quand se manifeste un besoin de spiritualité* (ex. 3 et 4, la mort).

Qu'en attend-on ?

- Socialiser l'événement en lui donnant des témoins ce qui le rend plus réel, et initie le deuil ; mais aussi l'inscrire dans l'histoire, et la culture, ce qui donne du Sens. La cérémonie peut suffire à cela.
- Procurer un état second où l'on peut croire à ce qui ne se voit pas.

Qu'aurait-on besoin de croire en médecine ?

- Que les médecins sont plus éthiques que les autres. (ex. 1) ;
- Que le patron est puissant et met la science à notre service (ex. 2) ;
- Que le mort reste humain, comme dans nos mémoires (ex. 3) ;
- Que le don intervient aussi au-delà de la mort (ex. 4).

Le pouvoir de conviction de l'accomplissement du rite peut favoriser l'effet placebo* et donner la force de sortir de la crise. Il y a des « guérisons symboliques ». Y a-t-il des éléments rituels associés à la consultation, si elle est répétitive et structurée comme une cérémonie ?

Citation

Il n'y aura pas de raisin. Ils vous invitent à faire la vendange. Ils parlent très sérieusement. C'est là qu'on voit ce que c'est qu'un rite, chers sociologues. Ils vous invitent rituellement, c'est une cérémonie, comme ils vous ont invité tant de fois dans les années précédentes.

Charles Péguy

Santé

Exemples concrets

1 M. X, 50 ans, vivant seul, en contrat de travail à durée déterminée dans une usine d'incinération de déchets, vient consulter son médecin traitant sur les conseils du médecin du travail qui l'a reçu pour son embauche. Personnellement, M. X ne ressent aucun symptôme et se demande pourquoi le médecin du travail lui a fortement conseillé cette consultation. Il mesure 170 cm, pèse 85 kg, fume, boit un litre de vin par jour et ne pratique aucun exercice physique. Il se déplace uniquement en voiture et passe ses soirées et fins de semaine à regarder la télévision. Le médecin traitant apprend que le père de M. X est décédé d'un « malaise cardiaque » et qu'il « avait du diabète ».

Ce cas illustre un certain nombre de déterminants de la santé : il s'agit des facteurs et conditions qui ont une influence sur la santé des individus. Ils peuvent être répartis en quatre grands groupes :

- les déterminants biologiques
  - les facteurs physiologiques (sexe) ;
  - les facteurs génétiques (prédisposition naturelle à un certain nombre de maladies) ;
  - les facteurs liés au vieillissement ;
- l'environnement physique, psychologique et social
  - le revenu ;
  - le réseau de soutien social ;
  - l'éducation ;
  - l'emploi et les conditions de travail ;
  - l'environnement social ;
  - l'environnement physique : expositions à des substances chimiques...
- les comportements, le style de vie
  - les modes de consommation : tabac, alcool, alimentation ;
  - les facteurs liés aux loisirs : activité physique ;
- l'organisation du système de santé et l'accessibilité des soins préventifs et curatifs. M. X aurait besoin d'une prise en charge de ses facteurs de risque.

2 M. Y, 45 ans vient voir son médecin traitant car il pleure au réveil et « n'a plus de goût à rien ». Son médecin traitant diagnostique un état dépressif. En interrogeant M. Y, il apprend que celui-ci est au chômage depuis plus de deux ans, qu'il ne va plus pouvoir payer ses charges (loyer, crédit automobile).

Le système de santé peut intervenir en proposant un traitement pharmacologique et un accompagnement psychologique à M. Y. Mais c'est l'organisation de la société qui peut permettre aux individus de retrouver un meilleur état de santé en agissant sur des facteurs tels que le revenu (revenu de solidarité active), le statut social (dossiers d'endettement), l'instruction et l'emploi (bilan de compétences et formation), l'accès à des services sanitaires appropriés (couverture maladie complémentaire subventionnée).

Définition

La santé est décrite comme « un état de complet bien-être physique, mental et social qui ne consiste pas seulement en une absence de maladie ou d'infirmité ».
OMS, 1946

Éléments de réflexion

La notion de santé a connu un élargissement progressif. Pendant longtemps, la santé a été conçue comme l'absence de maladie ou d'infirmité. Quiconque n'était ni malade, ni infirme était considéré comme en bonne santé.

La définition de l'OMS présente comme intérêt de décrire les différentes composantes de l'état de santé et de proposer une représentation positive de la santé. Dans ce cadre, la charte d'Ottawa a, en 1986, développé la conception suivante de la santé : « *la santé est l'équilibre et l'harmonie de toutes les possibilités de la personne humaine (biologiques, psychologiques et sociales). Ce qui exige, d'une part, la satisfaction des besoins fondamentaux de l'homme qui sont qualitativement les mêmes pour tous les êtres humains, d'autre part, une adaptation sans cesse remise en question de l'homme à un environnement en perpétuelle mutation* ». La santé est donc perçue comme une ressource de la vie quotidienne permettant d'agir.

Jacques Bury, spécialiste en santé publique et en éducation pour la santé, distingue deux grands modèles de santé : le modèle médical et le modèle global.

Modèle médical	Modèle global
Modèle fermé	Modèle ouvert
La prévention est médicale (vaccination et hygiène publique). Elle utilise les moyens informatifs de communication.	La prévention est un ensemble de moyens informatifs, éducatifs, formatifs et médicaux.
La maladie est principalement organique.	La maladie résulte de facteurs complexes organiques, psychiques, sociaux, économiques et environnementaux.
Elle affecte l'individu.	Elle affecte l'individu, sa famille et l'environnement.
Elle doit être diagnostiquée et traitée. L'approche est curative.	Elle demande une approche continue de la prévention à la réadaptation qui tienne compte des facteurs organiques, psychologiques et sociaux.
Par des médecins	Par des professionnels de la santé travaillant en collaboration avec d'autres professionnels notamment sociaux et éducatifs
Dans un système autonome centré sur l'hôpital	Dans un système ouvert et interdépendant avec la communauté

Tiré de Bury J.A, *L'Éducation pour la santé – Concepts, enjeux, planification*, Bruxelles, De Boeck Université, 1992.

Il existe donc des liens inextricables entre le contexte social et économique, l'environnement physique, les modes de vie individuels et la santé.

Citation

La santé dépend plus des précautions que des médecins
Bossuet, 1627-1704

J'ai décidé d'être heureux parce que c'est bon pour la santé
Voltaire

Hugues Chabot

Science

➔ Liens : *Méthodologie, Paradigme*

Exemples concrets

1 Au cours des années 1980, les médecins épidémiologistes interrogent des personnes atteintes du sida. À partir de leurs histoires individuelles, ils identifient le schéma général des modes de transmission de la maladie (rapports sexuels, transfusion...).

2 En 1928, Fleming découvre qu'un champignon, la pénicilline, détruit les bactéries. Mais il ne manifeste aucun intérêt pour son potentiel thérapeutique, car il est engagé sur un programme de recherches sur les vaccins contre la grippe. Il faut attendre 14 ans pour qu'une autre équipe teste la pénicilline comme antibiotique.

La démarche scientifique ne consiste pas à observer les faits sans idée préconçue. De même que Colomb n'a pas su qu'il découvrait l'Amérique, Fleming n'a pas découvert la pénicilline comme antibiotique.

3 Sur la base du nombre de cigarettes vendues dans un pays, on peut prédire globalement le nombre de Cancers broncho-pulmonaires (CBP) dans ce pays 20 ans (ou 40 ans) plus tard (prédiction testable), mais pour un fumeur donné on est incapable de prédire s'il aura, ou non, un CBP.

Le lien causal entre l'inhalation de la fumée du tabac et le CBP est pourtant fermement établi... C'est tout le débat sur l'applicabilité à l'individu d'une connaissance statistique qui vaut pour la population générale.

4 Le premier vrai essai randomisé en double aveugle fut l'essai de la streptomycine dans le traitement de la tuberculose après la Seconde Guerre mondiale (streptomycine et repos au lit *versus* repos au lit). Les médecins se justifièrent d'avoir accepté le tirage au sort par l'argument qu'il n'y avait pas assez de streptomycine pour tous les malades.

Que cherchait-on ? À savoir si le traitement « faisait une différence » du point de vue de l'efficacité. Bref, si la science médicale faisait mieux que la nature. La nécessité de concilier éthique et rigueur scientifique amène aujourd'hui à comparer tout traitement nouveau à un traitement standard s'il existe.

5 En 2003, une expérience a montré que des pressions mécaniques peuvent conditionner le développement de l'embryon de la drosophile. Contrairement à une idée répandue, le développement de l'embryon pourrait ne pas être déterminé par son seul patrimoine génétique.

La validité de ces résultats pour d'autres espèces, et surtout pour un embryon non manipulé, reste à démontrer. Nonobstant, ce travail ouvre de nouvelles pistes de recherche dans l'étude de l'embryon.

Définition

La science est un ensemble de connaissances objectives fixant des rapports universels et nécessaires entre les phénomènes et pronostiquant des résultats expérimentaux reproductibles.

Éléments de réflexion

Pour être objective, une connaissance scientifique doit répondre à 3 critères :
– cohérence logique ;
– adéquation avec la réalité* ;
– compatibilité avec les autres connaissances scientifiques.

La science ne s'intéresse qu'aux phénomènes universels et nécessaires, c'est-à-dire qui se produisent toujours dans des conditions déterminées. La recherche scientifique repose sur une démarche inductive (tirer de l'étude de faits particuliers des conclusions générales, ex. 1 et 3) et expérimentale (reproduire à volonté un enchaînement de faits). Il n'existe pourtant pas de découvertes purement factuelles (ex. 2). Les scientifiques cherchent toujours à résoudre un problème particulier pour lequel ils disposent de solutions, d'hypothèses de travail, aptes à être soumises à l'épreuve de l'observation ou de l'expérimentation.

Dans la recherche médicale, c'est en général l'outil statistique* qui est le plus utilisé pour dégager ou tester une hypothèse (ex. 3). Ainsi, la méthodologie des essais contrôlés randomisés (tirage au sort des sujets des groupes traité et non traité à comparer) en double aveugle (le chercheur comme le sujet ignorent le résultat du tirage au sort) est aujourd'hui la méthode standard pour tester une hypothèse thérapeutique (ex. 4). Mais ces bonnes preuves scientifiques sont difficiles à obtenir, en particulier pour des raisons éthiques (ex. 4) et financières.

La science doit toujours combattre les idées reçues. L'histoire de la pensée scientifique est une révolution permanente dans laquelle les idées viennent contredire d'autres idées, les faits d'autres faits (ex. 5). La science abandonne progressivement des hypothèses de travail réfutées par l'expérimentation ou l'observation. Les chercheurs changent périodiquement de paradigmes.

Citations

S'il n'y a pas eu de question, il ne peut y avoir connaissance scientifique. Rien ne va de soi. Rien n'est donné. Tout est construit.

G. Bachelard, *La Formation de l'esprit scientifique*

C'est l'expérience qui décide ; si une chose résiste à l'épreuve de l'expérience, elle doit être acceptée ; si elle ne résiste pas, elle doit être rejetée.

Paracelse

La science cherche le mouvement perpétuel. Elle l'a trouvé ; c'est elle-même.

V. Hugo, *L'Art et la Science*

Sciences humaines

→ Liens : *Culture, Guérison, Sens*

Exemples concrets

1 Mme M, âgée de 75 ans, en revenant comme chaque jour depuis 13 ans d'une visite à la tombe de son fils, est violemment renversée par une voiture. Aux termes d'une réanimation de 2 mois, elle se retrouve consciente, mais paraplégique, et vu son âge et le niveau des lésions, sans aucun espoir de récupérer une quelconque autonomie. Elle ne désire qu'une seule chose, c'est rentrer chez elle, rentrer mourir chez elle, mais sa famille reste dans une perspective de rééducation.

« Techniquement parlant », de l'avis des médecins réanimateur et de rééducation physique, on ne peut pas espérer améliorer son état physique… mais humainement, et même si cela nous « dérange » ou si cela ne va pas dans le sens de l'action ou du progrès technique, on peut/on doit écouter sa volonté…

Il a fallu d'abord faire réfléchir sa famille à sa souffrance et au sens de la leur… Puis, et seulement lorsque tout le monde était sur « la même longueur d'onde », étudier la faisabilité de ce retour à domicile (chambre, disponibilités financières) ce qui implique des gens (famille, médecin traitant, infirmière, auxiliaires de vie…) mais aussi des moyens (financiers et techniques).

Il fut possible de respecter sa volonté…

2 À partir de 2004, les personnes âgées de plus de 75 ans devraient passer, à intervalles réguliers, un examen médical d'aptitude à la conduite. La tranche d'âge des « 65 ans et plus » est, par million de kilomètres parcourus, responsable d'autant d'accidents que la tranche d'âge des « moins de 25 ans », ceci étant lié aux altérations de la vue, de l'ouïe et des réflexes qui apparaissent inéluctablement avec l'âge. Pour notre sécurité routière, l'examen médical d'aptitude s'impose sans aucune contestation. Mais, engendrés par cette sécurité collective, naîtront des bouleversements personnels : pour nombre de ces personnes âgées, et notamment en milieu rural, la voiture, même faiblement utilisée, est indissociable d'un mode de vie autonome.

Dans l'état actuel des textes, cet examen médical sera effectué par leur « médecin de famille » qui risque de se trouver devant des cas de conscience douloureux, balançant entre la sécurité collective et la liberté individuelle, cette dernière passant, à notre époque, par une autonomie* de déplacement et pouvant être synonyme, dans ce cadre, de qualité de vie*.

Définition

En matière de santé, l'expression « sciences humaines » désigne les champs d'étude tenant à la construction du soignant, à la compréhension du soigné et aux relations de ce couple avec la collectivité.

Cette définition a le mérite de nous permettre, à nous soignants, d'y inclure tous les champs de connaissance qui intéressent notre vie professionnelle, sans rentrer dans les distinctions :

– de filière universitaire (faculté des lettres, des sciences humaines) ;

– de courants de pensée (idéalisme, structuralisme...) ;

– de terminologie (le mot science et ces disciplines interprétatives dont l'épistémologie) ;

– ou de tradition (version XXe siècle des sciences morales du XIXe).

En effet, derrière la maladie et la conservation de la santé, pour lesquelles nos compétences techniques sont requises, il y a un être humain et la société des hommes.

Un être humain dont la présence même de la maladie, d'autant plus si elle est grave ou chronique, modifie l'image qu'il se donne de lui et qu'il donne aux autres. Des bases « fondamentales » en matière de psychologie, de sociologie, de philosophie (et d'autres disciplines comme l'ethnologie dans notre civilisation multiculturelle) peuvent nous permettre d'appréhender, de comprendre ce changement et par là même, d'aider ce patient à se construire une nouvelle vie.

La société des hommes dans laquelle, pour nos pays à protection sociale largement étatisée, les dépenses de santé consomment une part importante de la richesse nationale. Tant dans l'intérêt des patients que dans celui des professions de santé, chaque professionnel doit se sentir responsable et agir pour ne pas laisser le « fait économique » prendre la priorité sur les valeurs humaines. Pour cela, des bases « fondamentales » d'histoire, de droit, de sciences économiques, de démographie sont nécessaires.

Ainsi, pour pouvoir « être vraiment un soignant » et non un simple technicien, il nous faut, bien sûr, posséder parfaitement notre technique, faire profondément nôtres nos devoirs déontologiques, préalables fondamentaux, mais aussi y adjoindre 3 cultures :

– une culture scientifique, au sens histoire et philosophie des sciences,

– une culture économique,

– une culture « sociétale ».

Citation

La science semble avoir perdu depuis longtemps sa conscience. Elle est de plus en plus abstraite et la technologie fournit de plus en plus de boîtes noires.

M. Pouchet,
Rapport sur les jeunes et les études scientifiques,
mars 2002

Bertrand de Toffol

Scientisme

→ Liens : *Positivisme, Science, Sens*

Exemples concrets

1 « Nous avons vaincu les maladies infectieuses avec les antibiotiques, nous vaincrons demain le cancer, ce n'est qu'une question de moyens, bientôt, nous pourrons contrôler les comportements délinquants avec les nouveaux médicaments... »

Ces propositions, bien que schématiques, peuvent sembler crédibles et sont assez répandues. Pourtant, elles ne témoignent que d'une foi excessive dans les capacités réelles de la science. La première proposition procède d'une généralisation abusive : il n'est pas juste de dire que les problèmes infectieux sont résolus (problème de la résistance aux antibiotiques, problème des maladies virales insensibles aux antibiotiques), la seconde réduit la question du cancer à une question de moyens financiers disponibles pour la recherche biologique et la troisième s'applique à un sujet complexe dont le déterminisme est multifactoriel et intègre des données sociales qui débordent du champ scientifique.

2 Dans les années 1950, à l'époque des premiers succès de la radiothérapie, des expériences destinées à mieux comprendre les effets sur l'homme des radiations ionisantes ont été conduites sur des militaires à leur insu.

Ce type d'expériences, qui a conduit à la mort prématurée de centaines de soldats, est unanimement considéré aujourd'hui comme répréhensible. Leur mise en œuvre a reposé sur l'idée fondamentalement scientiste que tout ce qui fait avancer la connaissance scientifique est bon pour l'espèce humaine et doit être considéré de ce fait comme éthiquement justifié.

3 La promotion télévisée d'une poudre à laver le linge met en scène un homme à la quarantaine grisonnante, vêtu d'une blouse blanche immaculée, qui vante d'une voix pédagogique les qualités de son produit dont l'efficacité aurait été scientifiquement testée. Il donne l'impression d'être dans un laboratoire de recherches, au vu du carrelage blanc, des néons qui illuminent la pièce, et des appareils de précision aperçus en arrière-plan.

La force de persuasion de cette publicité repose sur une association d'idées implicite : cet homme a tellement l'air d'être un scientifique que sa démonstration doit être inattaquable. Cette poudre à laver, fruit de la recherche la plus pointue, « c'est vraiment du sérieux ».

Définition

Conviction que la connaissance scientifique permet de résoudre tous les problèmes qui se posent dans la vie humaine, quels qu'ils soient.

Aujourd'hui, le terme scientisme a une connotation plutôt péjorative, dans la mesure où la foi excessive dans la science est assimilée à une conception dogmatique. L'approche scientiste dénie toute importance aux faits qui ne sont pas scientifiques en estimant qu'ils ne sauraient contribuer utilement à l'analyse compréhensive d'un problème. L'acception du terme a évolué : le biologiste Jean Rostand se flattait d'être considéré comme un scientiste, parce qu'il considérait que l'homme était placé dans une nature* qui était scientifiquement connaissable. On peut, pour comprendre l'évolution de la terminologie, considérer le couple rationnel/irrationnel. Le refus de l'irrationnel au profit de l'approche rationnelle correspond à l'approche positiviste, à un scientisme respectueux de l'homme. L'exagération du rôle dévolu aux facteurs rationnels, la place excessive accordée à la science correspond au sens actuel du scientisme, soit un positivisme excessif.

L'exemple 1 illustre la dangerosité du scientisme dans la mesure où il implique une vision réductrice du monde uniquement fondée sur une causalité appartenant au champ de la science.

Cette dangerosité est appliquée dans l'exemple 2. Le scientisme comme idéologie entraîne des comportements répréhensibles quoique « logiques » en négligeant la dimension éthique* qui est pourtant première dès lors que l'action porte sur une personne. Il a été reproché au scientisme d'étouffer tous les discours alternatifs, quelle que soit leur richesse culturelle, et de compliquer le dialogue entre le médecin et son patient, en imposant une conception scientifique de la causalité exclusive des autres.

L'exemple 3 illustre la force agissante, dans nos sociétés, de tout ce qui porte la marque de la science. Or, la science est un moyen de questionner la causalité* et non une fin* en soi. La science n'est ni bonne ni mauvaise. Le scientisme, c'est finalement penser que la science est bonne.

Citation

Nous avons seulement demandé à la science de rester scientifique, et de ne pas se doubler d'une métaphysique inconsciente, qui se présente alors aux ignorants, ou aux demi-savants, sous le masque de la science.*

H. Bergson

Hugues Rousset

Sémiologie (médicale)

→ Liens : *Communication, Langage, Sens, Symbolique*

Exemples concrets

1 Mme G, 25 ans, consulte pour des palpitations avec accélération anormale du rythme cardiaque, un amaigrissement récent inexpliqué et une nervosité excessive.

Le médecin examine la malade. Le corps thyroïde est vasculaire, siège d'un frémissement localisé et d'un souffle. Il s'agit d'une hyperthyroïdie. L'hypersécrétion d'hormones thyroïdiennes par hyperdébit du corps thyroïde (corps thyroïde vasculaire) entraîne des signes liés à l'augmentation dans le sang du taux des hormones thyroïdiennes (thyrotoxicose). Cette accélération métabolique génère les signes cliniques rapportés par la malade (fonctionnels), et les signes cliniques d'examen (signes physiques) qui correspondent à des « signaux » qu'il faut interpréter. L'étude des « signes » cliniques des maladies est appelée « sémiologie médicale ».

2 Sherlock Holmes est le détective de Conan Doyle qui était médecin et avait bien noté que les « indices » qui permettent de résoudre une énigme policière sont tout à fait comparables aux signes qui permettent un diagnostic. Le recueil des signes permet l'élaboration du diagnostic (les signes doivent être reconnus, interprétés et confrontés les uns aux autres pour formuler des hypothèses).

3 Une malade consulte pour un tableau d'essoufflement progressif, le premier souci du médecin consulté est d'identifier la nature de la plainte. Ici il s'agit d'une « dyspnée » (difficulté à respirer). L'analyse des caractères de la dyspnée (caractère récent ou non, aiguë ou chronique, déclenchement par l'effort ou permanence au repos...) permet de déterminer sa cause exacte (l'étiologie) : pulmonaire, cardiaque, neurologique, métabolique ou anxieuse...

On peut ainsi dire que la dyspnée est *polysémique :* elle peut avoir plusieurs significations qu'il faut déterminer dans un cas particulier.

4 Le Dr V examine un malade venu consulter pour un trouble de la marche. À l'examen il met en évidence en stimulant adéquatement la plante du pied « une montée lente et majestueuse du gros orteil ». Il s'agit du signe de Babinski (Babinski est le neurologue qui a identifié ce « signe »), toujours et uniquement en rapport avec une lésion du faisceau « pyramidal » (voie neurologique de la motricité). On dit qu'il s'agit d'un signe *pathognomonique*.

Définition

Discipline médicale qui s'attache à décrire les signes cliniques (fonctionnels et physiques) des affections médicales et chirurgicales et à en donner l'interprétation en fonction des différentes pathologies. C'est la base du diagnostic.

Éléments de réflexion

La **valeur sémiologique** d'un signe clinique peut s'apprendre dans les livres, et le listing des différentes significations d'un signe peut s'inscrire sur l'écran d'un ordinateur. L'association des signes conditionne les hypothèses diagnostiques. Cependant « rechercher un signe », décider s'il existe ou non, ce qui est parfois difficile... s'apprend par l'expérience clinique au lit des malades et auprès des différents tuteurs que l'étudiant en médecine rencontre au cours de son cursus. L'apprentissage de la sémiologie clinique est un compagnonnage. Quand on dit d'un médecin qu'il a du sens clinique, c'est lorsque de façon très rapide, fort de son expérience, il remarque très vite les signes cliniques, les associe pour faire un diagnostic exact.

Le terme de **sémiologie** est d'utilisation beaucoup plus générale, et n'est pas limité à la médecine (sémiologie médicale). L'étude des « signaux » pourrait commencer avec l'image dans les bandes dessinées de notre enfance, des Indiens qui utilisent le feu et la fumée comme vecteur de « signaux » de colline à colline, en passant par le sémaphore, le morse... et en arrivant de façon beaucoup plus sophistiquée, à la « linguistique » (sémantique).

En réalité tout est signe, tout doit faire signe dans la vie et dans l'histoire... Tout est signe car tout est communication, et on ne peut vraiment communiquer dans tous les actes de la vie courante que si l'on sait reconnaître les signes en connaissant le code utilisé. Le code peut être plus ou moins simple, allant de la loi du tout ou rien en informatique, au code beaucoup plus subtil de l'amour courtois. Il y a des formes de passage entre la communication et la médiologie.

Au-delà du signe, il y a le sens que peuvent prendre les symptômes fonctionnels exprimés par le patient. Le sens du symptôme doit être interprété non seulement en tenant compte de la sémiologie médicale classique mais aussi de l'histoire psychologique du malade, de ses craintes, de ses rêves, du contexte social et professionnel...

J. Lacan, célèbre psychanalyste, a beaucoup écrit (les textes sont publiés sous le titre des **Écrits**) sur des rapports « signifiant/signifié » du langage, car les mots que nous utilisons ont un sens qui peut nous échapper (inconscient).

Citation

Les symptômes sont des réponses à nos questions.

Jacques Lacan

Pierre Steiner
et Philippe Bagros

Sens

→ Liens : *Causalité, Fin, Guérison, Perception, Symbolique*

Exemples concrets

1 Le sens de l'entité « sang » dépend de la personne qui la perçoit : 1) pour le médecin, le sang c'est de l'hémoglobine ; 2) pour le téléspectateur, c'est la souffrance (répulsion) ; 3) pour le souffrant transfusé, c'est la vie et le don.

Ce sens n'est pas que symbolique ; il ne renvoie pas simplement à quelque chose d'autre. Il n'est pas qu'une signification. Il situe et est situé. Le sens indique les motivations et le devenir de chacun.

2 Dans *La Montagne magique*, Th. Mann raconte qu'un jeune homme marié quitte guéri le sanatorium pour retourner dans sa famille. Mais il ne parvient pas à se réadapter à sa vie antérieure : il continue de prendre sa température à heures fixes ; il cherche à recréer les habitudes du sanatorium. Exaspérée, sa famille l'incite à y retourner.

À côté de la guérison, le sanatorium lui a apporté une nouvelle manière d'exister. La maladie, et les habitudes qui y étaient associées, ont donné un sens à ses journées. Il ne peut se résoudre à abandonner ce « confort de sens » qui lui faisait voir le monde d'une certaine manière.

3 « Autour de lui le monde changeait, hostile dans ses formes, ses odeurs, ses couleurs. Secoué par de soudains vertiges il interrogeait ce monde inconnu et vacillant » (J. Reverzy, *Le Passage*).

Dans la maladie*, le bain sensoriel se modifie et altère la personnalité du malade. Nous goûtons et sentons les choses de manière étrange ; en fait, nous nous sentons différents. Mais la maladie peut aussi affecter radicalement notre interprétation générale du cours des choses : par l'expérience de la souffrance et de l'isolement, il se peut que les choses n'aient « plus aucun sens ». Soigner, c'est essayer de guérir, mais aussi aider le malade à donner du sens à ce qui lui arrive temporairement.

4 Un débat télévisé : Faut-il légaliser l'euthanasie* ? Un prêtre, un juriste, un sociologue, un médecin et un philosophe argumentent.

Chaque protagoniste comprend la mort d'une certaine manière. Ils tentent cependant ici de construire un sens pluriel, commun et minimal de l'acte de *mourir* dans nos sociétés contemporaines. En fonction de ce sens, certains agissements pourront être permis, d'autres non. Les questions d'éthiques (ici publiques) sont des questions de recherche et de construction de sens nécessitant une transdisciplinarité*.

Définition

Manière d'être (comprise, perçue, ou vécue) d'une entité ou d'un événement qui est relative à un contexte et à un sujet.

Ce à quoi nous prêtons attention n'**est** jamais **simplement** mais est toujours compris dans un certain sens.

Le sens peut résider dans 1) la sensorialité localisée dans des récepteurs sensoriels (la rétine, par exemple) ; 2) l'aire de projection cérébrale (aire visuelle occipitale) : dans ce cas, il y a perception « simple » (ne s'accompagnant d'aucune signification) ; 3) l'intégration de cette perception dans l'ensemble du cerveau : dans ce cas, il s'agit d'un **percevoir comme**. Nous comprenons l'objet représenté **d'une certaine manière**, selon nos croyances, désirs... ; 4) Le sens de cet objet peut être relatif à l'usage que nous souhaitons en faire, ou encore à ce qu'il symbolise dans notre imaginaire. Il peut motiver nos actions futures. Le sens nous dirige.

Le fait objectif* (la référence) reste le même, mais son mode d'être dépend à chaque fois d'un réseau de sens. Une chose ne peut être sans *sens* : tout « comprendre » est un **comprendre comme**. Le « vrai » sens des choses, c'est le sens qu'on leur donne. Tout sens est relatif à un contexte : la mort a un sens différent pour un médecin et pour un théologien. Mais la pluralité du sens d'une entité ne doit pas nous faire admettre que n'importe quoi peut avoir n'importe quel sens, et que « tout se vaut » (relativisme).

La valeur du sens, sa force, réside dans son caractère collectif (ex. 4). Le sens se réaménage perpétuellement. Il existe des strates de sens : nous comprenons le sens originel d'un mythe* dans un certain sens, relatif à notre contexte, et en nous basant également sur les sens successifs de ceux qui nous ont précédés.

La force du sens est également dynamique, et non pas statique. Qui connaît *a priori* le sens de son existence ? Cela ne nous empêche pas de vivre selon une certaine manière, en suivant quelques intuitions. Nous comprendrons le sens de nos projets à la fin. Le sens est asymptotique. Le questionnement éthique* est une tentative de comprendre, ou de construire, le sens de ce qui nous arrive.

Citation

Le non-sens de la souffrance, et non la souffrance, est la malédiction qui a pesé jusqu'à présent sur l'humanité.

F. Nietzsche, *Généalogie de la morale*

Anne-Laurence Le Faou

Social

→ Liens : *Civilisation, Équité, Juste, Santé*

Exemples concrets

1 M. X, 45 ans, tabagique, vient d'être hospitalisé en cardiologie pour un infarctus du myocarde. Pendant son séjour hospitalier, le médecin lui indique qu'il a demandé une prise en charge de sa maladie à 100 % par la Sécurité sociale.

L'Assurance-maladie fait partie de la protection sociale en France. Elle garantit la prise en charge financière des soins, de façon partielle (une partie des soins reste à la charge de la personne, le ticket modérateur) ou totale (100 %) quand il s'agit de maladies sévères. C'est le cas pour M. X.

2 Mme X, 30 ans est enceinte pour la première fois. Elle demande au médecin lors de la déclaration de cette maternité quels sont les frais qu'elle devra engager pour cette grossesse.

L'Assurance-maternité est incluse dans les prestations sociales en France. Mme X doit prévenir sa caisse d'assurance-maladie dans les 14 premières semaines de grossesse et se soumettre à divers examens couverts par la sécurité sociale comme tous les autres soins. À partir du 1er jour du 9e mois précédant le jour présumé de l'accouchement, l'Assurance-maternité couvre sans ticket modérateur, tous les frais médicaux, paramédicaux, pharmaceutiques, d'appareillage ou d'hospitalisation.

3 M. X, 60 ans est tout content de partir en retraite après toute une carrière d'ouvrier d'usine. Il déclare lors de son « pot de départ », en tant que délégué syndical, que la retraite à 60 ans est un acquis social et encourage ses collègues à poursuivre la lutte pour le maintien du niveau des retraites et contre « la privatisation de la Sécurité sociale ».

L'Assurance-vieillesse garantit une retraite à l'assuré qui peut en faire la demande à partir de 60 ans (voire moins pour certaines professions). Le système de retraites par *répartition* (redistribution des fonds collectés par la Sécurité sociale au cours de l'année aux retraités) n'est pas actuellement remis en cause. La *capitalisation* à titre individuel est proposée par les entreprises, par les compagnies d'assurances… Elle permet le versement à distance du capital constitué, soit en une fois, soit sous forme de rente. Un système de réduction fiscale devrait contribuer à son développement en France, en raison de la crise financière de la Sécurité sociale.

Définition

L'adjectif social : caractérise ce qui est relatif à une société, à un groupe d'individus conçu comme une réalité distincte, aux rapports de ces individus entre eux (rapports sociaux) ; est propre à la société constituée (les classes sociales) ; s'applique aux rapports entre les classes de la société (et notamment aux conditions matérielles des travailleurs et à leur amélioration). On discute ainsi la politique sociale ou les mesures sociales.

En tant que substantif, le terme « social » se rapporte à tout ce qui relève des conditions de vie des groupes d'individus.

Éléments de réflexion

La fin du XIXe siècle s'est caractérisée par un développement industriel brutal. Dès 1871, le chancelier Bismarck avait considéré la « question sociale » comme une menace pour l'État. Il a mis en place une politique sociale pour lutter contre ses adversaires de la « social-démocratie » et élargi le rôle de l'État en créant les bases d'un État-providence. La protection des groupes sociaux repose dès lors sur une socialisation des dépenses, c'est-à-dire un financement collectif pour aider les familles face au risque social. Celui-ci correspond à deux circonstances de la vie :

- un accroissement des besoins de la famille (naissance) ;
- une diminution de ses ressources (maladie [d'où arrêt de travail], maternité, invalidité, décès, accident du travail, maladie professionnelle [exposition à l'amiante par exemple], retraite et enfin chômage) (ex. 1, 2 et 3).

Les principaux risques sociaux sont la maladie, la famille, la vieillesse et le chômage. Si les médecins sont principalement concernés par la prise en charge financière du risque maladie, la protection sociale forme un tout et des choix politiques sont faits pour arbitrer la répartition des dépenses sociales. Trois mécanismes interviennent pour assurer la protection sociale :

- l'assurance qui repose sur un contrat par lequel l'assureur garantit à l'assuré le paiement d'une somme convenue à l'avance en cas de réalisation d'un risque déterminé et théoriquement incertain. L'assuré s'acquitte régulièrement d'une somme fixée *a priori* pour être dédommagé en cas de survenue du risque (mécanisme contributif) ;
- l'assistance qui correspond à un système d'entraide par lequel un groupe vient au secours d'individus dans le besoin qui ne sont pas assurés. Dans le cas de l'assistance, il n'y a pas de contrepartie (mécanisme non contributif) ;
- la mutualisation (mise en commun d'où le terme mutuelle) qui est une prévoyance volontaire. Les membres d'un groupe s'assurent réciproquement contre les risques (mécanisme contributif).

La Sécurité sociale est une assurance obligatoire en France et correspond à une prise en charge socialisée des risques.

Les groupes sociaux se sont organisés en syndicats pour défendre leurs intérêts (ex. 3).

Citation

Un révolutionnaire est celui qui désire mettre au rancart l'ordre social existant, afin d'en essayer un autre.

Bernard Shaw

Yves Matillon

Soins

→ Liens : *Altérité, Culture, Équité, Guérison, Juste*

Exemples concrets

1 Mme X est atteinte d'un cancer de l'ovaire évolué avec métastases abdominales. Après une chimiothérapie réalisée à l'hôpital, elle souhaite regagner son domicile. Les soins doivent y être organisés. Quelles en sont les modalités ?

Il faut prévoir pour cette personne la réalisation de soins techniques :
- pour assurer les fonctions vitales, urinaires et digestives ;
- pour anticiper et mieux maîtriser les éventuelles conséquences de la chimiothérapie ;
- pour contrôler la douleur ;
- pour permettre la mobilisation physique active et l'équilibre psychoaffectif.

Les compétences et les rôles des professionnels de santé doivent se repartir de manière appropriée : kinésithérapeute, infirmière, médecin généraliste... La démarche est complexe. Que manque-t-il ? La place de la famille et la cohérence de l'intervention des professionnels sont déterminantes.

2 La canicule en France durant le mois d'août 2003, et la survenue probable d'incidents durant l'hiver (grippe, bronchiolite des nourrissons...) illustrent la nécessité de l'anticipation pour proposer des solutions pertinentes.

Parmi ces solutions, la complémentarité des différents acteurs et des compétences variées des professionnels de santé est indispensable pour servir la population : les généralistes, les infirmières libérales sont des intervenants de 1er recours qui doivent travailler avec les professionnels des hôpitaux publics (et *vice versa*) pour permettre la meilleure prise en charge des patients.

3 Deux remarques générales s'imposent :
L'étudiant en médecine devra mieux comprendre la représentation de la santé dans la société. Ceci commencera par un effort sur lui-même pour décrire ses propres représentations à l'issue des premières années de médecine et ensuite d'accepter qu'Autrui puisse avoir une représentation différente qu'il lui faudra respecter... légitimement. Les évolutions de la société et du droit* en France avec le respect du droit des malades en sont l'illustration.
La société par la reconnaissance financière des activités médicales a-t-elle reconnu cette activité humaniste ? La médecine générale, la médecine interne, la psychiatrie, la pédiatrie, la gériatrie, les soins infirmiers et la masso-kinésithérapie par exemple n'ont-ils pas été moins « considérés » que les disciplines médicales techniques ?

Définition

Les soins constituent l'ensemble des moyens mis en œuvre pour s'efforcer de restituer la santé à un malade.

Différents types de soins

L'ensemble des moyens mis en œuvre pour restaurer la santé d'un malade représente un large éventail de procédés et de techniques.

Dans nos pays développés, les médicaments* et les traitements chirurgicaux sont ceux qui ont le plus de reconnaissance publique/médiatique.

Les moyens diagnostiques permettent de faire un bilan de la situation anatomo-clinique* et de prévoir le pronostic. Les soins à pratiquer en cas de cancer dépendent de l'extension locale, régionale et générale (existence de métastases par exemple). Les modalités de traitement chirurgical/chimiothérapique en sont tributaires.

Par ailleurs, les traitements médicamenteux et chirurgicaux ne sont pas les seuls. La radiothérapie, les thérapeutiques physiothérapiques, les soins kinésithérapiques, sont des moyens à ne pas oublier.

D'autres stratégies thérapeutiques existent, variables selon les pays et les cultures. L'acupuncture, l'hypnose, les traitements traditionnels en Afrique sont cependant rarement présentés, décrits à défaut d'être enseignés dans nos écoles de médecine !

Enfin, n'oublions pas les soins préventifs qui participent à l'arsenal thérapeutique.

Une dimension trop souvent oubliée.

L'expression populaire française « être aux petits soins » souligne l'importance de soins délicats et attentifs accompagnant cette attitude thérapeutique soignante. La notion de qualité de vie* souligne la dimension plus subjective et affective de la démarche soignante.

L'attention portée à l'Autre montre l'importance du soin/des soins centré(s) sur la gestion des affects et donc de la nécessaire adaptation régulière à la **personne** soignée.

Cette dimension n'est pas marginale. Les pays anglo-saxons disposent d'ailleurs de mots distincts pour ces 2 aspects des soins :

– *cure*... pour l'intervention active, curatrice ;

– *care*... pour l'apport affectif, subjectif, humaniste, voire compassionnel.

Les bienfaits de la complémentarité des 2 dimensions n'auront pas échappé au lecteur... averti !

Citations

Le malade ne guérit pas seulement de soins.

Patrick Segal

Son nez ne lui plaisait pas : il l'a remis aux soins de la chirurgie esthétique.
Son âme ne lui plaisait pas : il l'a remise aux soins de la psychanalyse.

Jean Baudrillard

Benoît Pain

Soins palliatifs

→ **Liens :** *Dignité, Métaphysique, Mort, Rites, Souffrance, Accompagnement, Spiritualité*

Exemples concrets

1 Lors d'une mammographie, on découvre un cancer du sein évolué à Madame Aréaol, 38 ans, mariée, 2 enfants. Elle confie rapidement : « Docteur, je veux en finir ! »

La fin de vie provoque une période de crise psychologique intense durant laquelle le patient doit intégrer les pertes, accepter les changements, faire le deuil de sa vie et être capable de réinvestissement dans une existence devenue autre.

La loi n° 2005-370 du 22 avril 2005 « relative aux droits des malades et à la fin de vie » reconnaît :

d) l'abstention, la limitation et/ou l'arrêt de tout traitement, tout en garantissant des soins palliatifs ;

e) le refus de l'obstination déraisonnable ;

f) le refus de l'euthanasie ;

L'alternative à l'euthanasie peut alors être la sédation si les symptômes deviennent difficiles à vivre : avec le consentement du patient, elle se pratique progressivement, jusqu'à ce qu'il atteigne un état d'anxiolyse.

2 L'état de Louis, 8 ans, atteint d'une tumeur osseuse maligne et métastasée du fémur gauche, se dégrade et l'équipe soignante se sent de plus en plus impuissante.

L'enfant représente ici une charge émotionnelle : l'équipe ressent injustice et inutilité. Toute équipe de soins palliatifs a un groupe de parole pour discuter des cas de conscience et avoir un projet de soins cohérent.

3 Monsieur Nicotine, 59 ans, présente une récidive d'un cancer du larynx. Son fils de 33 ans souhaite rester près de lui, jusqu'à la fin, pour l'accompagner.

Pour accompagner un ascendant, descendant, ou personne partageant son domicile en fin de vie, toute personne devrait bénéficier d'un congé d'accompagnement, comme le stipule la loi n° 99-477 du 9 juin 1999 « visant à garantir le droit d'accès aux soins palliatifs ».

4 On découvre en 2005 chez Madame Henriette, 83 ans, veuve, 3 enfants et 7 petits enfants, une tumeur au cerveau, non opérable. Elle est lucide et parle ainsi de son avenir : « je n'ai plus qu'à attendre la fin ».

Il s'agit d'abord d'écouter le patient sans être nihiliste ou alarmiste. Le questionnement est licite puisqu'il le concerne et qu'il cherche des réponses appropriées. Il faut profiter de ses interrogations pour le questionner sur ses peurs.

L'équipe soignante sera vigilante pour atténuer en permanence ses douleurs : l'imaginaire concernant d'éventuelles douleurs ou des symptômes cruels nécessite des réponses adaptées.

DÉFINITION

« Les soins palliatifs sont des soins actifs dans une approche globale de la personne en phase évoluée ou terminale d'une maladie potentiellement mortelle. Prendre en compte et viser à soulager les douleurs physiques ainsi que la souffrance psychologique, morale et spirituelle devient alors primordial. Les soins palliatifs et l'accompagnement considèrent le malade comme un vivant et sa mort comme un processus normal. Ils ne hâtent ni ne retardent le décès. Leur but est de préserver la meilleure qualité de vie possible jusqu'à la mort. Ils sont pluridisciplinaires dans leur démarche. » (SFAP, Société française d'accompagnement et de soins palliatifs, 1992)

Éléments de réflexion

Il existe des situations où la guérison n'est plus possible : la mort devient inéluctable. Cela ne veut pas dire que le médecin n'a plus de rôle à jouer auprès du malade et de sa famille : la qualité de vie et le confort sont dès lors des objectifs prioritaires. Au contraire, la responsabilité soignante impose la poursuite de soins adaptés : les principes qui guident la démarche des soins palliatifs sont donc le respect de la personne dans sa dignité, sa liberté et sa volonté. En aucun cas il ne s'agit d'euthanasie – action ou omission dont l'intention première vise la mort du malade en vue de supprimer la souffrance.

La médecine palliative n'est pas nouvelle : la médecine hippocratique est une authentique médecine palliative qui ne prétend ni guérir de tout, ni renoncer à tout. En effet, « soigner », du latin *soniare*, signifie « prendre soin », « prendre en charge », non pour guérir initialement, mais pour ne pas laisser autrui seul avec lui-même, avec sa souffrance physique et sa détresse psychique. Au sens fort, il n'y a pas de malade en fin de vie que nous ne pouvons soigner, à moins d'affirmer qu'il y a certains états que la société refuserait d'assumer. C'est ici qu'apparaît toute la complexité de l'*art* médical contemporain qui allie le savoir scientifique, qu'il exige, à la sollicitude, l'accompagnement dû à un existant.

Citation

« Il appartient au jugement prudentiel du soignant, dans les zones grises d'incertitude entre la vie et la mort, entre les désirs latents et les désirs exprimés du mourant, entre l'obstination déraisonnable et l'acharnement sensé, de respecter pleinement aussi bien le combat du patient que son consentement à la mort, ce "lâcher prise" qui nécessite l'accompagnement, l'adoucissement des derniers moments et l'arrêt des traitements curatifs devenus disproportionnés. »

RICOT Jacques, *Philosophie et euthanasie*,
Nantes, Pleins feux, 2003.

Benoît Pain

Souffrance

→ **Liens :** *Dignité, Métaphysique, Mort, Rites, Soins palliatifs*

Exemples concrets

1 On découvre en 2005 chez Mme Henriette, 83 ans, veuve, 3 enfants et 7 petits enfants, une tumeur au cerveau, non opérable. Elle est tout à fait lucide sur son cancer et décide de ne prendre que deux doses de morphine par jour alors qu'elle dit souffrir.

Le patient peut avoir une tendance à endurer sa souffrance pour éviter toute addiction ou pour ne pas déranger l'équipe soignante. Aussi sera-t-il nécessaire d'expliquer le traitement, l'efficacité des doses – quatre heures généralement – et d'encourager le patient à les demander. La souffrance n'est plus considérée comme une fatalité.

2 Mme Goudron, 42 ans, mariée et 2 enfants, atteinte d'un cancer du poumon à petites cellules, présente une dyspnée qui l'angoisse.

Le médecin peut prescrire, selon les recommandations en vigueur, des morphiniques pour calmer les douleurs, et des anxiolytiques type benzodiazépine pour relâcher les muscles, et encourager le sommeil. La souffrance n'est plus considérée comme rédemptrice.

3 M. Dépendance, 58 ans, présente depuis deux ans, à la suite du décès de son père, des pensées qui s'imposent à lui de manière permanente : excessives et injustifiées, il se dit dans l'incapacité de lutter contre elles.

Le patient peut être atteint de troubles obsessionnels compulsifs, caractérisé par des angoisses, des obsessions, des compulsions, entraînant une souffrance psychologique, notamment les efforts pour lutter contre ses pensées, et un retentissement professionnel. La résistance à parler de ces pensées compulsives s'explique alors par la honte et/ou la culpabilité. Comment alors soulager ses angoisses ?

4 Clémentine, 22 ans, visage fermé, s'effondre en larmes : « Mon petit ami veut me quitter car je ne suis pas à la hauteur. Il me regarde différemment depuis que nous avons fêté nos "1 an" ; la semaine dernière, il m'a offert des tulipes rouges qui sont les fleurs de la fin de l'amour. C'est la fin de tout. »

Visage peu expressif, ralentissement moteur (discours ralenti avec monotonie, rareté des mouvements), humeur dépressive (culpabilité, auto-dévalorisation), et idées délirantes (propos en désaccord avec la réalité, mécanismes interprétatifs) caractérisent un syndrome anxio-dépressif majeur avec idées délirantes. Quelle peut être alors la prise en charge de cette souffrance ? Biologique ? Psychologique ? Comportementale ?

Définition

Du latin *sufferentia*, action de supporter.

Douleur physique et/ou morale particulièrement durable et intense. Certains distinguent arbitrairement douleur physique et souffrance morale, psychique.

Si par souffrance on entend la résonance affective et morale de la douleur dans la conscience du patient, il faut dire que la médecine a été longtemps incapable de penser la souffrance.

La question du patient n'est pas seulement celle de la maladie. Dans la souffrance, au-delà du dialogue avec l'équipe soignante et de la demande qu'il lui adresse, au-delà de la prise en charge efficace du mal, le patient est renvoyé à sa solitude qui se joue dans une modification de sa vie et que le corps médical ne peut pas assumer. Ce qui transparaît à travers cette attente démesurée que le patient adresse au médecin, c'est son désarroi face à un revers de fortune qu'il ne parvient ni à traiter, ni à dépasser.

En souffrant, le malade est celui qui, dans ce monde, porte à autrui cette nouvelle qu'il ne maîtrise pas et dont il est le messager involontaire. Ce que la souffrance remet en cause, n'est-ce pas cette conservation de soi ? Cette persévérance dans son être dont le malade sent bien qu'elle risque de lui échapper ? Être malade nous renvoie à cette crainte viscérale que nous avons de ne pas continuer à être ce que nous sommes, et nous renvoie à une négation de notre bien-être que nous ne pouvons pas supporter. Tout se passe comme si, au fond, souffrir était subir une des plus grandes injustices qui soient. Il s'agit en effet de la confrontation avec une souffrance que nous impose notre nature : le dérèglement est ici intolérable.

La souffrance est souvent doublée du regret de l'état antérieur. Peut-elle être utile, c'est-à-dire utilisable, faire sens ? Si le temps de la souffrance est dépourvu de sens, pouvons-nous dépasser une définition purement négative de la souffrance comme déficience, désordre, destruction ? En fonction d'un passé et d'un avenir, peut-elle être intégrée à un projet ?

Citation

« Qui veut souffrir sans médecin, sans réconfort, sans confession, sans volonté de "faire le bien d'un malade malgré ce malade lui-même" et sans scruter l'inconscient ? Une médecine qui ne tiendrait pas compte des malades susciterait inéluctablement des catastrophes. Elle serait récession malgré ses progrès techniques. Le retour de la responsabilité médicale dépend de celui de l'amour. Seul l'amour de l'homme permet d'accepter la technique médicale. »

MEYER Philippe, *De la douleur à l'éthique*, Paris, Hachette Littératures, 1998

Mireille Martin

Spiritualité

→ Liens : *Âme, Dualisme, Homme, Psychosomatique, Soins palliatifs*

Exemple concret

1 Mme M est dans un service de médecine pour un cancer du sein avec métastases. Elle sonne car elle a très mal à la tête, l'infirmière applique la prescription d'antalgique, et reste auprès d'elle.

Mme M lui parle de sa mort qu'elle sent proche. Elle demande à rentrer mourir chez elle. L'infirmière lui dit qu'elle facilitera son retour (entreprise difficile, mais il lui semblait important que cette femme soit entendue). Elle lui demande si elle en a parlé avec son mari. Mme M répond que non car il va pleurer et cela va être difficile. L'infirmière lui demande alors si elle pense qu'il est possible de rentrer chez elle pour y mourir, sans en avoir parlé avec son mari, en soulignant le fait qu'il risque d'avoir des réactions imprévisibles lorsqu'elle ira moins bien. Mme M demande alors à l'infirmière d'appeler son mari. Mais elles décident ensemble de différer l'heure matinale de l'appel, la malade dit alors son regret de n'avoir pu parler de sa mort possible avec les médecins.

Dans la matinée, Mme M et son mari ont pu parler de la mort qui se profilait. Ils ont demandé à leur fille de venir et Mme M l'a confiée à son mari. Puis elle a demandé à sa sœur de venir et elle lui a confié son mari.

Lorsque l'infirmière vient leur dire au revoir, la malade exprime le bien que lui avait procuré leur dialogue, et l'infirmière lui dit que le travail réalisé était important pour tous. Mme M est morte à 21 heures.

La spiritualité se tient là, comme attention aux demandes du patient sans *a priori*, ni jugement, dans la délicatesse des gestes et paroles. En fin de vie, se place la quête ultime du sens* de la vie, mais il faut déloger ce qui se joue derrière les apparences, ce qui ne va pas de soi. Ce dévoilement est un lent travail intérieur à opérer par le soignant.

Quand un traitement curatif n'est plus possible, on peut encore soulager la douleur*, écarter la peur de l'abandon, ouvrir du même coup un temps et un espace de liberté afin de permettre au patient de clore lui-même son histoire en opérant des adieux.

Le soin est envisagé comme un appel à venir en présence, mais alors une question se pose à nous : vais-je me détourner ou vais-je choisir de me tenir en présence ?

Définition

Vient du mot Esprit. C'est le principe de vie qui envahit tout l'être et qui intègre et transcende sa nature biologique et psychosociale.

Ce que l'on appelle spiritualité et qui ne l'est pas

Mot polysémique, source de malentendus, qui génère une gêne dans la société. Ce mot est souvent lié au rejet de la religion, à une confusion entre expérience affective et expérience spirituelle, à l'engouement pour l'irrationnel considéré comme du spirituel.

La spiritualité comme épreuve de la rencontre

Le spirituel est inhérent à l'homme. Il est l'espace en soi où chacun s'interroge sur le sens de sa vie, de sa présence au monde, de l'éventualité d'une transcendance. Mais, le spirituel ne va pas de soi, il n'est pas immédiat, il faut le laisser advenir.

Cheminer spirituellement auprès d'un patient, correspond de façon très large à l'attention qu'une personne peut porter à la détresse d'une autre. Il s'agit d'offrir l'occasion au patient de s'exprimer sur le sens ou non de ce qui lui arrive. C'est donc une manière d'être, à laquelle s'associent les soignants sensibles à une vision globale de l'être humain et des dimensions diverses qui l'habitent. Cela nécessite d'accueillir la différence, la vulnérabilité de l'autre dans le vécu de sa maladie, c'est un chemin à emprunter pour le soignant qui passe par une écoute qui ne s'arrête pas aux soins du corps et qui va jusqu'à l'acceptation d'une absence de maîtrise et d'un non-savoir. La rencontre de l'autre est à ce prix.

Cette rencontre est une épreuve et non pas une expérience, puisque dans l'expérience une seule chose compte, le savoir. Dès lors qu'il y a rencontre, là où le savoir* ne compte pas, alors il y a du vrai. Le vrai c'est tout simplement ce dont l'existence tient compte. C'est dans cette épreuve que j'apprends, sans le savoir, qui je suis vraiment. La vie spirituelle n'est rien d'autre que l'effet de la vérité sur le sujet en tant que sujet. Il y a spiritualité en nous, là où en nous ce n'est pas de nous qu'il s'agit.

La relation soignant/soigné interroge l'essentiel, à savoir le sens* que nous donnons à l'humain et à notre vie et ce pourquoi nous sommes là, en un mot notre spiritualité.

Citation

Faire quelque chose pour un autre. Donner. Être esprit humain, c'est cela. L'incarnation de la subjectivité humaine garantit sa spiritualité.

E. Levinas, *Éthique et Infini*

Laurent Gerbaud

Statistiques

→ Liens : *Incertitude, Méthodologie, Probabilité*

Exemples concrets

1 Lors d'une vague de chaleur inhabituelle, une réunion est organisée pour savoir si les mesures prises permettent de répondre au problème. La première question posée est de savoir ce que disent les statistiques : y a-t-il plus de morts, plus de venues aux urgences ?

Le premier sens de statistique est celui d'un recueil de données organisé au niveau d'une population ou d'un groupe de gens. C'est un chiffre qui permet de prendre des décisions éclairées. Ce qui suppose de savoir quels sont les chiffres dont on a besoin et dans quel ordre on doit les prendre en compte : s'il y a plus de passages aux urgences, cela peut prédire qu'il y aura plus de décès liés à la chaleur. Autrement dit, ce premier signal doit alerter avant même que le second (le nombre de morts) ait commencé à augmenter.

2 Il semble qu'il y ait plus de morts que l'année précédente. Mais si l'on regarde l'évolution du nombre de décès, on se rend compte que ce nombre de morts n'est pas constant : d'une année sur l'autre, il varie. La question est alors de savoir si ce nombre de morts est réellement inhabituel, ou s'il relève de l'ordre de la fluctuation usuelle des choses.

C'est là le deuxième rôle important de l'analyse statistique. À partir du moment où l'on travaille dans le domaine du vivant, la reproduction à l'identique est exceptionnelle. Le plus souvent, c'est « presque » la même chose qui arrive, c'est-à-dire que l'on a toujours des variations. Chaque fois que l'on mesure une différence, la question est : « Cette variation est-elle simplement due au hasard ? »

Dans cet exemple, dire que le nombre de décès est plus élevé, revient à dire que le nombre de décès est supérieur aux fluctuations des années précédentes et que l'on rejette l'idée que cet écart soit dû au seul fait du hasard.

3 Il semble que le nombre de décès soit plus important. On cherche alors à savoir quelles sont les caractéristiques des personnes décédées.

Le troisième rôle des statistiques est d'identifier des éléments qui vont être liés à la survenue d'un risque. Cela ne veut pas nécessairement dire qu'ils permettent d'expliquer pourquoi le risque est survenu. Simplement, ils lui sont liés en termes de probabilité.

Définition

Ensemble du recueil, de l'analyse de données numériques et des méthodes mathématiques visant à élaborer des modèles probabilistes permettant des prévisions concernant un fait.

La statistique comporte la collecte, la description des données et leur analyse. Des problèmes de méthode peuvent entacher chacune de ces phases. Une statistique isolée est à considérer avec prudence : elle peut être entachée d'erreur. L'erreur, ou biais, est ce qui conduit à des conclusions erronées.

L'analyse des données va souvent demander de les transformer et de les coder, afin de les traiter lors des opérations mathématiques successives. Cette étape amène alors à une réduction de l'information (une information codée est moins riche que la transcription d'un entretien).

Le hasard peut expliquer les différences que l'on constate, ce qui traduit le fait que tout phénomène biologique est éminemment variable. Pour savoir si le hasard est la seule explication, on peut modéliser l'ampleur des fluctuations qu'il entraîne et les traduire en probabilités. Lorsque la probabilité d'explication par le hasard est faible, on dit que le phénomène mesuré est significatif. On tend à utiliser un même seuil de significativité de 5 % (c'est-à-dire que la probabilité que le hasard explique la différence observée est de 1/20).

L'analyse statistique permet de trouver des éléments qui vont être associés à la survenue du risque étudié. Cette association est de nature probabiliste et ne signifie pas nécessairement une relation de causalité*. Si cette probabilité est accrue, on parlera de marqueur de risque (élément sur lequel on ne peut pas agir — l'âge est un marqueur de risque de décès : plus on est vieux, plus la probabilité de décéder est élevée —) ou de facteurs de risque (élément sur lequel on peut agir — fumer du tabac est un facteur de risque de cancer du poumon —). Lorsque la probabilité de survenue de risque est réduite en présence de l'élément étudié, on parle de facteur protecteur (le fait de manger beaucoup de fruits et légumes frais réduit le risque de cancer, ce sont des facteurs protecteurs du cancer).

Citations

La statistique a démontré que la mortalité dans l'armée augmente sensiblement en temps de guerre.

Alphonse Allais

Les statistiques, c'est comme le bikini. Ce qu'elles révèlent est suggestif. Ce qu'elles dissimulent est essentiel.

Aaron Levenstein

Anne-Marie Begué-Simon

Stigmatisation/Déviance

→ Liens : *Dignité, Handicap, Norme, Pauvreté, Race*

Exemples concrets

1 « L'incertitude qu'éprouvent les infirmes quant à leur statut domine un grand nombre d'interactions sociales, outre celles qui ont trait à l'embauche. L'aveugle, le malade, le sourd, l'estropié ne sont jamais sûrs de ce que sera l'attitude d'une nouvelle connaissance, de rejet ou bien d'acceptation tant que le contact n'est pas pris. C'est là précisément la situation de l'adolescent, du Noir à la peau claire, de l'immigrant de deuxième génération, de celui qui change de classe sociale et de la femme qui s'introduit dans une profession essentiellement masculine. » R. Barker, « The social psychology of physical disability », *Journal of social issues IV* (1948).

L'individu stigmatisé ignore comment il sera classé par ceux appelés « normaux » et sait que finalement, il sera défini en fonction de son stigmate (écart à la norme, aux normes adoptées par une société) et non en fonction de ses qualités originales.

2 Au XVe siècle, la réforme de l'assistance publique ajoute une catégorie, les pauvres, à la liste des personnes prises en charge, composée jusqu'alors des prostituées et des Juifs. Les mendiants étaient mis à l'écart et, à Paris, devaient porter une croix de toile jaune et rouge cousue en haut du bras. Pour être admis à l'hôpital, certaines conditions devaient être remplies — être domicilié à Paris depuis 3 ans au moins, faire l'objet d'une enquête auprès du voisinage pour mesurer le bien-fondé de la demande d'assistance, être soumis à un interrogatoire et à un examen médical par un chirurgien ou un barbier afin de démasquer une supercherie.

L'édit d'avril 1656 proclamait : « Voulons et ordonnons que les pauvres mendiants valides et invalides de l'un et de l'autre sexe soient enfermés dans un hôpital. »

L'étude de l'admission de la Pitié, pour l'année 1633 montre que cet hôpital recevait 1 274 pauvres et 236 infirmes : s'y côtoyaient pêle-mêle, estropiés, porteurs d'ulcérations et d'écrouelles, épileptiques. Progressivement l'Hôpital général devenait une prison. Un règlement de 1684 ordonnait l'enfermement à l'Hôpital général des « filles publiques » et des enfants indisciplinés.

3 Un étudiant, atteint d'une paralysie, ne peut se déplacer qu'en fauteuil roulant. Il dit que c'est dur de supporter que les gens ne lui adressent plus la parole « naturellement ». La plupart « en font trop ».

Une banale maladie crée le même problème relationnel à un moindre degré, au point que certains préfèrent vivre cachés tant qu'ils sont malades, pour ne pas se sentir « regardés ».

Définition

La déviance est un objet construit par le corps social. Elle est l'aboutissement d'un jugement social : le déviant est celui qui est défini, isolé, désigné et stigmatisé. Les formes du contrôle social en désignant certains individus comme déviants, les confirment comme tels à cause de la stigmatisation, produit de la désignation.

Les théories de la déviance — transgression de la norme — et du stigmate développées en particulier par Lemert dans les années 1950 et Goffman (1963) introduisent la notion de restriction pour les personnes différentes, liée à des facteurs normatifs culturels ou à des représentations* sociales que l'on se fait d'elle. On s'oriente donc vers une compréhension des obstacles sociaux à la participation ou à la réalisation des rôles sociaux qui ne seraient plus seulement liés à la nature de la personne mais à des facteurs normatifs culturels ou à des représentations sociales.

La stigmatisation peut avoir pour conséquence l'institutionnalisation temporaire ou définitive d'êtres pour lesquels n'est considérée que la dimension de déviance à la norme édictée par la société en matière de comportements, d'attitudes. Il n'est regardé chez eux que le manque et non la personne avec ses souffrances et ses potentialités de développement personnel.

Lutter contre la stigmatisation des personnes handicapées, par exemple, c'est aider ces personnes à mener leur vie au milieu des autres, à accéder à l'ensemble des ressources de la communauté. C'est aussi faire la critique des normes sociales comme instrument de contrôle social des individus.

L'optique de la normalisation développée par B. Nirje (1969) et W. Wolfensberger (1975) a été d'aider ou de permettre à des personnes perçues traditionnellement comme différentes ou dévaluées de mener une vie au milieu des autres, en respect de leurs droits, en respect de leur personnalité. La normalisation implique l'identification des capacités d'une personne, la reconnaissance de ses droits à l'expression, à l'affection, à l'estime des autres. Cette conception suppose un changement profond des attitudes et des pratiques des membres de la société.

Lutter contre la stigmatisation de quelque personne ou groupe de personnes est un combat pour la défense des droits de la personne*.

Citations

Le normal et le pathologique ne seront jamais des faits objectivement définis, mais des valeurs posées par un sujet.

G. Canguilhem

La connaissance médicale, d'intention scientifique, de la folie repose sans s'en douter sur une expérience active de ségrégation sociale à base d'anathème.

Id.

Pascal Cathébras

Stress

→ Liens : *Affect, Psychosomatique*

Exemples concrets

1 Ce patient de 55 ans, chef d'une petite entreprise de transport, est hospitalisé pour un angor instable et a dû subir une angioplastie en urgence. Il vous fait part de ses soucis familiaux et professionnels. Il réclame à sortir au plus vite pour « régler ses problèmes » et se plaint du manque d'efficacité de l'hôpital. Il est diabétique mais « n'a pas le temps de se soigner » et fume un paquet de cigarettes par jour.

Ce sujet est victime du stress que constituent un niveau élevé de responsabilité et des événements adverses. De plus, il réagit à ce stress par un style de comportement marqué par l'urgence, l'hostilité et la compétition, dit « de type A », considéré comme un facteur de risque de maladie coronarienne. Il faut impérativement l'aider à modifier ses comportements à risque et à « gérer le stress » différemment.

2 On vient de découvrir chez un ami de votre famille un cancer. Vos parents demandent à l'étudiant en médecine que vous êtes de donner son opinion sur la question : « est-ce que le stress est une cause de cancer ? ».

Les théories psychosomatiques du cancer sont très controversées, et très peu d'études sérieuses apportent des arguments convaincants sur le rôle du stress dans le déclenchement des cancers. Mais le malade et ses proches tendent à relier cet événement qui fait rupture dans la vie du sujet à d'autres qui l'ont précédé. C'est ainsi que le « stress » est invoqué dans la nécessaire construction du sens de la maladie.

3 Le docteur C a changé. Lui qui était autrefois si attentif à ses patients les écoute désormais distraitement et les interrompt. Il a annulé certaines de ses consultations au dernier moment et n'a plus de temps pour parler aux familles. La souffrance des malades en fin de vie ne semble plus le toucher. Il se montre cynique. Et pourtant c'était pour vous le modèle du médecin idéal, qui vous a fait choisir ce métier !

Le Dr C est victime d'épuisement professionnel ou *burn-out*, qui est une forme particulière de réponse au stress chronique, touchant les professionnels des métiers « d'aide ». La confrontation entre un niveau élevé d'idéal et la réalité de la pratique médicale induit parfois cet état d'épuisement.

Définition

Le terme de stress recouvre une réalité complexe : l'agression ou la contrainte d'un organisme vivant par un « stresseur », la réponse biologique non spécifique de l'organisme, et la réponse psychologique et comportementale de l'individu à cette agression ou contrainte.

Un agent stressant peut être un traumatisme physique, un agent infectieux, une émotion pénible ou même un événement heureux. Il y a stress sitôt que l'organisme doit « répondre » et s'adapter à une nouvelle situation. Le concept d'**adaptation** est connexe de celui du stress. Le stress participe à l'homéostasie de l'organisme, mais il peut aussi être pathogène, dès lors que les facteurs d'agression et/ou la réponse de l'organisme sont intenses ou chroniques.

Sur le plan **biologique**, le stress est caractérisé par une **réponse neuro-endocrinienne non spécifique** (ou syndrome général d'adaptation de Selye) et par des perturbations immunologiques.

Le **stress psychologique** est défini par Lazarus comme un conflit entre le sujet et son environnement, perçu comme menaçant et dépassant ses capacités d'adaptation. Le stress est alors une contrainte consciemment ressentie. On peut toutefois penser que dans certains cas le stress, bien que non consciemment perçu, ait tout de même des conséquences somatiques ou psychologiques. Le rapport entre stress, **traumatisme** et **émotions** n'est pas simple.

Le stress est difficile à objectiver, car l'impact des événements potentiellement stressants est variable d'un individu à l'autre. On a cependant tenté de « mesurer » les facteurs de stress auxquels les individus pouvaient être soumis. Il existe ainsi des échelles « d'événements de vie » (tenant compte d'événements tragiques tels que le décès du conjoint ou heureux tels qu'un mariage) et des échelles de « tracas ».

Malgré ses ambiguïtés, le concept de stress est opératoire dans le champ de la psychologie de la santé, qui en fait centre surtout son approche sur les **stratégies d'ajustement** jouant un rôle tampon vis-à-vis des agressions réelles ou potentielles : contrôle perçu, manières de faire face à l'adversité (*coping*)... C'est dans cet esprit que les thérapies comportementales et cognitives envisagent aussi la « gestion du stress ».

Citations

Même si l'origine linguistique étrangère du mot « stress » lui donne une connotation un peu snob et précieuse qui le valorise, on ne trouve en fait qu'ambiguïtés et imprécisions à son sujet : il ne comporte pas de définition biologique ou physiopathologique univoque ; il n'est ramené à des termes d'usage courant de la langue française que sous forme d'approximations ; ses conditions de survenue, sa nature même, sont interprétées de manière très variable par les individus qui l'invoquent, et de manière tout aussi aléatoire par ceux qui entendent prononcer son nom.

Serge Bonfils, *Impertinente psychosomatique*

Les êtres humains ne restent pas comme ça sur une émotion... il faut qu'ils fassent une maladie.

Louis-Ferdinand Céline, *Nord*

Françoise Blanchet-Benqué

Symbolique

→ Liens : *Culture, Langage, Placebo, Psychanalyse*

Exemples concrets

1 La respiration chez l'homme est caractérisée par une consommation d'oxygène (O_2) et un rejet de gaz carbonique (CO_2).

Le corps chimique est représenté par un symbole : O_2 pour oxygène. L'utilisation du symbole chimique permet la quantification de la réaction chimique. Le symbole est le support d'un ordre expérimental ou théorique.

2 Le grand-père a consulté le médecin, et il a ramené une ordonnance. Certains médicaments doivent être pris aux repas. Il les prend devant toute la famille et ne peut s'y soustraire.

Le médicament posé sur la table, qu'il soit très actif, ou proche d'un placebo, est assimilable à la présence symbolique du médecin à la table familiale, avec l'espoir de guérison, et la contrainte qu'il porte.

3 La perte des cheveux après une chimiothérapie, l'ablation complète d'un sein pour cancer, sont des agressions graves. Pourtant, si la femme n'est plus jeune, le sein est bien l'organe dont la perte entraîne le moins de dommages objectifs, puisqu'il sert à l'allaitement ; et la perte de la chevelure peut être habilement cachée par une perruque.

Mais le sein perdu est le symbole de la féminité perdue, indépendamment même des considérations esthétiques, et la perte des cheveux est le symbole de la maladie cancéreuse, potentiellement mortelle.

Le médecin privilégie un univers concret… mais tous les hommes vivent aussi dans un univers symbolique, ne serait-ce que parce qu'ils parlent, puisque le langage est entièrement symbolique.

4 Une jeune femme monte dans le bus. Vêtue d'un caleçon noir, d'un tee-shirt moulant rose et le ventre souligné par une large écharpe vert pomme, elle exhibe fièrement sa maternité.

Cette jeune femme affiche sa maternité aux yeux de tous. Le symbole actuel de la maternité, le ventre, est à rapprocher de la représentation de la maternité et de la fécondité par la déesse mère de Catalhöyuk au Néolithique. Cette dernière, telle qu'elle a été retrouvée dans les diverses fouilles, avait un ventre, des fesses et des seins avec des proportions exagérées. Le culte des mères glorifie la naissance éternelle : le ventre de la femme est promesse d'un au-delà.

Les mythes* et les rites* sont propres à un groupe humain. Ils façonnent des symboles qui créent une mémoire collective et des représentations* sociales.

DÉFINITION

Le symbole est un signe, un système de représentation d'une réalité concrète ou abstraite ; il se traduit par une image, un emblème.

Éléments de réflexion

Les fonctions du symbole permettent de comprendre son existence dans différents champs et donc sa richesse.

Tout d'abord, il désigne l'objet qu'il symbolise : « la colombe symbolise la Paix ». Il imprime dans la mémoire de l'individu un message clair dont le sens est univoque.

Il crée un lien social. Le symbole reconnu par le groupe signale l'appartenance à ce groupe ; de ce fait, il inclut et exclut à la fois. Le symbole est un mode de communication* indirecte tant pour l'individu que pour le groupe. Il n'est signifiant que par l'intermédiaire du groupe social auquel il participe.

Une fonction symbolique est attribuée à la culture par les anthropologues*. M. Mauss montre que, dans les sociétés archaïques, le don est lié à deux autres obligations : l'acceptation et le retour. Le retour, c'est-à-dire le don équivalent, est interprété chez les Maoris comme l'esprit des choses qui voulait revenir au lieu de sa naissance. Le don pur, par exemple le don d'organes, fonctionne aujourd'hui dans l'imaginaire collectif comme le dernier refuge d'une solidarité nationale, d'une générosité dans le partage de la vie.

En psychanalyse, Freud et Lacan utilisent le mot symbolique dans deux perspectives différentes. Freud parle de la symbolique des rêves, du symbole et du symbolisé, éléments participant à leur interprétation. Lacan désigne l'ordre symbolique comme une structure organisée à la manière d'un langage où le Symbolique est associé à deux autres concepts : le Réel et l'Imaginaire.

Dans son effort pour comprendre le monde, l'homme dispose donc toujours d'un surplus de signification nécessaire afin que puisse s'exercer la pensée symbolique.

Les pertes et les dégradations subies dans notre univers symbolique créent une souffrance. Leur réparation, symbolique elle aussi, soulage ces souffrances, et on peut parler de guérison symbolique.

Citation

Toute culture peut être considérée comme un ensemble de systèmes symboliques au premier rang desquels se placent le langage, les règles matrimoniales, les rapports économiques, l'art, la science, la religion.

Cl. Levi-Strauss

Bertrand de Toffol

Systémique

➔ Liens : *Communication, Éthique*

Exemples concrets

1 Cet enfant a mal au ventre de manière récurrente. Il est conclu à un trouble dont l'origine est psychologique. La famille accepte le principe d'une consultation psychiatrique et le médecin reçoit simultanément l'enfant malade, son père, sa mère et sa sœur aînée. La consultation commence difficilement, au sein d'une atmosphère tendue, puis la parole se libère et circule. À l'évidence, il existe une mésentente conjugale latente enfin explicitée. Après quelques consultations familiales, les douleurs de l'enfant disparaissent.

La plainte exprimée par l'enfant a été entendue et interprétée au sein d'un système global constitué par la famille. Le succès de la prise en charge témoigne de la pertinence d'une telle approche, fondée sur l'analyse globale du système relationnel familial considéré comme pathogène dans son ensemble. Il est probable que des entretiens séparés avec l'un ou l'autre des parents n'auraient pas eu le même succès. Une plainte individuelle peut correspondre à l'expression d'un dysfonctionnement analysé à l'échelle supra-individuelle, à condition de définir adéquatement le système en cause.

2 C'est la réunion hebdomadaire du service, qui regroupe tout le personnel soignant, médecins, cadres, infirmières, aides-soignantes. On y parle d'un malade « difficile », dont la famille est agressive. Les points de vue circulent, le comportement d'un médecin et d'une infirmière sont critiqués, d'abord à mots couverts puis ouvertement. Le chef de service décide soudain de mettre un terme à la réunion, dont l'ambiance est devenue exagérément tendue, un rendez-vous collectif est fixé la semaine suivante, même jour, même heure.

Un service de soins forme un système clos composé de personnels différents qui travaillent ensemble avec autant d'approches spécifiques. L'organisation de réunions régulières permet la circulation émotionnelle et affirme l'appartenance de chacun à un même groupe. L'agressivité lors de la réunion peut être mal vécue par tel ou tel membre de l'équipe à un instant donné. D'un point de vue systémique, elle traduit pourtant la qualité globale du système, capable de faire circuler l'émotion et de la contrôler à l'échelle du groupe. Comment imaginer un service où personne ne se parlerait ?

Définition

Qui se rapporte à un système considéré comme une unité globale d'analyse.

Éléments de réflexion

Quand un ensemble d'individus forme un groupe structuré (un système), les propriétés du groupe sont supérieures à la somme des propriétés de chacun de ses membres (propriétés émergentes). La structure du groupe obéit à des lois supra-individuelles. Très généralement, la systémique correspond à l'analyse du fonctionnement d'un système quelconque au niveau de sa structure globale. Il est possible de définir un nombre infini de systèmes à partir du regroupement d'un nombre fini d'unités de base : un service de soins, un hôpital, un groupe religieux ou politique, une nation... La difficulté de l'analyse systémique procède de la définition adéquate du système dont on cherche à comprendre la structure.

Dans l'exemple 1, les plaintes d'un enfant sont rapportées à juste titre à un fonctionnement familial défectueux. C'est l'action au sein de ce système (et non de l'une ou l'autre de ses parties constitutives) qui apporte la solution thérapeutique. Le choix du bon système est tributaire de la sagacité de l'intervenant. Dans l'exemple choisi, la nature du symptôme, sa réactivité particulière (aggravation après une dispute parentale par exemple), la connaissance des modalités d'expression particulières des pathologies « familiales » ont permis de sélectionner le système pertinent d'analyse.

Dans l'exemple 2, le système, un service de soins, est donné d'emblée. Dès qu'un système quelconque existe de fait, une analyse systémique permet d'étudier globalement la structure générale de son fonctionnement. La réunion de service génère une circulation d'informations qui correspond à une propriété émergente du système nécessitant une modalité d'analyse spécifique : il serait par exemple erroné qu'un participant « se sente particulièrement visé ». Faire fonctionner le système n'a pas de signification individuelle : cesser de participer à une réunion sous prétexte d'agressivité correspond à une erreur d'analyse, assez fréquente en pratique. L'analyse systémique est particulièrement éclairante quand un système est dysfonctionnel alors que les parties qui le constituent sont saines.

Citation

Celui qui sait quelles discordes déchirent souvent une famille, ne sera pas étonné de constater que les proches du malade sont souvent plus intéressés à le voir rester tel qu'il est qu'à le voir guérir.

Freud

Pascal Astagneau

Tiers-monde

→ Liens : *Équité, Mondialisation, Pauvreté, Santé*

Exemples concrets

1 M. X, né à Bamako, au Mali, consulte à l'hôpital car il crache du sang depuis quelques semaines. M. X travaille comme salarié dans une entreprise de nettoyage. Il est en France depuis 15 ans. Il retourne voir sa famille au Mali une fois tous les 2 ans.

Cet homme est un migrant d'un pays du tiers-monde. Il vit et travaille en France, et à ce titre bénéficie d'une prise en charge de l'assurance-maladie pour sa consultation médicale. Il n'a pas fait venir sa famille et retournera probablement au Mali un jour. Il envoie 50 % de son salaire à sa famille et à ses proches, ce qui permet de faire vivre 10 à 15 personnes, compte tenu des différences de coût de la vie entre le Mali et la France.

2 Mme Y vit au Burundi. Elle est séropositive pour le VIH. Elle a déjà été hospitalisée à l'hôpital de Kigali pour la prise en charge d'une infection opportuniste. Elle prend un comprimé de cotrimoxazole par jour en prévention des récidives. Elle ne peut bénéficier d'un traitement antirétroviral trop coûteux et non disponible actuellement dans son pays.

Cette femme vit dans l'un des pays les plus pauvres du monde, particulièrement touché par l'épidémie de sida. Contrairement aux pays occidentaux, ce pays du tiers-monde ne peut offrir à sa population un accès au traitement antirétroviral suffisant. Le coût d'un tel traitement équivaudrait à au moins 15 fois le salaire mensuel moyen dans ce pays. Seul un programme international financé par les pays riches peut permettre aux pays du tiers-monde de bénéficier de ces traitements.

3 L'enfant A, 5 ans, vit dans un village du Sud-Est asiatique. Il a récemment été hospitalisé pour fièvre, complication respiratoire, et éruption cutanée. Le diagnostic de rougeole a été posé. L'évolution a été favorable sous traitement antibiotique. Il est resté à l'hôpital pendant 10 jours.

Cet enfant a développé l'une des maladies les plus fréquentes de l'enfant dans les pays du tiers-monde. La rougeole est une maladie virale qui se transmet par voie respiratoire. C'est l'une des premières causes de mortalité dans le tiers-monde avant l'âge de 5 ans. Elle devrait être évitée par la vaccination. Le programme élargi de vaccination est l'une des priorités de l'Organisation mondiale de la santé. Il couvre plusieurs maladies infectieuses redoutables chez les enfants, en particulier la rougeole, le tétanos, la poliomyélite, la tuberculose.

Définition

Le troisième monde, celui qui n'est ni à l'Est, ni à l'Ouest, qui ne dispose ni de la richesse, ni du pouvoir, ni de la puissance des deux autres.

D'où vient le terme de tiers-monde ?

L'expression est née en 1952 d'une formule du démographe Alfred Sauvy. Selon cet auteur, la division en deux mondes, pays occidentaux et pays du bloc communiste, opposés par une guerre froide, tendait à nier l'existence d'un troisième monde, l'ensemble des pays sous-développés. Le tiers-monde représente en fait près de 80 % de la population mondiale. Ce terme désigne l'ensemble des pays pauvres. On lui préfère maintenant les termes de « pays en voie de développement » ou « pays du Sud ». Ces dénominations reflètent une entité de pays aux contours flous avec une grande disparité de niveaux de développement.

Quelles sont les caractéristiques des pays du tiers-monde ?

Les pays du tiers-monde se caractérisent par : 1) un accroissement démographique important ; 2) une pauvreté monétaire et humaine ; 3) un sous-développement scientifique, technique et médical ; 4) une surmortalité maternelle et infantile, en particulier par maladies infectieuses.

En quoi la santé est un indicateur de développement ?

Selon l'Organisation mondiale de la santé, la lutte contre la pauvreté est la clé de l'amélioration de la santé dans le monde.

Plusieurs indicateurs permettent de définir la pauvreté :

- des indicateurs économiques ; la pauvreté absolue est définie par un revenu inférieur à 1 dollar par jour par habitant et concerne près de 1 milliard d'individus ; 80 % des richesses produites sont concentrées dans 20 % de la population mondiale ;
- des indicateurs « humains » comme le taux d'alphabétisation ou l'accès à l'eau potable.

La mortalité et l'incidence de certaines maladies comme la tuberculose sont directement liées à la proportion de la population vivant dans un état de pauvreté absolue.

Quelles sont les mesures prises pour améliorer la santé dans le monde ?

Les programmes de santé internationaux pour le développement comprennent : 1) les soins de santé primaires (conférence d'Alma Ata en 1978) ; 2) la santé de l'enfant (vaccinations, lutte contre les maladies diarrhéiques) ; 3) la recherche sur les maladies tropicales (paludisme, trypanosomiase, lèpre...) ; 4) la lutte contre le sida et les maladies sexuellement transmissibles ; 5) les médicaments essentiels.

Citation

Ce tiers-monde ignoré, exploité, méprisé comme le tiers état,
veut lui aussi être quelque chose.

Alfred Sauvy, *L'Observateur*, 1952

Totalitaire

➔ Liens : *Droit, Homme, Idéologie*

Exemples concrets

1 En Chine, les médecins pratiquent des avortements au troisième trimestre de grossesse avec l'objectif de supprimer les êtres humains de sexe féminin.

Dans un régime politique dans lequel les individus n'ont pas le droit à la sphère privée, le secret médical n'existe pas car toute la pratique médicale est subordonnée aux décisions de l'État.

2 Nicolai Ceaucescu : « Le fœtus est la propriété socialiste de la société dans son ensemble ».

Les politiques pro-natalistes du régime roumain comportaient des taxes en cas de tentative de non-reproduction et les textes interdisaient la contraception et l'avortement. Il n'existait pas d'aide sociale et/ou psychologique pour les familles en difficulté. En conséquence, l'institutionnalisation massive des enfants s'est développée : la crèche de semaine pour les enfants non abandonnés, de façon à augmenter le rendement du travail — et les orphelinats pour les enfants abandonnés. En 1989, lors de la chute du régime, 700 institutions ont été recensées, hébergeant 300 000 enfants orphelins ou abandonnés, en état de malnutrition et souffrant d'hépatites et d'infection au VIH en raison de la réutilisation de matériel injectable, de micro-transfusions de sang réitérées à visée « nutritive » car remplaçant l'alimentation, et d'une utilisation importante de la voie injectable pour l'administration de médicaments usuels.

3 Les expérimentations médicales dans les camps de concentration nazis ont conduit, en raison de la participation des médecins à ces recherches barbares, à la rédaction de la déclaration de Nuremberg en 1947.

Ces recherches sur l'homme ont fait prendre conscience de la nécessité d'obtenir le consentement de l'homme pour les expérimentations. L'article 1 de cette déclaration affirme ce principe. Mais il a fallu attendre 1975 en France, pays démocratique pour que le code de déontologie* dans son article 36 affirme la nécessité du consentement de la personne examinée ou soignée dans tous les cas. Enfin, la loi du 4 mars 2002 sur les droits du malade et la qualité du système de santé a encore renforcé cette notion du consentement en donnant force de loi au principe énoncé dans la déclaration de Nuremberg plus de 50 ans auparavant.

Définition

Qui englobe la totalité des éléments d'un ensemble. Un régime totalitaire est un régime à parti unique, n'admettant aucune opposition organisée et dans lequel le pouvoir politique tend à confisquer la totalité des activités sociales.

Éléments de réflexion

Le terme totalitaire correspond à l'idée que l'ensemble des activités humaines peut être englobé dans un seul principe. La sphère privée n'existe pas (ex. 1). La sphère publique, politique ou religieuse, englobe la totalité des activités et des sentiments des personnes, y compris l'organisation de la médecine. En Roumanie (ex. 2), les pédiatres décidaient de l'institutionnalisation des enfants dans une hiérarchie d'établissements dont les moyens financiers et surtout d'encadrement humain allaient décroissant : les *casa de copii* (maisons d'enfants) pour les enfants les plus éveillés, les *leagan* (orphelinats) pour les enfants présentant des problèmes de santé physique ou mentale et les centres spécialisés pour les « irrécupérables ».

Dans une organisation totalitaire qui ne considère pas l'individu — ou certaines catégories d'individus — comme un (des) être(s) humain(s), les pires souffrances physiques et morales sont infligées (ex. 3). Des crimes liés à la recherche biomédicale ont conduit les pays riches à développer une législation régissant l'expérimentation sur l'homme (en France, la loi Huriet-Sérusclat sur l'expérimentation biomédicale de 1988, revue en 1994 et 2004).

Dans certains pays totalitaires, le dépistage du VIH est obligatoire. Il a été pratiqué sans autorisation au début de l'épidémie de sida, notamment en France, mais aussi dans tous les pays riches (dont les États-Unis) pour des embauches ou des demandes de contrats d'assurance. Le législateur français a privilégié la liberté individuelle au détriment de l'intérêt collectif. Mais la santé publique conduit l'État à privilégier le collectif par rapport à l'individuel avec par exemple les vaccinations obligatoires. Les pays de l'Est ont supprimé le caractère obligatoire de leurs vaccinations après l'éclatement du bloc soviétique compte tenu du refus de la population de porter atteinte à la liberté individuelle. Des épidémies sont réapparues, dont la diphtérie et la poliomyélite.

Citation

Un État totalitaire est un État où tout ce qui n'est pas interdit est obligatoire.

C. Malaparte

Michel Marie-Cardine

Transfert/Contre-transfert

→ Liens : *Altérité, Psychanalyse, Psychologie*

Exemples concrets

1 « C'est étrange, dit ce patient au cours d'une de ses séances de psychanalyse, je ne vous connais pas, mais depuis que je viens ici, j'ai pourtant, progressivement, l'impression que vous êtes devenu pour moi quelqu'un de familier, un peu comme un parent, ou comme un ami très proche qui serait mon confident... tantôt j'ai l'impression que vous seriez un peu comme ma mère, tantôt, je vous rapprocherais plus de mon père... »

Ce patient exprime ouvertement ses sentiments transférentiels à son analyste. On notera qu'il s'agit d'une analogie : « c'est un peu comme si... » (mais ce n'est évidemment pas réellement...). Il reconnaît par ailleurs bien la réalité : il ne connaît, en fait, pas l'analyste.

Cette situation est très intéressante, car elle permet au patient de confronter les souvenirs réactivés de son vécu infantile, à ce qu'il en est actuellement, avec ce personnage à la fois vivant et invisible qu'est l'analyste.

Par ce transfert, il peut donc revivre (reproduire d'une manière symbolique) les événements d'autrefois et de cette façon, par la prise de conscience, en modifier le contenu.

2 Cette malade est en consultation chez son médecin généraliste. Il lui demande : « comment allez-vous ? » Elle répond, en fondant en larmes : « Ça y est, encore des questions ! C'est toujours pareil, comme mon père, qui n'était jamais satisfait... ! Je ne pourrai donc jamais rien faire de bien... ! »

Évidemment, la réaction de cette malade est surprenante, et certainement pathologique.

Mais elle montre que le transfert se manifeste partout, y compris aussi chez un médecin généraliste. On parle alors plutôt de mouvements ou d'attitudes de type transférentiel, car le cadre n'est pas aussi rigoureux qu'en psychanalyse.

Cet exemple nous montre, une fois de plus, combien une formation psychologique est nécessaire, y compris pour exercer en médecine générale. Il est indispensable, ici, que ce médecin puisse bien reconnaître ce mouvement transférentiel et le traiter correctement, c'est-à-dire, avec une technique de communication* adéquate qui permette à cette malade de faire alors ce que l'on appelle une expérience émotionnelle correctrice.

Cette formation peut être acquise dans un groupe Balint (groupe de médecins réfléchissant ensemble, avec le contrôle d'un psychanalyste, sur leur relation avec leurs patients) sans forcément faire une psychanalyse personnelle.

Définition

Le transfert est d'abord un phénomène observé dans la cure psychanalytique. C'est la réactivation et la projection sur la personne de l'analyste des expériences infantiles devenues par la suite inconscientes.

Éléments de réflexion

Le verbe transférer veut dire transporter. Le terme de transfert s'emploie très largement dans le vocabulaire courant et désigne toutes sortes de transports (transfert de fonds, de propriété, etc.)

Ce transfert, dans la cure psychanalytique, concerne les relations de l'enfant avec les personnages significatifs de son enfance et plus spécialement ses parents. Il s'en est formé des images devenues inconscientes, qu'on appelle imagos et qui sont encore très actives en lui et jouent un rôle dans la production de ses troubles.

Le psychanalyste, dans sa neutralité bienveillante, se présente donc comme un écran blanc, mais vivant, sur lequel le patient projette ses imagos et les scénarios qu'il a vécus avec elles. Il va ainsi pouvoir les analyser et permettre la résolution des conflits inconscients à l'origine de la névrose.

À l'inverse, le psychanalyste doit lui aussi avoir préalablement analysé d'une manière très approfondie son propre transfert de façon à pouvoir bien reconnaître celui de ses patients et ne pas l'influencer. Ce qu'il perçoit alors devient le contre-transfert, c'est-à-dire le reflet du transfert du patient, comme celui d'une image dans une glace. Mais il faut que la glace soit parfaitement transparente, débarrassée de toutes les impuretés que représenterait notamment le propre transfert préalablement insuffisamment analysé du psychanalyste.

La psychanalyse devient ainsi un type de relation centré sur de permanents mouvements de transfert et de contre-transfert. Le psychanalyste ne se base pas seulement sur ce qu'il observe réellement, mais aussi sur ce qu'il éprouve en résonance avec le patient. Le cadre rigoureux de la cure devient une sorte de protocole expérimental destiné à mieux faire apparaître ces mouvements transférentiels.

Citation

Le transfert est classiquement reconnu comme le terrain où se joue la problématique d'une cure psychanalytique…

J. Laplanche et J.-B. Pontalis, *Vocabulaire de la psychanalyse*

Anne-Laurence Le Faou

Universel

→ Liens : *Équité, Juste, Santé, Social*

Exemples concrets

1 Bismarck affirmait dès 1871 la nécessité d'une politique sociale pour lutter contre ses adversaires de la « social-démocratie » : « il faut faire un peu de socialisme pour éviter d'avoir des socialistes ».

La Sécurité sociale allemande couvrira d'abord les ouvriers de l'industrie, puis leur famille et s'étendra à l'ensemble de la population salariée dès 1883.

La Sécurité sociale, lors de sa création en France en 1945, avait pour vocation de devenir universelle. Les promoteurs de sa mise en œuvre s'étaient inspirés du modèle allemand. La France mettra 33 ans à couvrir toute sa population par la sécurité sociale. En 1999, une loi de Couverture maladie universelle sera votée.

2 M. X, bénéficiaire du revenu minimum d'activité, bénéficie de la Couverture maladie universelle (CMU), de base et complémentaire. Qu'est-ce que cela signifie ?

Depuis le 1er janvier 2000, toute personne est concernée par la CMU de base (sauf les étudiants âgés de moins de 28 ans). L'affiliation au régime de la CMU ouvre droit aux prestations en nature de l'assurance-maladie et maternité pour l'assuré et ses ayants droit.

Pour les assurés à faibles revenus, une couverture complémentaire permet la prise en charge du ticket modérateur. Elle peut concerner toute personne, qu'elle soit couverte par le régime de la CMU ou un autre régime. Cette couverture complémentaire couvre la part des soins laissée à la charge de l'assuré. Elle assure aussi les compléments pour frais d'optique et de prothèse dentaire avec des limites fixées par décret. Elle entraîne automatiquement l'application du tiers payant (pas d'avance des frais) et ce, pour l'ensemble des prestations (couverture de base et complémentaire).

3 Les œuvres de Daumier ont caricaturé les ventes de sirop du Dr X, qui prévenait et guérissait toutes les maladies, soit une panacée (« qui guérit tout » en grec).

Un remède universel n'existe pas. Un médicament* agit sur une cible pharmacologique. Les effets indésirables et secondaires correspondent à l'action des différents constituants chimiques du produit pharmaceutique sur d'autres organes. On peut citer l'exemple de certains antidépresseurs efficaces sur l'humeur dont les effets anticholinergiques donnent la bouche sèche aux personnes traitées.

Définition

En tant qu'adjectif, « universel » caractérise ce qui s'étend, s'applique à la totalité des objets (personnes ou choses) que l'on considère, qui s'applique à tous les cas, qui concerne l'univers entier, la totalité des hommes, tous les peuples.

Éléments de réflexion

La maladie est-elle universelle ? On s'aperçoit que certaines populations ont une plus forte propension à développer certaines pathologies : la maladie de Tay-Sachs chez les Juifs ashkénazes et les Cajuns de Louisiane. Georges Devereux et Tobie Nathan ont développé l'idée que les maladies psychosomatiques ne sont pas universelles mais s'inscrivent dans un contexte culturel donné. Ce qui est pathologique pour un Occidental ne le sera pas chez les Indiens mohaves d'Arizona (Devereux) ou les Bambaras d'Afrique de l'Ouest (Catherine Clément et Tobie Nathan, *Le Divan et le Gri-gri*).

La protection du risque maladie est-elle universelle ? À l'évidence non. Seuls les pays dont l'économie est développée peuvent fournir des soins à la population. En France, la Sécurité sociale assure une couverture médicale universelle (exemples 1 et 2). Aux États-Unis, 15 % de la population n'est pas couverte. En 1993, le président Clinton a tenté de réformer le système avec l'objectif d'aider les individus et les entreprises à acheter leur assurance-maladie sans attacher d'importance au risque potentiel de maladie, à la perte de travail, au changement d'emploi ou à la mobilité dans un autre État, garantissant ainsi une protection universelle du risque maladie. Le financement des soins devait être fondé sur une assurance obligatoire par cotisations des individus et des employeurs, complétée de fonds fédéraux et des États. Deux raisons majeures sont la cause de l'échec de la généralisation de l'assurance-maladie : le refus du principe de redistribution dans un État libéral et les freins portés à l'économie par l'instauration d'une assurance obligatoire.

Le Québec propose l'abandon de l'accès universel aux services de garde pour les classes sociales dont les revenus sont supérieurs à un seuil. En contrepartie, le gouvernement s'engage à réduire les impôts. La population conteste cette réforme car elle supprime l'accès aux urgences pour les personnes disposant de moyens financiers suffisants. L'opinion a estimé que les familles à faible revenu n'auraient pas un poids politique suffisant pour exiger le maintien et la qualité des services. La suppression d'un accès universel aux soins d'urgence a ici pour origine les réductions de financement collectif des soins.

Citation

Consensus universel : l'accord des « on ».

Raymond Queneau

Paul Fustier

Utopie

→ Liens : *Réalité, Social*

Exemples concrets

1 Quand Jean rencontre un problème (psychologique, social, familial ou professionnel), il lui faut toujours en parler à son médecin et dire ensuite que celui-ci lui a « donné la solution ». Il recherche inconsciemment dans « son » médecin, la figure idéale d'une mère totalement bonne et toute-puissante susceptible de lui fournir parfaite satisfaction en tout… Il dira du médecin qu'il est un saint exerçant un véritable apostolat. Ainsi, dans son organisation psychologique personnelle, le patient constitue-t-il le médecin comme porteur d'utopie, totalement idéalisé, au-dessus des contraintes, non soumis aux limites (de temps ou de compétence), absolument disponible pour toute demande d'aide.

Le désir de Jean a rencontré celui, complémentaire, du médecin. Personnalité utopique, ce dernier se dépense sans compter, il rêve de pouvoir vaincre tous les obstacles et de satisfaire pleinement son patient à la manière dont une mère voudrait combler, à la perfection, les besoins de son bébé.

2 Trois infirmiers, un psychologue et un médecin travaillant dans un service de psychiatrie pensent que l'hôpital « n'arrive pas à soigner les malades mentaux » et voudraient créer une « structure » dans laquelle il ferait bon vivre ensemble et partager le quotidien, « seule manière de soigner les malades ». Une ancienne ferme, qu'ils baptisent *Le Relais*, leur est allouée pour recevoir un groupe de patients psychotiques. Avec enthousiasme, ils mettent en place l'expérience. Il s'agit d'un lieu de vie (pas de soin, c'est vivre ensemble qui soigne), les patients ne sont pas des malades mais des personnes ayant égalité de statut avec les soignants, la hiérarchie n'existe pas, ni la spécificité professionnelle (le médecin peut faire le ménage pendant qu'un infirmier écoute la plainte d'un patient et que le psychologue joue à la belote). Le moment le plus important est peut-être le repas, très investi par tous. Les patients, « portés » par l'utopie, évoluent favorablement… Vient la crise : la femme d'un infirmier trouve que celui-ci, entièrement voué à sa mission, ne sait plus que sa vie est aussi dans sa famille ; il importe alors de compter le temps passé et de parler horaire de travail. L'utopie n'y survivra pas (voir P. Fustier, *Le Travail d'équipe en institution*, Paris, Dunod, 1999).

Définition

À l'origine (Platon, More), l'utopie désigne une organisation sociale ou institutionnelle correspondant à la réalisation d'un désir puissant partagé par les hommes. L'utopie ne tient pas compte des contraintes et limites imposées par la réalité.

Il existe des personnalités que l'on dirait totalement constituées par l'utopie. Vivant dans l'idéal, elles pensent des projets merveilleux et n'entendent pas les contraintes que la réalité va leur imposer. On les qualifie de « charismatiques » car elles attirent et font lien (ex. 1).

Une personnalité marquée par l'utopie voudra fréquemment fonder une institution parfaite dont les participants vivraient dans un bonheur absolu.

La littérature décrit généralement l'utopie à partir du voyage. S'éloignant d'un continent où règnent le malheur, la pauvreté et l'injustice, le voyageur découvre (ou fonde) un monde autre. L'utopie nous dit que notre société est mauvaise et qu'il est possible de créer ailleurs un îlot de bonheur dont le fonctionnement serait à l'exact opposé de ce que nous vivons au jour le jour.

Les tentatives utopiques du XXe siècle, nombreuses dans les années 1970 pour ce qui est de l'invention d'institutions particulières, sont inspirées par les idées de mai 1968. Il s'agit par exemple de créer une communauté accueillant des patients psychiatriques adultes, des enfants autistes ou psychotiques. L'utopie voudra instituer un mode de vie inverse de celui qu'impose un milieu capitaliste et urbain : vie non polluée à la campagne, consacrée à des tâches fondamentales, absence de hiérarchie (ex. 2).

L'analyse psychologique montre que ces utopies sont rêvées, par le groupe fondateur, à partir d'un lien archaïque entre les personnes, lien fusionnel et indifférencié permettant de réaliser totalement l'idéal de « vivre bien ensemble ».

L'utopie échoue à se réaliser ou tout au moins à se maintenir. Il ne faut pas pour autant la tourner en dérision. Tout ce qui, dans le sociétal, est nouveauté n'a pu se constituer au départ que par un travail de l'utopie, par la croyance que l'impossible était possible.

Citation

Il me semble que partout où l'appropriation est privée, où pour tous l'argent est mesure de tout, il est à peu près impossible que la république soit régie de façon juste et prospère.

Thomas More, *Utopie*

Vérité

Pierre Steiner
et Philippe Bagros

→ **Liens :** *Mythes, Récits de vie, Réalité, Vérité au malade, Représentations, Judiciarisation*

Exemples concrets

1 Une femme jeune meurt dans la nuit qui suit une opération, sans gravité prévisible. La réalité des circonstances reste floue. Son mari dit « j'ai l'impression qu'on me cache quelque chose ». Les médecins se dérobent. Il envisage d'avoir recours à la justice. La commission de conciliation (qui existe dans tous les CHU) est saisie. Elle organise une rencontre, enjoignant au médecin d'accepter tous les reproches et de parler clairement. Finalement, du seul fait que la communication s'est établie la plainte est retirée.

La vérité est souvent complexe, difficile à définir. Mais un climat de mensonge est immédiatement perçu et c'est souvent lui qui génère les plaintes. Très souvent les **commissions de conciliation** évitent le recours à la justice, simplement en rétablissant la communication.

2 Dans le roman de Thomas Mann intitulé *La montagne magique*, qui se situe aux débuts de la radiologie, le héros, Hans Castorp, voit en radioscopie le squelette de sa main « et il vit ce que l'homme n'est pas fait pour voir, il regarda dans sa propre tombe ».

La volonté de savoir est selon Nietzsche indissociable d'une volonté bien plus puissante, celle de ne pas savoir, de nous confier à l'incertain, et au non vrai.

Qui supporterait que la lumière s'étende à toute l'intimité de ses pensées, et pire, à son devenir ?

3 Un étudiant qui demande à quoi on reconnaît qu'une publication médicale est vraiment scientifique s'étonne de la réponse : « à la précision du chapitre méthodologique, parce qu'ainsi sa démonstration est **falsifiable** ».

Ceci signifie que les conditions méthodologiques sont assez clairement explicitées pour qu'on puisse rediscuter les résultats du travail lors de recherches ultérieures, avec des moyens nouveaux, et aboutir à d'autres conclusions, à leur tour falsifiables. Ainsi la vérité scientifique n'est jamais acquise définitivement.

4 La vérité historique peut toujours être remise en cause par la découverte de nouveaux documents.

En outre ce qui s'est réellement passé peut avoir moins de conséquences que les mythes sur les événements actuels. Les mythes confèrent de la force, et font l'unité d'un peuple, pour le meilleur et pour le pire. Mais qui supporterait des rumeurs répandues sur son passé, dont il sait qu'elles sont contraires à la vérité ?

Définition

La vérité est la propriété de nos jugements (énoncés, pensées) en vertu de laquelle le contenu de ceux-ci ***correspond*** à une certaine réalité.

Éléments de réflexion

La vérité est une propriété de ce que nous disons et pensons. Une chose n'est pas vraie en elle-même : ce qui peut être vrai, ou faux, c'est un énoncé portant sur la chose. Classiquement, une vérité synthétique (empirique) réside dans une relation de correspondance (de description adéquate) entre un jugement et la réalité qu'il représente. Mais existe-t-il une réalité « nue » à laquelle nos énoncés peuvent **parfaitement** correspondre ? Certains philosophes préfèrent situer la vérité dans la cohérence interne de nos énoncés et représentations ; d'autres proposent de la soumettre à d'autres critères, comme l'utilité ou le succès (utilitarisme, pragmatisme).

La vérité d'un jugement est toujours relative aux moyens d'investigation qui sont déployés ; sa justification dépend également de critères qui peuvent varier selon les contextes (évidence d'une perception, argument d'autorité, commodité...). En science, des choses admises comme vraies il y a cent ans sont tenues aujourd'hui pour fausses, non pas parce que la réalité a changé, mais parce que nous disposons d'outils de recherche plus sophistiqués et que nos critères de justification ont évolué. Aujourd'hui, **vrai**, pour un énoncé scientifique, est très souvent associé à **prouvé** et **réfutable** : il **peut** être possible, empiriquement, de remettre l'énoncé en cause. Les vérités scientifiques ont des critères de justification différents des vérités philosophiques, religieuses, politiques ou esthétiques.

La connaissance* permet-elle de dire comment les choses sont **réellement** et d'atteindre la vérité ? Il n'est pourtant pas facile de nier l'existence de la propriété de vérité (scepticisme, relativisme). Affirmer que « la vérité n'existe pas », c'est déjà prétendre énoncer une vérité ! Remplacer la notion de **vrai** par celles de **correct** ou de **juste**, c'est toujours conserver un idéal épistémique (relatif à la recherche) d'objectivité, nous permettant de distinguer le vrai du faux et de désavouer l'erreur, le mensonge ou l'ignorance. La vérité est en effet également une valeur. Pour le patient, le désir de connaître la vérité témoigne d'un souhait d'information, mais aussi et surtout d'un souci d'être reconnu par les médecins comme sujet — et non pas comme objet, malgré sa souffrance.

Citation

Le sens de la vérité [...], au fond, n'est pas autre chose que le sens de la sécurité.

F. Nietzsche

Gilles Freyer

Dire la vérité au malade

➔ Liens : *Vérité, Autonomie, Réalité, Représentation, Positivisme*

Exemple concret

1 Monsieur P., 56 ans, est atteint d'un cancer avancé pour lequel il a reçu l'ensemble des traitements anticancéreux considérés comme efficaces. Il sait depuis le début qu'il est atteint d'une maladie incurable. Pourtant il mène encore une vie normale au sein de sa famille. Il connaît l'état actuel de sa maladie et souhaite entrer dans le protocole expérimental en phase 1 d'un nouveau traitement (les essais de phase 1 visent à tester de nouveaux médicaments pour la première fois chez l'homme, dans des unités spécialisées, sous des conditions réglementaires et de sécurité très strictes).

Lors d'une réunion de l'équipe soignante, une jeune psychologue stagiaire se dit choquée qu'il n'ait pas été « clairement mis au courant de sa mort prochaine », ce qui lui permettrait de « prendre des dispositions notamment pour ses proches. Le traitement expérimental lui paraît être un leurre utilisé par les médecins pour ne pas avoir à « dire la vérité au malade ».

Elle défend ainsi le *principe d'autonomie* selon lequel on doit donner au malade toutes les informations sur son état, de façon à ce qu'il puisse gérer lui-même sa vie en toute responsabilité.

Mais elle confond la réalité, qui est objective, et la vérité, qui est subjective, et évolutive. *La réalité est ici statistique*. Où se situe le cas particulier de Monsieur P sur la courbe ? Cette courbe comporte une médiane, et des points qui s'en éloignent. Cette réalité ne lui a pas été cachée. Il n'est pas tenu dans un climat de mensonge. Mais *sa vérité*, donc subjective, sur sa mort c'est (comme pour nous tous), qu'il en ignore la date, et garde l'espoir de se situer à la bonne extrémité de la courbe, surtout avec ce traitement nouveau qui n'entre pas dans les données statistiques. Grâce à ce traitement, il n'est pas « comme les autres ». Le médecin ne connaît pas plus que lui cette date fatale.

Les mots utilisés doivent être choisis avec prudence. Précis pour le médecin, ils peuvent être terrifiants pour le patient. Pendant le déroulement de ce nouveau traitement sa demande évoluera, ainsi que sa capacité d'acceptation.

Définition

Vérité médicale : « ce que le malade souhaite connaître de ce que le médecin croit savoir ».

La médecine n'est pas une science mais une pratique nourrie d'objectivité scientifique.

Le pronostic et la prévision des effets des thérapeutiques sont probabilistes. L'*évidence based médicine* (médecine basée sur les « preuves » fournies par les études cliniques comparatives) fournit un haut degré de certitude concernant des populations de malades. Ainsi tel traitement anticancéreux améliore de 20 % la durée de survie d'une population, mais comment prévoir si tel patient bénéficiera de cette survie moyenne ou bien fera partie des bons ou des moins bons cas qui ? Ainsi comment pourrait-on annoncer sa mort prochaine au patient de l'exemple ?

On distingue la *vérité diagnostique* qui conditionne le partenariat, et la *vérité pronostique* aux conséquences potentiellement délétères.

Du point de vue éthique, on oppose un modèle « *paternaliste* » qui privilégie le principe de bienfaisance, incitant à protéger des révélations douloureuses à un modèle « *autonomique* », qui place au-dessus de tout le droit du patient à être informé de façon exhaustive. La bonne attitude est la recherche d'un juste milieu qui ne peut se dessiner qu'au cas par cas.

Cet équilibre se retrouve dans les textes législatifs et réglementaires. La loi de 2002 sur les droits des malades met l'accent sur la nécessité d'une information le plus complète possible, incluant l'accès au dossier médical. L'article 35 du Code de Déontologie médicale stipule en revanche que, pour des raisons que « le praticien apprécie en conscience, un malade peut être tenu dans l'ignorance d'un diagnostic ou d'un pronostic grave ».

Selon Cicely Saunders, pionnière des soins palliatifs, « il n'y a pas une vérité, mais les vérités que le malade désire et peut entendre ». Appliquer ce principe suppose que le médecin discerne derrière la demande explicite (je veux toute la vérité) la possible demande d'un mensonge rassurant, du moins maintenant, car la capacité du malade à entendre évolue d'un entretien à l'autre et ce que dit le médecin doit suivre cette évolution.

Citation

Ce n'est que le savoir médical du moment qui objective une certaine réalité, et ce ne sont que des statistiques qui déterminent le pronostic… Mais ce sont des mécanismes psychiques souvent inconscients qui déterminent le rapport à la vérité, aussi bien chez le médecin que chez le patient ; l'un comme l'autre mettent en place certains mécanismes de défense.

Michel Renault,
in « *soins palliatifs, Questions pour la psychanalyse.*

Marie Cauli

Victimisation

→ **Liens,** *morale, justice*

Exemples concrets

1 Les victimes de l'amiante : utilisée pendant des années dans les produits et bâtiments pour ses qualités d'isolation acoustique et thermique, il a été prouvé scientifiquement que l'amiante était cancérigène. Son inhalation prolongée a fait exploser le nombre des pathologies malignes tels le mésothéliome (cancer de la plèvre) qui apparaissent vingt à trente ans après l'exposition.

Pourtant, entre 1930 et 1960, les industriels ont empêché la diffusion des connaissances sur le lien entre l'amiante et les maladies respiratoires et la conspiration du silence a été organisée dans tous les continents. Il faudra attendre 1995 pour que le scandale éclate et depuis 1996 l'amiante est interdite en France. La riposte des victimes se place désormais sur le terrain de la justice et donne à ce désastre une dimension politique en réclamant un grand procès pénal. 60 000 à 100 000 décès sont attendus dans les 20 à 25 ans à venir.

2 L'affaire d'Outreau (mai à juillet 2004) : dix-sept personnes ont été accusées de faire partie d'un réseau de pédophilie. Parmi eux, des notables, une boulangère, un huissier et sa femme, un curé, tous soupçonnés de s'adonner à des orgies dans un appartement d'une cité HLM. Parmi ces accusés, 13 ont été dénoncés par les quatre autres et se disent innocents.

Au fil de l'audience, le procès vire au scandale judiciaire : les rebondissements de l'enquête, les méthodes des services sociaux, les interrogatoires de la police sont contredits point par point.

Par une sorte de pirouette, ces ex-condamnés seront acquittés et deviendront alors des victimes nationales.

3 Clapeur, prise 1, vision panoramique
Une caméra avance, gros plan sur Dominique
Seule devant la glace, elle ausculte son corps
Puis crie machinalement encore quelques efforts
Tous les régimes sur elle furent testés [...]
Toutes les tentatives ont été des échecs complets [...]
Victime de la mode, tel est son nom de code

MC Solar.

Victime de la mode ? Pour respecter les critères de beauté fixés par notre société, beaucoup de jeunes filles martyrisent leur corps.

4 L'union cycliste internationale (UCI), la fédération française de cyclisme (FFC) la société du tour de France ont été entendues durant le procès Festina à propos du dopage à l'EPO des cyclistes ; « on est tous victimes du système » a dit l'ancien soigneur de Richard Virenque après les aveux tardifs du coureur.

Tous victimes ?

Définition

Si autrefois les victimes avaient honte des agressions qu'elles avaient subies, aujourd'hui les sensibilités ont changé et les victimes sont désormais prises en compte. Dotées d'un nouveau statut, elles ont droit à la réparation.

Explications

La prise en compte des victimes a une histoire qui témoigne d'une modification des sensibilités. Elle s'inscrit dans les années 1970 autour du Biafra où l'image de l'enfant famélique martèle les actualités télévisuelles et donne naissance à l'humanitaire moderne : il s'agit pour les french doctors de soigner le corps des pauvres et agir sur la conscience des riches. Par la suite, elle s'institutionnalise par la création d'un secrétariat aux droits des victimes crée en mars 2004. Entre ces dates, la souffrance est devenue insupportable, scandaleuse. Elle n'est plus seulement physique ou morale, elle est aussi psychologique et comprend désormais toutes les formes d'agression portant atteinte à l'intégrité physique et psychique de l'individu. Enfants assassinés, exclus du système, cas médicaux douloureux à l'instar de Vincent Humbert, victimes de tremblements de terre, de famines, de maladies, traitements infligés aux prisonniers, etc. La victime a désormais un statut. Cette reconnaissance de la victime, qui fait apparaître chaque souffrance comme également digne, est liée à la nature de la société démocratique où l'inégalité n'est plus tolérable. Autrefois sujet de miséricorde, la victime n'est plus seulement sujet de pitié mais mérite d'obtenir des compensations, indemnisations et réparations par une justice qui recherchera les responsables.

Par ailleurs, si la souffrance était autrefois discrète, aujourd'hui la plainte de la victime est toujours recevable d'autant plus que la pression médiatique la met en spectacle. La télévision de l'intime médiatise la vie privée des individus venus exprimer une portion de leur existence autrefois cachée. Les sujets de la vie quotidienne développent les thèmes compassionnels et une culture de la souffrance et du malheur : questions sur la sexualité, sur les liens et rôles familiaux. Dans la banalisation du bourreau et de la victime, nulle distance et beaucoup de spectacle. Alors bientôt tous victimes ?

Citation

> *« Dans un monde où l'information est une arme et où elle constitue même le code de la vie, la rumeur agit comme un virus, le pire de tous car il détruit les défenses immunitaires de sa victime. »*
>
> Jacques Attali, extrait de *Europe(s)*

Maël Lemoine

Vie

→ Liens : *Corps, Philosophie, Représentations, Sens, Récits de vie*

Exemples concrets

1 À la suite d'un accident de la circulation, un jeune homme de 19 ans est plongé dans un coma dépassé (stade 4). Ses fonctions végétatives sont maintenues artificiellement par une machine. Sans elle, il mourrait immédiatement.

Les moyens de la médecine contemporaine ont modifié les définitions de la vie et de la mort, non seulement en découvrant, mais aussi en créant artificiellement des états ambigus. Cet homme est-il en vie ? Est-il mort ? Est-il dans un état intermédiaire entre la vie et la mort ?

2 Une femme de 56 ans, diabétique insulinodépendante, alcoolique et sous traitement antidépresseur, sombre dans un coma profond (stade 3) probablement à la suite d'une surdose d'insuline. Elle ne réagit plus à aucun stimulus ; mis à part quelques troubles, ses fonctions végétatives continuent de fonctionner normalement.

Contrairement au cas précédent, elle peut survivre sans le secours d'une machine. Sa vie s'en tient au niveau minimal d'activité, comme une plante.

Anormal pour un être humain, cet état serait mieux qualifié par le terme de « survie » que par le terme de « vie ».

3 Un homme de 75 ans, veuf, qui vient de perdre son fils, n'éprouve plus de goût à rien et se laisse sombrer dans une totale apathie. Il ne se nourrit plus, ne communique plus, ne bouge plus.

Cet homme est vivant, et sa vie, au sens biologique, ne souffre d'aucune défaillance majeure ; mais il ne « vit » plus, au sens existentiel, en d'autres termes, sa vie ou son existence est « vide ». Il ne pense pas, ne souffre pas.

4 Une jeune femme de 26 ans, jolie, épanouie en apparence, exerçant une profession gratifiante, confie à son médecin généraliste qu'elle éprouve un profond « mal de vivre » ou dégoût de la vie. Elle vit « automatiquement », et personne ne s'aperçoit de son mal. Quelques mois plus tard, elle rencontre un homme dont elle désire un enfant : son état s'améliore de manière spectaculaire.

L'existence de cette femme est, selon elle, seulement extérieure et apparente : en réalité, elle ne « vit » pas, dit-elle. Elle souffre de son indifférence à l'égard de tout, a le sentiment que ses faits et gestes sont « sans âme ». Ce trouble, qui peut n'être que temporaire, pourrait conduire à un diagnostic psychiatrique sérieux s'il dure (psychose naissante ?).

« Donner la vie » remplit à nouveau son existence.

DÉFINITION

La vie désigne de manière équivoque le fonctionnement d'ensemble d'un organisme et l'existence d'un être humain. Au sens biologique, c'est le développement du vivant ; au sens existentiel, c'est le déploiement du « vécu ».

Éléments de réflexion

Au sens métaphorique, nous disons que certains morts vivent encore en nous. Nous voulons dire par là que, même morts, ils continuent d'agir sur nous avec la même influence. Vivre, être vivant, c'est, pour nous, agir avant tout. D'où l'équivoque des exemples 1, 2 et 3.

La vie s'oppose à la mort et se définit par cette opposition, tout comme la mort se définit comme l'état de ce qui ne vit plus (cf. Mort).

La vie biologique fait l'objet d'une définition nécessairement arbitraire. Faire de l'activité cérébrale corticale détectée par l'électro-encéphalogramme (EEG) et de l'absence de lésions cérébrales étendues le critère clinique de la vie, c'est procéder à un choix discutable.

Au sens existentiel, « ma vie » est à la fois mon passé, chaque fois à nouveau reconstitué en histoire par mes soins (cf. Récit de vie), et l'ensemble de mes activités, de mes espoirs, de mes soucis présents. Elle peut me devenir étrangère (ex. 4).

Les deux « vies » (organique et existentielle) sont interdépendantes : une vie biologique médiocre limite les champs de la vie existentielle, et une vie existentielle terne s'accompagne rarement d'une excellente santé. C'est seulement par une pétition de principe, qu'on peut prétendre que la vie existentielle n'est qu'un exact reflet de la vie biologique.

Donner la vie, sauver la vie, c'est aussi ouvrir (rouvrir) pour quelqu'un un espace indéterminé d'existence, dont il fera ce qu'il voudra et ce qu'il pourra.

Lorsqu'un médecin rend la vie à quelqu'un, ce n'est pas toujours à la suite d'un acte strictement technique : car en rouvrant la possibilité obturée d'une vie biologique, il faut prendre garde à ne pas obturer la perspective d'une vie existentielle. Inversement, lorsqu'il est contraint d'annoncer la fin prochaine de la vie biologique, il doit veiller à ne pas empêcher le patient de se reconstruire, dans un horizon désormais limité, une vie existentielle.

Citations

La vie est l'ensemble des fonctions qui résistent à la mort.

X. Bichat, *Recherches physiologiques sur la vie et la mort*

La vie est douce… mais difficile.

Lu sur la plaque d'un vélo à Cotonou

Olivier Rodat

Vieillissement

➔ Liens : *Identité, Vie*

Exemples concrets

1 M. X a 85 ans. Beau vieillard, veuf, encore brillant causeur, il vit seul, sans aucune aide et n'a besoin d'aucun secours pour gérer ses affaires. Ses enfants se soucient de le voir conduire, ils voudraient qu'il vende sa voiture.

Vieillir n'est pas synonyme de déchéance, n'est pas synonyme d'interdit et n'est pas synonyme de dangerosité. L'individu doit garder sa liberté d'aller et venir et nul ne peut entraver ce droit. « L'âgisme » ou racisme anti-vieux est une attitude dévastatrice qui infantilise la personne âgée et l'empêche de garder un lien social et une vie collective. Est-ce que les enfants iront faire les courses de leur père une fois qu'il aura vendu sa voiture ?

2 « Dis maman, pourquoi grand-père répète toujours la même chose ? »

La vieillesse est le seul moment de la vie où les facultés cognitives, celles qui correspondent aux acquis accumulés au fil de l'expérience et de l'âge peuvent progressivement diminuer, s'estomper pour disparaître en sombrant dans le naufrage de la démence. La maladie d'Alzheimer est un immense problème de santé publique compte tenu du nombre de personnes atteintes au point que chacun a ou aura un proche souffrant de cette affection. Elle a un tel poids que c'est le seul cas de figure où finalement l'entourage souffre plus que le malade.

3 Mme Y est accueillie dans une maison de retraite depuis le décès de son mari. Ses enfants sont loin et prennent de temps en temps de ses nouvelles. Elle est agréable avec tous et un jour elle décide de ne plus sortir de sa chambre et de ne plus s'alimenter.

Le vieillissement, du fait des ruptures, crée l'isolement, la solitude. Lorsqu'une personne âgée se met sur la pointe des pieds pour regarder l'horizon, elle voit une mort annoncée, l'avenir du sujet âgé est mortifère. Pour s'en protéger, il n'y a qu'une solution, c'est fuir dans son passé et dans son histoire en adoptant une attitude régressive, spécifique de la personne âgée où la demande de soins et de maternage équivaut à la revendication d'exister. Il n'y a pas d'âge dans la vie où le plaisir ne soit pas une revendication légitime.

Définition

La seule façon que l'homme ait trouvée de ne pas mourir est de vieillir. Il nous faut accepter maintenant ce temps de vie qui dure plus longtemps que celui de la jeunesse. Personne ne réclamant le privilège d'appartenir au groupe des personnes âgées, la définition du vieillissement repousse d'année en année son seuil à l'état civil.

Éléments de réflexion

Au fur et à mesure de l'âge, l'individu est soumis au processus physiologique de vieillissement qui est caractérisé par une diminution des réserves fonctionnelles, c'est-à-dire de l'aptitude à gérer une situation nouvelle et à développer une stratégie devant un obstacle. Dès 25 ans, il débute, mais au fil des années se cumulent en sus des processus pathologiques de gravité variable qui laissent derrière eux des séquelles plus ou moins importantes. C'est au-delà de 80 ans maintenant que s'épanouit vraiment la gériatrie. C'est le seuil de la fragilité et de la vulnérabilité où un événement médical ou médico-social plonge l'aîné dans la dépendance. Vulnérabilité et fragilité sont les maîtres mots du vieillissement et définissent le *frail elderly*.

Le vieillissement réussi est celui qui épargne le temps de la dépendance*. Il fait l'objet de l'admiration parce qu'il renvoie à l'entourage l'image glorifiée de la sagesse, de l'expérience. C'est le vieillard robuste *fit elderly*. Appréhender l'histoire d'une personne âgée c'est faire défiler toute une constellation d'événements qui marquent une vie et une histoire complexe. Cette vie qui dure et qui n'en finit pas permet maintenant d'observer des familles réunissant quatre à cinq générations.

Ce cumul dans l'histoire d'une vie explique aussi le cumul des maladies (polypathologies) et la conséquence médicamenteuse avec ses effets secondaires (iatrogénie) si fréquents chez le sujet âgé, responsables du drame de la chute, événements anodins, mais dont les conséquences psychologiques vont au-delà de la défaillance physique pour signifier l'effondrement de la vie.

Citations

Dites-moi pourquoi chez certains êtres comme ceux qui nous occupent, le vieillissement est un drame, vécu jour après jour ?

François Mauriac, *Bloc-notes*

Mourir, la belle affaire, mais vieillir !

Jacques Brel

Dirty old men need love too.

Lu sur une plaque minéralogique à San Francisco

Autres notions évoquées dans l'ouvrage...

Cet ouvrage a été achevé d'imprimer en septembre 2010
dans les ateliers de Normandie Roto Impression s.a.s.
61250 Lonrai
N° d'imprimeur : 103148
Dépôt légal : septembre 2010

Imprimé en France